Physikalische Medizin
Band 4 · Elektro- und Lichttherapie

Physikalische Medizin

H. Drexel, G. Hildebrandt,
K. F. Schlegel und G. Weimann

Band 4

Elektro- und Lichttherapie

Herausgegeben von Heinrich Drexel,
Rudolf Becker-Casademont und Nikola Seichert

Mit Beiträgen von R. Becker-Casademont, D. Burg, E. David,
P. Kröling, R. G. A. Liebermeister, D. Pongratz, H. Pratzel, D. Rusch,
W. Schnizer, P. Schöps, N. Seichert, H. G. ten Bruggencate,
K. Widmer †, S. Zilk, E. A. Zysno

94 Abbildungen, 11 Tabellen

 Hippokrates Verlag Stuttgart

CIP-Titelaufnahme der Deutschen Bibliothek

Physikalische Medizin /
hrsg. von H. Drexel . . . – Stuttgart:
Hippokrates-Verlag,
NE: Drexel, Heinrich [Hrsg.]
Band 4: Elektro- und Lichttherapie. – 1988

Elektro- und Lichttherapie /
hrsg. von H. Drexel . . . Mit Beitr. von
R. Becker-Casademont . . . – Stuttgart:
Hippokrates-Verlag, 1988
(Physikalische Medizin; Bd. 4)
ISBN 3-7773-0826-9
NE: Becker-Casademont, Rudolf [Mitverf.]

Band 1: Grundlagen, Hydrotherapie, Thermotherapie, Klimatherapie ⎫
Band 2: Krankengymnastik und Bewegungstherapie   ⎬ in Vorbereitung
Band 3: Massage, Orthopädische Technik, Beschäftigungstherapie ⎭

Herausgeber der Reihe:

Prof. emer. Dr. med. Heinrich Drexel
ehem. Vorstand der Klinik für Physikalische Medizin
und des Instituts für Klinische Balneologie
und Klimatologie der Universität München
Gollierplatz 4
8000 München 2

Prof. Dr. med. Gunther Hildebrandt
Direktor des Instituts für
Arbeitsphysiologie und Rehabilitation
der Universität Marburg
Robert-Koch-Str. 7A
3550 Marburg

Prof. Dr. med. Karl-Friedrich Schlegel
Direktor der Orthopädischen Klinik und Poliklinik
Universitätsklinikum Essen
Hufelandstr. 56
4300 Essen

Prof. Dr. med. Georg Weimann
Ärztlicher Direktor und Chefarzt
der 1. Inneren Abteilung
Weserbergland-Klinik
3470 Höxter

Wichtiger Hinweis

Medizin als Wissenschaft ist ständig im Fluß. Forschung und klinische Erfahrung erweitern unsere Kenntnisse, insbesondere was Behandlung und medikamentöse Therapie anbelangt. Soweit in diesem Werk eine Dosierung oder eine Applikation erwähnt wird, darf der Leser zwar darauf vertrauen, daß Autoren, Herausgeber und Verlag größte Mühe darauf verwandt haben, daß diese Angabe genau dem **Wissensstand bei Fertigstellung** des Werkes entspricht. Dennoch ist jeder Benutzer aufgefordert, Beipackzettel der verwendeten Präparate zu prüfen, um in eigener Verantwortung festzustellen, ob die dort gegebene Empfehlung für Dosierungen oder die Beachtung von Kontraindikationen gegenüber der Angabe in diesem Buch abweicht. Das gilt nicht nur bei selten verwendeten oder neu auf den Markt gebrachten Präparaten, sondern auch bei denjenigen, die vom Bundesgesundheitsamt (BGA) in ihrer Anwendbarkeit eingeschränkt worden sind.

Geschützte Warennamen (Warenzeichen) werden nicht besonders kenntlich gemacht. Aus dem Fehlen eines solchen Hinweises kann also nicht geschlossen werden, daß es sich um einen freien Warennamen handele.

ISBN 3-7773-0826-9

© Hippokrates Verlag GmbH, Stuttgart 1988

Jeder Nachdruck, jede Wiedergabe, Vervielfältigung und Verbreitung, auch von Teilen des Werkes oder von Abbildungen, jede Abschrift, auch auf fotomechanischem Wege oder im Magnettonverfahren, in Vortrag, Funk, Fernsehsendung, Telefonübertragung sowie Speicherung in Datenverarbeitungsanlagen, bedarf der ausdrücklichen Genehmigung des Verlages.

Printed in Germany 1988. Satz und Druck: Druckerei Sommer, 8805 Feuchtwangen. Schrift: Times 9/10 Punkt

Autorenverzeichnis

Becker-Casademont, Rudolf,
Prof. Dr. med.
Klinik für Physikalische Medizin der
Universität München – Innenstadt –
Ziemssenstr. 1
8000 München 2

Burg, Doris, Dr. med.
Friedrich-Baur-Institut bei der
Medizinischen Klinik Innenstadt
der Universität München
Ziemssenstraße 1
8000 München 2

David, Eduard, Prof. Dr. med.
Leiter des Physiologischen Instituts
der Universität Witten-Herdecke
Ruhrstraße 70
5810 Witten-Herdecke

Kröling, Peter, Priv.-Doz. Dr. med.
Institut für Medizinische Balneologie und
Klimatologie der Universität München
Marchioninistraße 17
8000 München 70

Liebermeister, Reinhart G. A., Dr. med.
Klinik für Physikalische Medizin der
Universität München
Klinikum Großhadern
Marchioninistraße 15
8000 München 70

Pongratz, Dieter, Prof. Dr. med.
Leitender Arzt des Friedrich-Baur-Instituts
bei der Medizinischen Klinik Innenstadt
der Universität München
Ziemssenstraße 1
8000 München 20

Pratzel, Helmut, Priv.-Doz. Dr. Dr.
Institut für Medizinische Balneologie und
Klimatologie der Universität München
Marchioninistraße 17
8000 München 70

Rusch, Dietrich, Dr. rer. nat.
Klinik für Physikalische Medizin,
Balneologie und Rheumatologie
der Universität Gießen
Ludwigstraße 37–39
6350 Bad Nauheim

Schnizer, Wolfgang, Prof. Dr. med.
Institut für Medizinische Balneologie und
Klimatologie der Universität München
Marchioninistraße 17
8000 München 70

Schöps, Peter, Dr. med.
Klinik für Physikalische Medizin
der Universität München
Klinikum Großhadern
Marchioninistraße 15
8000 München 70

Seichert, Nikola, Dr. rer. nat.
Klinik für Physikalische Medizin
der Universität München
Klinikum Großhadern
Marchioninistraße 15
8000 München 70

ten Bruggencate, Hans Gerrit, Prof. Dr. med.
Physiologisches Institut
der Universität München
Pettenkoferstraße 12
8000 München 2

Widmer, Karl, Dr. med. (†)
Kelterstraße 47
7062 Rudersberg

Zilk, Sonja, Dr. med.
Klinik für Physikalische Medizin
der Universität München
Abt. Innenstadt
Ziemssenstraße 1
8000 München 2

Zysno, Eduard A., Prof. Dr. med. Dr. rer. nat.
Vorstand der Abteilung für
Physikalische Medizin
Medizinische Hochschule Hannover
Karl-Wichert-Allee 9
3000 Hannover-Kleefeld

Inhaltsverzeichnis

Geleitwort 13

A Theoretischer Teil

1 Grundzüge der Erregungsphysiologie, *G. ten Bruggencate* 15

Die unerregte Nerven- und Muskelzelle 15	Aktionspotential (AP) 17
Intra- und extrazelluläre Ionenkonzentration 15	Erregungsbildung in Rezeptoren .. 19
	Fortleitung des Aktionspotentials . 20
Membranpotential 16	Die Skelettmuskulatur 20
Zellmembran und Ionenkanäle ... 16	Erregungsübertragung an der neuromuskulären Synapse 20
Nervenzelle und Erregung 17	
Morphologie und allgemeine Funktionen 17	Elektromechanische Kopplung ... 21
	Motorische Einheit und tetanische Kontraktion 21
Elektrische Eigenschaften der Zellmembran 17	

2 Pathophysiologie der Denervierung, *D. Pongratz* 23

Klinische Systematik neuromuskulärer Krankheiten 23	Allgemeine Pathophysiologie des peripheren Motoneurons 25
Leitsymptome 23	Spezielle Pathophysiologie des peripheren Nerven 29
Schädigungsorte 23	
Weitere klinische Hilfen 23	Literatur 30
Technischer Diagnosegang 25	

3 Elektromyographie und Neurographie, *D. Burg* 31

Methode der Elektromyographie ... 31	Frühdiagnose der Denervierung .. 36
Apparatur 31	Neuromuskuläre Übertragungsstörung 37
Durchführung 31	
Befunde der Elektromyographie ... 32	Bestimmung der Nervenleitgeschwindigkeit 37
Spontanaktivität 32	
Motorische Einheit 34	Motorische Nervenleitgeschwindigkeit 37
Myopathie 35	
Neuropathie 35	Sensible Nervenleitgeschwindigkeit 37
Reinnervation 36	Proximale Neurographie 37
Zentrale Innervationsstörungen .. 36	Schlußfolgerung 37
Indirekte Muskelstimulation 36	Literatur 39

4 Pathophysiologie des Schmerzes, *E. David* 40

Schmerzrezeption und Schmerzleitung 40	Schmerzmessung 46
Schmerzverarbeitung 43	Schmerztherapie 46
Schmerzwahrnehmung 44	Literatur 47
Schmerzreaktion 46	

5 Physikalische und physiologische Prinzipien der Elektrotherapie, N. Seichert, H. Pratzel, D. Rusch ... 48

Allgemeine Grundlagen (*N. Seichert*)	48
Definition des elektrischen Stromes	48
Der Stromfluß	49
Stromdichte und Stromverteilung	49
Stromverteilung im Körper	50
Therapeutische Stromdichten	50
Stromformen	51
Wirkung des elektrischen Stromes auf den Organismus	51
Erregungsprinzip des Gleichstroms	52
Erregungsprinzip der Impulsströme	52
Erregungsprinzip des mittelfrequenten Wechselstroms	53
Gewöhnungseffekte: die Adaptation	54
Einteilung in Frequenzbereiche	54
Objektive Dosierungskriterien	55
Spannungskonstante (CV-) und stromkonstante (CC-) Therapiegeräte	56
Die Galvanisation (*N. Seichert*)	57
Die »polare Erregung«	57
Die Iontophorese (*H. Pratzel*)	58
Stofftransport	58
Anwendungstechnik	59
Polung und Dosierung	59
Gefahrenquellen	60
Niederfrequente Reizströme (*N. Seichert*)	60
Definition	60
Stromformen	60
Unterscheidungskriterien	62
Impulsform	62
Frequenz	63
Spezielle Formen der NF-Therapie	64
Intermittierende Ströme	64
Amplitudenmodulation	64
Die sog. Hochvolttherapie	64
Mittelfrequente Ströme (*N. Seichert*)	65
Definition	65
Wirkprinzip	66
Physiologische Wirkungsweise	66
Anwendungsformen	66
Exogene Amplitudenmodulation	67
Endogene Amplitudenmodulation	68
Therapeutische Vorteile der amplitudenmodulierten Mittelfrequenzströme	69
Nebenwirkungen der bisher beschriebenen Stromformen (*N. Seichert*)	69
Nebenwirkungen durch Elektrolyseprodukte	70
Thermische Nebenwirkungen	70
Hinweise zur Vermeidung von Nebenwirkungen	71
Hochfrequente Ströme und Ultraschall (*D. Rusch*)	72
Definition	72
Physiologische Grundlagen	72
Physikalische Grundlagen	74
Die Hochfrequenztherapie	74
Elektrische Eigenschaften von Körpergeweben bei Hochfrequenztherapie	74
Wärmewirkungen	75
Das Kondensatorfeld (kapazitive Ankopplung)	76
Das Spulenfeld (induktive Ankopplung)	77
Das Strahlenfeld	78
Weitere Unterschiede zwischen Dezimeter- und Mikrowellentherapie	79
Typische Erwärmungsmuster	79
Dosierung	80
Die Ultraschalltherapie	81
Ultraschall und Körpergewebe	81
Modifizierung der Wärmewirkung	82
Implantierte Metallteile – eine wichtige Kontraindikation der Hochfrequenzbehandlung	82
Phototherapie (*N. Seichert*)	82
Definition	82
Physikalische Grundlagen	83
Die Infrarot-(IR-)Therapie	84
Die Ultraviolett-(UV-)Therapie	85

Die Laser-Therapie	85	Der Soft-Laser (niedrige Leistungsdichte)	86
Der chirurgische Laser (hohe Leistungsdichte)	86	Literatur	87

B Praktischer Teil

6 Galvanische Anwendungen, *R. Becker-Casademont* 88

Wirkungen	80	Iontophorese	93
Hyperämie	88	Spezielle diagnostische Anwendungen	94
Analgesie	88		
Weitere Wirkungen	88	Gefahren	95
Anwendungstechnik	89	Indikationen	95
Lokal-elektrische Galvanisation	89	Kontraindikationen	97
Hydrogalvanische Anwendungen	93	Literatur	97

7 Niederfrequente Elektrotherapie (einschl. der zugehörigen Elektrodiagnostik), *R. G. A. Liebermeister* 98

Stromformen	98	Spastisch gelähmte Muskulatur	106
Diadynamische Ströme	100	Intakte Muskulatur	107
Indikation	100	Glattmuskuläre Organe	107
Praktische Anwendung	101	Elektrostimulation zur Schmerzbekämpfung	108
Reizstromdiagnostik	102		
Prüfung der faradischen Erregbarkeit	102	Transkutane elektrische Nervenstimulation (TENS)	108
Schwellenwertbestimmung	102	Elektrotherapie mit Akupunktur	109
Elektrostimulation des neuromuskulären Systems	104	Implantierte Elektroden	110
		Elektroschlaftherapie	110
Denervierte Muskulatur	104	Literatur	110

8 Niederfrequente Magnetfeldtherapie, *P. Kröling, W. Schnizer* 111

Physikalische Grundlagen	111	Invasives Verfahren nach *Kraus* und *Lechner:* magnetisch induzierte Elektro-Osteostimulation	113
Magnetismus und Elektrizität	111		
Technische Erzeugung von Magnetfeldern	111		
		Konservative Magnetfeldtherapie nach *Kraus*	115
Die Magnetfeldwirkung auf den Menschen	111		
		Konservative Magnetfeldtherapie nach *Basset*	115
Zeitliche Entwicklung	112		
Anwendungsformen	113	Weitere Verfahren konservativer Magnetfeldtherapie	116
Statische Magnetfelder (Permanentmagnete)	113		
		Literatur	117

9 Mittelfrequenztherapie, *P. Schöps* ... 119

Wirkungen mittelfrequenter Ströme . 119
   Motorische Wirkung ... 119
   Sensible Wirkung ... 120
   Hyperämisierende Wirkung ... 120
   Analgetische Wirkung ... 120
Anwendungsmethoden ... 120
   Direkte mittelfrequente Reizung . . 120
   Extern amplitudenmodulierter MF-Strom ... 121
Interferenzstromverfahren mit zwei MF-Strömen ... 121
Interferenzstromverfahren mit drei Stromkreisen ... 123
Anwendungstechnik ... 123
Indikationen ... 129
Kontraindikationen ... 129
Nebenwirkungen und Gefahren ... 130
Literatur ... 130

10 Hochfrequenz- und Ultraschalltherapie, *E. A. Zysno, S. Zilk* ... 131

Therapie in hochfrequenten Feldern, *E. A. Zysno* ... 131
   Kurzwellentherapie im Kondensatorfeld ... 131
   Kurzwellentherapie im Spulenfeld . 133
   Indikationen und Kontraindikationen ... 134
   Allgemeine Hinweise ... 136
Therapie mit elektromagnetischen Wellen, *E. A. Zysno* ... 137
   Therapie mit Dezimeterwellen ... 137
   Therapie mit Mikrowellen ... 139
Indikationen und Kontraindikationen ... 140
Allgemeine Hinweise ... 140
Ultraschalltherapie, *S. Zilk* ... 142
   Definition des Ultraschalls ... 142
   Physiologische Wirkungsweise ... 142
   Anwendungsformen und -techniken 142
   Therapeutisch eingesetzte Ultraschallgeräte ... 145
   Indikationen und Kontraindikationen ... 145
Literatur ... 146

11 Phototherapie, *R. Becker-Casademont* ... 147

Infrarote Strahlung ... 147
   Wirkung ... 147
   Anwendung ... 147
   Indikationen ... 147
   Kontraindikationen ... 148
Sichtbares Licht ... 148
Ultraviolettes Licht ... 149
   Wirkung ... 149
   Anwendung ... 150
   Indikationen ... 151
   Kontraindikationen ... 151
Heliotherapie ... 152
   Wirkung ... 152
   Anwendung ... 152
   Indikationen ... 152
Andere Formen der Phototherapie . . 153
Nebenwirkungen und Gefahren ... 153
   Akute Lichtschäden ... 153
   Chronische Lichtschäden ... 153
   Phototoxische und photoallergische Reaktionen ... 153
Literatur ... 154

12 Myofeedback, *R. G. A. Liebermeister* ... 155

Prinzipien ... 155
Technische Voraussetzungen ... 156
Praktische Durchführung ... 156
   Diagnostik ... 156
   Therapie ... 157
Indikationen ... 158
Grenzen der Myofeedback-Behandlung ... 160
Literatur ... 160

13 Aspekte zur Sicherheit und Haftung, *N. Seichert* 162

Schutzklassen elektrischer Geräte . . 162
Fehlerstrom-(FI-)Schutzschalter . . . 163
Störungen durch Hochfrequenz-(HF-)Therapiegeräte 164
Haftungsprobleme 165
Literatur 165

14 Berufsrechtliche Fragen und Probleme in der Physikalischen Medizin, *K. Widmer*(†) 166

Zusatzbezeichnung »Physikalische Therapie« 167
Abrechnung physikalisch-therapeutischer Leistungen 167

Sachverzeichnis 171

Geleitwort

Das vorliegende vierbändige Lehrbuch über Physikalische Medizin richtet sich an Ärzte, die physikalisch-therapeutisch tätig werden wollen, physikalische Behandlungsmethoden in Praxis oder Klinik schwerpunktmäßig einsetzen bzw. die Zusatzbezeichnung für den Bereich »Physikalische Therapie« anstreben oder erworben haben. Die Darstellung eines derart umfangreichen Stoffes zielt in erster Linie darauf, dem an Physikalischer Medizin interessierten Arzt einen methodischen Überblick zu geben, orientiert an den für ihn wichtigen klinischen Aufgabenstellungen und Problemen. Zentrales Anliegen ist dabei die Vermittlung von Kenntnissen über die Wirkprinzipien und jeweiligen Wirkungsweisen physikalischer Maßnahmen, um damit ein Verständnis für die funktionellen therapeutischen Ansätze und Indikationen zu eröffnen.

Der physikalisch-therapeutisch tätige Arzt hat in jedem Fall die Aufgabe, den diagnostisch und therapeutisch einzuschlagenden Weg zu bestimmen. Er muß in der Lage sein, die hierfür geeigneten Methoden auszuwählen, ihre Ausführung durch die Mitarbeiter der medizinischen Assistenzberufe zu überwachen, sie gegebenenfalls anzuleiten und das jeweilige Behandlungsziel festzulegen. Hierzu ist eine gründliche Kenntnis der Methoden erforderlich, nicht jedoch das Beherrschen aller Details, das zur Ausbildung der medizinischen Assistenzberufe gehört.

Herausgeber und Autoren haben sich um eine praxisbezogene straffe Darstellung des Stoffes bemüht. Die allgemeinen anatomischen, physiologischen und klinischen Kenntnisse werden vorausgesetzt. Bei den Behandlungsmethoden werden ihre Prinzipien gebracht, Einzelheiten gegebenenfalls nur beispielhaft. Auf eine Vollständigkeit sowohl der Methoden als auch der klinischen Aufgaben mußte verzichtet werden, um dafür die wichtigsten und häufigsten ausführlicher behandeln zu können.

Die methodenorientierte Gliederung und Stoffauswahl lehnt sich an die Weiterbildungsinhalte an, die für das Erlangen der Zusatzbezeichnung für den Bereich »Physikalische Therapie« von der Arbeitsgemeinschaft der Ärzte für Physikalische Medizin auf Initiative ihres unerwartet verstorbenen Vorsitzenden Dr. med. *Karl Widmer* erarbeitet worden sind und in ähnlicher Form auch im Rahmen des geforderten Weiterbildungskurses vermittelt werden. Die Herausgeber haben zwar auf ihre Erfahrungen als Leiter der Weiterbildungskurswochen zurückgegriffen; es handelt sich jedoch nicht um Begleittexte oder einen Kursersatz, da Physikalische Medizin niemals allein theoretisch erlernt werden kann, sondern nur in Verbindung mit Selbsterfahrung und einer mindestens zweijährigen Ausübung. Die Unterteilung des umfangreichen Stoffes in vier Einzelbände: »Physiologische Grundlagen, Thermo- und Hydrotherapie, Balneologie und medizinische Klimatologie« (Band 1), »Krankengymnastik und Bewegungstherapie« (Band 2), »Massage, orthopädische Technik, Beschäftigungstherapie« (Band 3) und »Elektro- und Lichttherapie« (Band 4) erleichtert dem an einem speziellen Gebiet Interessierten Orientierung und Zugriff. Inhaltliche Überschneidungen wurden nach Möglichkeiten vermieden, treten jedoch gelegentlich in Verbindung mit einer Darstellung komplexer therapeutischer Aufgaben, wie sie in der Physikalischen Medizin häufig sind, auf.

Die Herausgeber danken ganz besonders den zahlreichen Mitautoren für die Beiträge aus ihren Arbeitsgebieten, ohne die eine so breite und aktuelle Darstellung des Stoffes nicht möglich geworden wäre. In gleicher Weise gilt der Dank dem Hippokrates-Verlag für seine Unterstützung des Vorhabens, die gediegene Ausstattung und stets verständnisvolle Zusammenarbeit.

München, Marburg, Essen, Höxter, Januar 1988

Die Herausgeber der Reihe

A Theoretischer Teil

1 Grundzüge der Erregungsphysiologie

G. ten Bruggencate

Die komplizierten Funktionen des menschlichen Körpers werden vom Nervensystem (NS) kontrolliert. Dieses reguliert einerseits die Arbeitsweise der inneren Organe und stimmt sie auf die Gesamtfunktion ab, beispielsweise im Rahmen einer Leistungsanpassung (»vegetatives Nervensystem«). Andererseits ermöglicht es die Orientierung und zielbewußte Aktionen in einer ständig wechselnden Umwelt, beispielsweise motorische Leistungen (»somatisches Nervensystem«). Beide Komponenten sind im *Zentralnervensystem* (ZNS) sinnvoll aufeinander abgestimmt und spielen bei der physikalischen Therapie eine entscheidende Rolle.

Das NS kann seinen Funktionen dadurch nachkommen, daß seine funktionellen und morphologischen Bausteine, die *Neurone*, Erregungen bilden. Gleiches trifft für die Effektoren des NS zu (Skelettmuskel, glatte Muskulatur). Mit Hilfe dieser Eigenschaft kann man die beteiligten Komponenten zusammenfassend als »erregbare Strukturen« charakterisieren.

Unter Erregungen verstehen wir bioelektrische Signale in Form kurzdauernder Schwankungen (10^{-2} bis 10^{-3} s) eines an der Zellmembran vorhandenen Membranpotentials. Diese Signale sind Ausdruck von Ionenflüssen durch die Membran. Aufgrund spezifischer Änderungen der Ionendurchlässigkeit der Membran können verschiedenartige Erregungen gebildet werden. Grob schematisch können wir *lokal begrenzte Erregungen* variabler Amplitude von *fortgeleiteten Erregungen* mit fester Amplitude unterscheiden. Diese Prozesse sind identisch mit der Informationsentstehung, -verteilung und -verrechnung im NS.

Für die effektorische *Reizbeantwortung* ist außerdem noch wichtig, daß Muskelzellen die Eigenschaft der Kontraktilität besitzen.

Die unerregte Nerven- und Muskelzelle

Intra- und extrazelluläre Ionenkonzentrationen

60 % des menschlichen Körpers bestehen aus Wasser, das sich auf mehrere miteinander in Austausch stehende Flüssigkeitsräume verteilt, und in dem Elektrolyte, Proteine und ungeladene Moleküle (z. B. Glukose) gelöst sind. Elektrolyte sind in Kationen und Anionen dissoziiert. Innerhalb und außerhalb der Zellen haben die Ionen unterschiedliche Konzentrationen (*Tab. 1*). Diese Konzentrationsunter-

Tabelle 1   Intra- und extrazelluläre Konzentrationen (mmol/l) einiger Ionen (Skelettmuskelzelle)

Proteine	Kationen		Anionen		
	Na^+	K^+	Cl^-	HCO_3^-	SO_4^{--}, PO_4^{--}
intrazellulär	12	155	4	8	155
extrazellulär	145	4	120	26	3

schiede, die durch Ionenpumpen aufrechterhalten werden, sind eine Grundvoraussetzung für die Erregungsbildung. Intrazellulär befinden sich vorwiegend K^+ und Proteine, extrazellulär vor allem Na^+ und Cl^-. Innerhalb der Flüssigkeitsräume sind die Ladungen ausgeglichen (Elektroneutralität).

Membranpotential

Mit Hilfe von Mikromeßelektroden, d. h. elektrolytgefüllten Glaskapillaren mit Spitzendurchmessern unter 1 μm, und einer geeigneten Registrieranordung (z. B. Oszilloskop) kann man zeigen, daß zwischen dem Zellinneren und -äußeren eine Potentialdifferenz existiert. Dieses *Ruhemembranpotential* (RMP) beträgt -50 bis -90 mV, meist -70 mV (Innenseite negativ). Ursächlich sind zwei Faktoren am RMP ebenso wie am Entstehen von Erregungen beteiligt:

▸ die beschriebenen Konzentrationsunterschiede von Ionen

▸ unterschiedliche Durchlässigkeiten der Zellmembran für verschiedene Ionenarten.

Zellmembran und Ionenkanäle

Abbildung 1 illustriert schematisch die Zellmembran. Grundstruktur ist eine Doppelschicht von Phospholipidmolekülen, die als hydrophobe Lamelle lipidlösliche Stoffe wie z. B. Psychopharmaka leicht passieren läßt, für die wäßrigen Elektrolytlösungen aber praktisch undurchlässig ist. Sie isoliert zwei elektrisch leitende Medien (intra- und extrazelluläre Ionenflüssigkeit) voneinander und hat dadurch Eigenschaften eines Kondensators. RMP und Erregungsbildung sind an bestimmte Proteine gebunden, die die Membran durchsetzen. Eine ATP-gespeiste Na^+/K^+-Pumpe befördert ständig K^+ nach außen und hält die in Tabelle 1 angegebenen Ionengradienten aufrecht (die sich deshalb z. B. bei O_2-Mangel ausgleichen, was zum Erlöschen der Erregbarkeit führt). Die durch Ionenpumpen geschaffenen Konzentrationsgradienten trei-

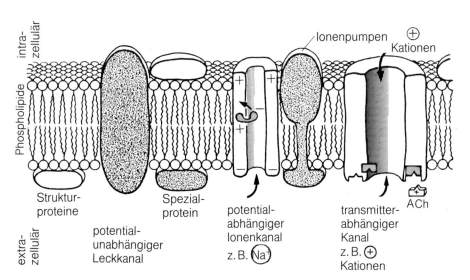

Abb. 1 Schematische Darstellung der Zellmembran
Doppelschicht von Phospholipidmolekülen, stabilisiert durch aufgesetzte Strukturproteine und penetrierende spezifische Proteine (Ionenkanäle, Ionenpumpen). (Nach *ten Bruggencate*)

ben dem Konzentrationsgefälle entsprechend K^+ nach außen und Na^+ nach innen. Weil K^+-Ionen einschließlich der sie umhüllenden Wassermoleküle (Hydrathülle) kleiner als Na^+-Ionen sind, können sie die unerregte Membran wesentlich besser penetrieren als Na^+-Ionen. Da außerdem die intrazellulären Anionen wegen ihrer Größe die Membran gar nicht durchdringen, wird durch die überwiegende Auswärtsdiffusion von K^+ der Membran außen ein positives und innen (durch die Anionen) ein negatives Potential aufgezwungen. Diese Ionenbewegungen erfolgen durch unspezifische Proteinanteile der Membran (»Leckkanäle«). Bei der Erregungsbildung treten weitere Ionenkanäle in Erscheinung (Abb. 1), die z. T. durch Änderungen des Membranpotentials, aber auch von chemischen Stoffen (Überträgerstoffe) gesteuert werden.

Nervenzelle und Erregung

Morphologie und allgemeine Funktionen

Nervenzellen bestehen im Prinzip aus einem Zellkörper (Soma) und zwei Typen von Fortsätzen. Die stark verzweigten *Dendriten* stellen Antennen für die Aufnahme elektrischer Signale dar, die über *Synapsen* von anderen Nervenzellen her einlaufen. *Neuriten* haben die Aufgabe, die im Bereich der Dendriten und des Soma (lokal) errechnete Information in Form von Erregungen an nachgeschaltete Neurone oder Effektorzellen (z. B. Muskel) weiterzuleiten.

Elektrische Eigenschaften der Zellmembran

Die Zellmembran entspricht, wie bereits erwähnt, einem Kondensator, der eine bestimmte Kapazität (C_m) aufweist. Strukturelles Äquivalent sind die Lipidanteile der Membran. Andererseits existiert parallel dazu ein Widerstand R_m aufgrund der Protein-Leckkanäle. Damit verhält sich die Membran wie ein RC – Glied, in dem bei sprungförmig ansteigendem Strom das Potential sich verzögert exponentiell ändert (Abb. 2). Derartige Potentialverläufe sind also durch das passiv-elektrische Verhalten der Membran vorgegeben. Sie werden »elektrotonische Potentiale« genannt und sind lokal auf die unmittelbare Umgebung der Stromquelle beschränkt. Man kann sie künstlich durch Injektion von Strom über eine Mikroelektrode, aber auch durch natürlichen Stromfluß an einem Rezeptor oder einer Synapse auslösen. In diesen Fällen spricht man von einem »Rezeptorpotential« oder einem »synaptischen Potential«.

Aktionspotential (AP)

Bei Strompulsen kleiner Amplitude findet man in de- und hyperpolarisierender Richtung etwa symmetrische elektrotonische Potentiale. Bei Vergrößerung der (depolarisierenden!) Stromamplitude setzt sich von einer bestimmten Membrandepolarisation (Schwelle) an eine weitere raschere Depolarisation auf (Abb. 2a), die in Bruchteilen einer Millisekunde den Nullwert des Ruhepotentials erreicht und ihn sogar in positiver Richtung überschreitet (Overshoot). An dieses Spitzenpotential schließt sich eine Repolarisation mit nachfolgender Nachdepolarisation (1–2 ms) und Nachhyperpolarisation (bis 100 ms) an. Den ganzen Komplex mit Spitzen- und Nachpotentialen nennen wir *Aktionspotential* (AP; Abb. 3a). Es ändert sich nicht, wenn die Reizstärke über die Schwelle hinaus erhöht wird. (Bei längerdauernder natürlicher Reizung wächst allerdings mit der Reizstärke die Frequenz der APe.) Während der Nachdepolarisation ist die Schwelle für nachfolgende APe vermindert, während der Nachhyperpolarisation ist sie erhöht. Dies mag eine Bedeutung für die Wirkung von Reizströmen höherer Frequenz (ab etwa 500 Hz) haben.

Während dem RMP eine hohe Membranleitfähigkeit für K^+-Ionen zugrunde

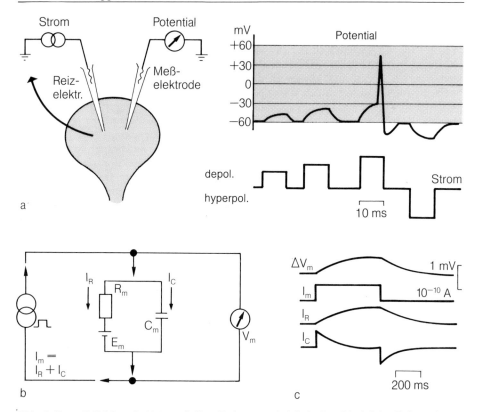

Abb. 2 Potentialbildung bei intrazellulärer Reizung und elektrisches Modell der Zellmembran
a Applikation von Strompulsen und Messungen der resultierenden Potentiale mit intrazellulären Elektroden. Elektrotonischer (d. h. exponentiell gegenüber dem Strompuls verzögerter) Verlauf des Potentials mit (beim 3. Puls) aufgesetztem AP.
b Äquivalentschaltbild der Membran mit Parallelschaltung von Widerstand (R_m) und Kapazität (C_m). Der Gesamtstrom läßt sich aufteilen in resistiven (I_R) und kapazitiven Strom (I_C).
c Verlauf des Potentials (ΔV_m) entspricht I_R

liegt, beruht das AP auf einer kurzdauernden starken Erhöhung der Membrandurchlässigkeit für Na^+-Ionen. Die Durchtrittsstellen in der Membran für Na^+-Ionen sind spannungsabhängig, d. h. sie sind beim normalen RMP geschlossen und öffnen sich bei Verminderung der Feldstärke über der Membran, d. h. bei Depolarisation.

Die Repolarisation des Spitzenpotentials ist Ausdruck dafür, daß sich die Na^+-Kanäle sehr schnell wieder schließen. Danach sind sie für einige Millisekunden gar nicht bzw. nur vermindert durch Depolarisation zu öffnen (absolute bzw. relative Refraktärphase). Dieser Schließungsprozeß (= Inaktivierung der Na^+-Kanäle) wird vor allem auch durch (langsame) Depolarisation gefördert. Entsprechende Reizung (z. B. langsam ansteigende Amplitude oder Gleichstrom) kann zu ausschließlicher Inaktivierung führen und damit zu kompletter Unerregbarkeit (Depolarisationsblock). Auf dem gleichen Prozeß beruhen auch die klinischen Wirkungen K^+-reicher kardiopleger Lösungen (Ruhigstellung des Herzens in der Herzchirurgie) oder der de-

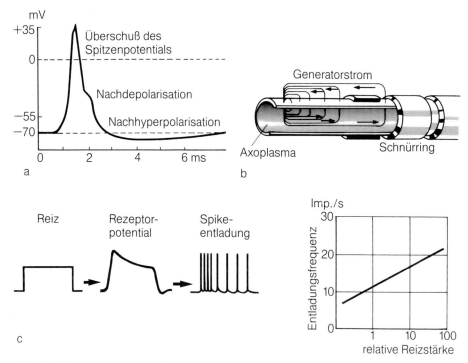

Abb. 3 Aktionspotential und Aktionspotentialbildung am Rezeptor
a Form eines AP einer Muskelzelle.
b elektrotonisches Ausgreifen des am Rezeptorende reizausgelösten Stroms bis zum ersten Schnürring der sensiblen Nervenfaser. Dort werden bei überschwelliger Amplitude APe ausgelöst.
c Schema des Zusammenhangs zwischen Sinnesreiz und Aktionspotentialentladungen

polarisierenden neuromuskulären Blocker vom Typ des Succinylcholins. Lokalanästhetika blockieren die Na^+-Kanäle und verhindern deren Öffnung bei Depolarisation.

Erregungsbildung in Rezeptoren

Sinnesrezeptoren wandeln physikalische oder chemische Reize in nervös- elektrische Informationen um (Transducer). Ein gegebener Rezeptortyp ist meistens gegenüber einer bestimmten Reizart, dem »adäquaten Reiz«, besonders empfindlich. Darauf beruht die Spezifität der Sinnessysteme, die man zur Benennung der Rezeptortypen heranzieht (z. B. Mechano-, Thermorezeptor).

Mittels intrazellulärer Messungen an dafür geeigneten Rezeptoren findet man, daß der adäquate Reiz die Membran depolarisiert und daß dieses reizausgelöste Rezeptorpotential solange anhält wie der Reiz. Die Depolarisation der Rezeptorendigung ist einem Stromfluß äquivalent, der sich elektrotonisch bis zur Nervenfaser ausdehnt und dort bei überschwelliger Amplitude APe auslöst (Abb. 3b, c). Ein als »Dauerreiz« wirkendes Rezeptorpotential ruft mit wachsender Größe eine zunehmende Zahl von APen hervor (Abb. 3c). Afferenzen, die während der ganzen Dauer des Rezeptorpotentials Impulsfolgen bilden, reagieren tonisch. Afferenzen, die nur kurzdauernd entladen, oder bei denen das

Rezeptorpotential unter der andauernden Reizung zurückgeht, sind phasisch.

Fortleitung des Aktionspotentials

Neuriten sind in der Lage, ein AP über ihre gesamte Länge bis zur Endverzweigung fortzuleiten. Wenn am Zellkörper (über Synapsen) oder am Rezeptor ein AP entsteht, liegt das Membranpotential an dieser Stelle während des Overshoot bei positiven Werten (innen). In benachbarten, noch unerregten Abschnitten hat es hingegen den normalen negativen Wert. Diese Potentialdifferenz wirkt als Stromquelle, die an den unerregten Abschnitten eine elektrotonische Depolarisation auslöst, die bei genügender Amplitude die noch unerregte Grenzzone bis zur Schwelle depolarisiert. Bei unmyelinisierten Fasern erfolgt dieser Prozeß durch Ausbreitung lokaler Ströme, bei myelinisierten Fasern springt die Fortleitung von Schnürring zu Schnürring (*saltatorische Erregungsleitung*).

Die Skelettmuskulatur

Im Rahmen der Motorik hat die Skelettmuskulatur die Aufgabe, sich zu kontrahieren. Muskelkraft wird gegen äußere, am Skelettssystem angreifende Kräfte entwickelt. Je nachdem, welche Kraftkomponente überwiegt, kommt es zu Verkürzungen oder Dehnungen und damit zu Relativbewegungen einzelner Körperteile, aus denen Gehen, Laufen etc. resultieren. Muskelkontraktionen sind an Erregungen aus dem ZNS gebunden, die über Axone spinalmotorischer Vorderhornzellen und neuromuskuläre Synapsen APe der Muskelfasermembran auslösen. Diese APe werden dann umgesetzt in den mechanischen Kontraktionsprozeß (elektromechanische Kopplung).

Erregungsübertragung an der neuromuskulären Synapse

Die Verbindung zwischen Motoaxon und Muskelzellen ist ein Spezialfall einer erregenden Synapse. Wie allgemein an Synapsen, befindet sich in der präsynaptischen Terminale ein vesikulär gespeicherter Übertragerstoff, in diesem Fall Acetylcholin (ACh), der bei Einlaufen eines AP freigesetzt wird, durch den synaptischen Spalt (zwischen präsynaptischer Axonterminale und postsynaptischer Muskelzellmembran) diffundiert und über die Bindung an postsynaptische Rezeptoren die Kationendurchlässigkeit der postsynaptischen Membran verändert. Das daraus resultierende depolarisierende lokale synaptische Potential (Endplattenpotential, EPP) hat in diesem Fall wegen der großen postsynaptischen Ionenkanaldichte eine sehr große Amplitude, d. h. es ist deutlich überschwellig und löst normalerweise immer ein AP der Muskelzelle aus. Funktionell ist dies sinnvoll, weil der Muskel den Signalen des ZNS folgen und nicht wie Nervenzellen eigene (synaptische) Verrechnungsprozesse anstellen soll. Unsere Vorstellungen über die funktionellen Schritte an der neuromuskulären Synapse (motorische Endplatte) faßt Abbildung 4 zusammen.

Klinisch wichtig sind pharmakologische Eingriffsmöglichkeiten in die chemische Transmission. Endplattenblocker vom Typ Succinylcholin haben eine ACh-Wirkkomponente, ohne von der ACh-Esterase gespalten zu werden, und depolarisieren daher die postsynaptische Endplattenmembran nach Injektion minutenlang. Damit werden die Na^+-Kanäle inaktiviert und die AP- Erregung verhindert. Blocker vom Curare-Typ binden an ACh-Rezeptoren, blockieren diese und machen ACh konzentrationsabhängig wirkungslos. Umgekehrt kann durch Hemmer des ACh-abbauenden Enzyms die ACh-Konzentration erhöht werden und beispielsweise bei einem Defekt der ACh-Rezeptoren (Myasthenia gravis) symptomatisch-therapeutisch eingegriffen werden.[1]

---

1 Vgl. hierzu *ten Bruggencate, G.*: Medizinische Neurophysiologie. Thieme, Stuttgart 1984.

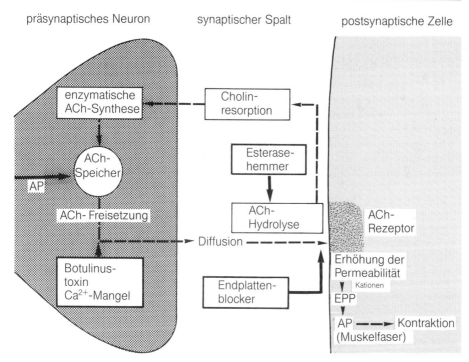

Abb. 4 Physiologische Abläufe und pharmakologische Eingriffe an der neuromuskulären Synapse

Elektromechanische Kopplung

Das AP der Muskelfaser geht der Kontraktion um einige Millisekunden voraus. In dieser Zeit führt das elektrische Signal zur mechanischen Bewegung. Das AP der Zellmembran wird über ein Kanalsystem in die Tiefe der Muskelzelle weitergeleitet und setzt im Zellinneren Ca^{2+} aus dem sarkoplasmatischen Retikulum frei. Ca^{2+} diffundiert über kurze Strecken an kontraktile Proteine (Aktin, Myosin), die in Anwesenheit von Ca^{2+} teleskopartig aneinander vorbeigleiten und damit zu einer Verkürzung führen. Erschlaffung, d. h. Auseinandergleiten von Aktin und Myosin erfolgt, wenn die intrazelluläre Ca^{2+}-Konzentration durch die Aktivität einer intrazellulären Ca^{2+}-Pumpe auf 10^{-7} mol/l oder weniger abgesenkt wird.

Motorische Einheit und tetanische Kontraktion

Die minimale physiologische Kontraktionseinheit ist nicht die Muskelzelle, sondern die motorische Vorderhornzelle mit allen von ihren Axonkollateralen innervierten Muskelzellen: die »motorische Einheit«. Je nach Muskel sind motorische Einheiten unterschiedlich groß. (Das Innervationsverhältnis Motoaxon: Muskelzelle beträgt bei Augenmuskeln etwa 1:10, bei Gesäßmuskeln 1:1000).

Ein einzelnes Muskelfaser-AP führt zur Einzelzuckung. Wird ein Muskelnerv mit steigender Reizstärke elektrisch gereizt, so liefert der Muskel Einzelzuckungen mit einer bis zu einem Maximum zunehmenden Amplitude. Der wachsende Reiz aktiviert eine wachsende Zahl von Motoaxonen und damit motorischer Einheiten bis zu einem Maximum. Wenn statt Einzelreizen Reizsalven benutzt werden, zeigt sich, daß die Zuckungen über das Maximum der Einzelzuckungen hinaus sich addieren (superponierte Einzelzuckungen). Bei höheren Reizfrequenzen innerhalb der Salven kommt es zur glatten tetanischen Kontraktion (*Abb. 5a*).

Die physiologische Kontraktion beruht auf der Entstehung von APen am Motoneuron und ist stufenlos graduierbar. Sie benutzt zwei Möglichkeiten:
1. Die motorischen Einheiten entladen bei zunehmender motorischer Anstrengung mit steigenden Frequenzen (*Abb. 5b*). Dies entspricht einer zunehmend glatten tetanischen Kontraktion.
2. Das ZNS setzt mit zunehmender Kraftentfaltung eine wachsende Zahl motorischer Einheiten ein. Die APe dieser Einheiten sind asynchron verteilt; dadurch werden Einzelzuckungen geglättet, und die tetanische Verkürzung resultiert bei niedrigeren Frequenzen. Außerdem sind rote und blasse motorische Einheiten mit unterschiedlichen tetanischen Grenzfrequenzen beteiligt; rote (Typ I-) Fasern zeigen bei niedrigerer Entladungsrate eine glatte Kontraktion und werden vorwiegend bei tonischen Halteakten und Feinregulation der Motorik eingesetzt.

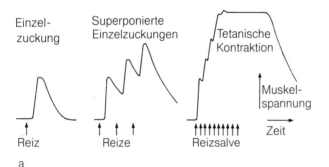

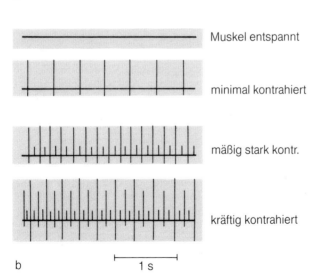

Abb. 5 Kontraktionsformen des Skelettmuskels und Entladungsmuster motorischer Einheiten

2 Pathophysiologie der Denervierung

D. Pongratz

Der Begriff »Denervierung«, wie er in vorliegendem Beitrag verwendet werden soll, ist aus neurologisch-topischer Sicht zu präzisieren als *Läsion des peripheren Neurons*. Üblicherweise hält sich dabei die Systematik vordergründig an das motorische System, jedoch dürfen mögliche begleitende Ausfälle von Sensibilität und Trophik nie außer acht gelassen werden.

Klinische Systematik neuromuskulärer Krankheiten

Leitsymptome

Klinische Leitsymptome einer Schädigung des peripheren Motoneurons sind *Muskelschwäche* und *Muskelatrophie*. Diese Kardinalbefunde finden sich jedoch auch bei den Myopathien, weshalb man gut daran tut, in der Analyse des motorischen Leitbefundes vom Überbegriff der neuromuskulären Krankheit auszugehen.

Schädigungsorte

Pathologisch-anatomisch sind folgende sechs Schädigungsorte zu bedenken (*Tab. 1*):

▶ die motorischen Vorderhornzellen
▶ die Radices
▶ die Plexus
▶ die peripheren Nervenkabel
▶ die motorischen Endplatten bzw. die Muskelfasermembran
▶ die Muskelfaser

Weitere klinische Hilfen

Lokalisatorische Schwerpunkte. Lokalisatorisch ist von Bedeutung, ob die Symptome symmetrisch bzw. asymmetrisch oder sogar einseitig erscheinen. Bei systemischer Schädigung sind symmetrische Ausfälle, bei lokalisierter einseitige Manifestationen zu erwarten. Systemische Erkrankungen des Muskels haben mehrheitlich Schwerpunktmanifestationen in proximalen, systemische Erkrankungen des peripheren Nerven in distalen Extremitätenmuskeln.

Ausprägung. Was die Ausprägung anlangt, so gehen bei den meisten chronischen neuromuskulären Krankheiten die beiden Symptome Schwäche und Atrophie Hand in Hand. Überwiegt die klinisch faßbare Atrophie gegenüber der Parese, ist vorrangig an die Möglichkeit einer Vorderhornerkrankung zu denken (z. B. spinale Muskelatrophie, Syringomyelie), bei der das Auftreten einer Kraftminderung längere Zeit maskiert sein kann. Daneben kennt man auch einige internistische Bedingungen, welche zu einer hochgradigen Muskelverschmächtigung bei erhaltener Kraft führen. Als Beispiel seien die Tumorkachexie, chronische Infektionen, Malabsorptionssyndrome oder auch die Anorexia nervosa genannt. Eher selten findet man bei neuromuskulären Erkrankungen eine ausgeprägte Schwäche ohne sichere Atrophien. In diesem Falle ist vordergründig an akute Krankheitsbilder (akute Polyneuritis, akute Polymyositis) zu denken. In diesen Fällen bedarf es einer bestimmten Anlaufzeit, bis die Atrophien sichtbar werden.

Neurologische Zusatzbefunde. Wichtig sind
▶ das Verhalten der Muskeldehnungsreflexe,
▶ zusätzliche sensible oder trophische Ausfälle sowie
▶ Vorhandensein bzw. Fehlen von Faszikulationen.

Schädigungen im Bereich des peripheren Neurons führen durch die Unterbrechung

Tabelle 1 Neurologisch-topische Differentialdiagnose neuromuskulärer Systemerkrankungen

Schädigungsort	klinisches Beispiel	permanente Muskelschwäche, Muskelatrophie	Reflexe	Faszikulationen	Sensibilitätsstörungen	trophische Störungen	besondere klinische Symptome
Vorderhorn	spinale Muskelatrophie	▨		▨			
Wurzel	Polyradikulitis	▨			(hintere Wurzel!)		
Plexus	neuralgische Plexusamyotrophie	▨	fehlend		(nicht obligat)	▨	
Peripherer Nerv	Polyneuropathie	▨			▨	▨	
Neuromusk. Übertragung Muskelfasermembran	Myasthenie Myotonie						myasthene Reaktion myotone Reaktion
Muskelfaser	Myopathie Myositis	▨	abgeschwächt				

des Reflexbogens frühzeitig zu einer Areflexie. Bei Erkrankungen der Muskulatur dagegen schwindet der Reflex erst, wenn ein weitgehender Verlust des kontraktilen Parenchyms oder Kontrakturen vorliegen.

Störungen der Sensibilität und Trophik gehören nicht zu den Vorderhornerkrankungen bzw. Myopathien, jedoch fast immer zu Läsionen des peripheren Neurons bzw. des Plexus. Bei Erkrankungen der Radix zeigen sie die Mitbeteiligung der Hinterwurzel an. Insbesondere die Lokalisation einer Sensibilitätsstörung ist differentialdiagnostisch hilfreich. Die Mehrzahl der Polyneuropathien zeigt ein symmetrisches, handschuh- oder sockenförmig begrenztes, sensibles Defizit. Lokalisierte Läsionen eines peripheren Nerven zeichnen Ausfälle im sog. Autonomgebiet, lokale Radikulopathien streifenförmige, dermatombezogene Defizite aus.

Neurogen-trophische Läsionen betreffen überwiegend die Haut und Hautanhangsorgane. Zu achten ist u. a. auf Haarausfall, Nagelwachstumsstörungen, Verlöschen der Schweißsekretion sowie Akrozyanose. Nur bei schweren Schädigungen entwickeln sich Wundheilungsstörungen bzw. Ulzera.

Faszikulationen sind als spontane Kontraktionen einzelner motorischer Einheiten zu beschreiben, die man am Patienten sehen bzw. durch Beklopfen des Muskels oder Kältereiz provozieren kann. Sofern sie in ausgeprägter Form und ausgedehnter Verteilung vorliegen, stellen sie ein wichtiges diagnostisches Indiz für eine schwerpunktsmäßige Affektion im proximalen Anteil des peripheren Motoneurons, also im Bereich von Vorderhorn oder Vorderwurzel dar. In geringerer Ausprägung können sie jedoch auch bei peripheren Neuropathien vorkommen. Bei Myopathien werden sie vermißt.

Technischer Diagnosegang

Mit der bisher dargestellten, rein klinischen Analyse körperlicher Untersuchungsbefunde ist zwar in der Mehrzahl der Fälle die Formulierung einer Arbeitsdiagnose, jedoch selten eine exakte Zuordnung zu einem bestimmten Krankheitsbild möglich. Der weitere Untersuchungsgang beinhaltet folgende Methoden:
▸ Laboruntersuchungen, insbesondere Bestimmung der Kreatinkinase (CK) im Serum;
▸ neurophysiologische Untersuchungen in Form von Elektromyographie und Elektroneurographie;
▸ morphologische Zusatzdiagnostik im Sinne einer Muskel-, ggf. auch Nervenbiopsie.

Unter den Labormethoden hat die Bestimmung der Kreatinkinaseaktivität im Serum die größte diagnostische Bedeutung, wobei das Ausmaß einer CK-Erhöhung als Gradmesser der Muskelschädigung gelten kann. Bei entsprechend hoher Aktivitätssteigerung (mehr als das zehnfache der Norm) scheiden primär neurogene Erkrankungen aus. Leichte CK-Erhöhungen lassen keine sichere Trennung zwischen Myopathien und chronischen Neuropathien zu, da letztere über den Mechanismus der Anpassungshypertrophie des nicht denervierten Muskelparenchyms, gefolgt von einer sog. Begleitmyopathie, auch zum Muskelfaseruntergang führen können.

Grundlagen und diagnostische Wertigkeit der neurophysiologischen Untersuchungen sind Gegenstand des nachfolgenden Kapitels, das Elektromyographie und Neurographie behandelt.

Myopathologisch gelingt es in der Regel, zwischen neurogenen Atrophien sowie primären (degenerativen) bzw. sekundären (erworbenen) Myopathien zu differenzieren. Nur in ausgewählten Fällen ist bei Erkrankungen des peripheren Motoneurons eine Nervenbiopsie klinisch erforderlich.

Allgemeine Pathophysiologie des peripheren Motoneurons

Läsionen des peripheren Motoneurons halten sich an das Architekturprinzip der *motorischen Einheit*. Hierunter versteht man ein peripheres Motoneuron mit allen seinen Endaufzweigungen sowie sämtlichen von ihm innervierten Muskelfasern (*Abb. 1a*). Sämtliche Extremitätenmuskeln des Menschen sind als phasisch-tonisches Doppelorgan gemischt aus zwei Hauptfasertypen zusammengesetzt. Die Größe der jeweiligen motorischen Einheit sowie ein mögliches quantitatives Überwiegen des einen oder anderen Hauptfasertyps ist der differenten Funktion der einzelnen Muskelgruppen angepaßt. Im normalen Skelettmuskel liegt demgemäß ein mit histochemischen Methoden gut differenzierbares Schachbrettmuster der beiden Hauptfasertypen vor (*Abb. 2*). Bei der Darstellung der myofibrillären ATP-ase- Reaktion bei pH 9.4 sind sämtliche weißen (Typ II-) Muskelfasern dunkel, sämtliche roten (Typ I-)Muskelfasern hell gefärbt. Das Gewebsmuster ist ein feines Spiegelbild für eine intakte Innervation des Organs. Im Regelfall ist die Typ II-Muskelfaser größer als die Typ I-Muskelfaser. Ihr Durchmesser wird durch Alter, Geschlecht sowie insbesondere den Trainingszustand des Muskels erheblich stärker variiert als derjenige der Typ I-Fasern. Sämtliche Typ II-Muskelfasern werden von dicken, schnelleitenden Motoneuronen, sämtliche Typ I-Muskelfasern von dünneren Motoneuronen innerviert.

Kommt es zu einer Schädigung des peripheren Motoneurons, so entsteht obligat eine entsprechende Alteration dieses

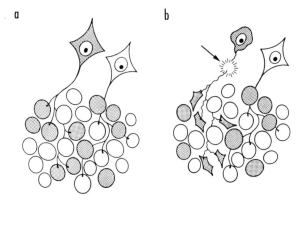
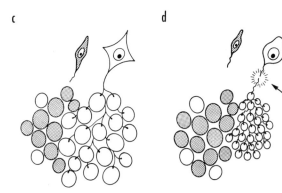

Abbildung 1 a–d
Schematische Darstellung der Denervation und Reinnervation
a) Darstellung zweier nebeneinander gelegener motorischer Einheiten
b) Initialer Effekt der Denervation eines motorischen Neurons mit beginnender Atrophie einzelner Muskelfasern
c) Fasertypengruppierung durch kollaterale Reinnervation. Vom weiß gezeichneten rechten Motoneuron können einzelne Muskelfasern des denervierten linken Motoneurons reinnerviert werden und erhalten die Charakteristika des »weißen« Motoneurons.
d) In großen Gruppen angeordnete neurogene Muskelatrophie, erzeugt durch die erneute Denervation eines vorher durch Reinnervation vergrößerten Motoneurons.
(aus Dorman, J.N. In: The Striated Muscle, hrsg. v. C.M. Pearson u. F.K. Mostofi. The Williams & Wilkins Company, Baltimore 1973)

Schachbrettmusters des Muskels. Bei akuten Läsionen werden Zeichen einer neurogenen Muskelatrophie frühestens nach ca. vier Wochen morphologisch erkennbar. Das Gewebsmuster der Atrophie wird durch den Sitz der Schädigung im Bereich des peripheren Motoneurons bestimmt. Im Falle des Untergangs von Vorderhornzellen bzw. von unmittelbar aus ihnen entspringenden Radices atrophieren ganze motorische Einheiten. Daraus resultiert eine felderförmige Atrophie (*Abb. 3*). Je weiter distal der Schädigungsort im peripheren Motoneuron anzusiedeln ist, desto kleiner können die gruppierten atrophen Areale werden. Dann gehen nicht mehr ganze motorische Einheiten, sondern nur noch Untergruppen von ihnen zugrunde (*Abb. 4*).

Extrem chronische Verlaufsformen peripherer Neuropathien, wie z. B. die hereditäre neurale Muskelatrophie, zeichnen sich durch besonders großflächige, oft ganze Faszikel umfassende atrophe Areale aus. Der Entstehungsmechanismus solcher Veränderungen (*Abb. 1*) geht über verschiedene Stadien der Denervation, Reinnervation und erneuten Denervation motorischer Einheiten.

Das Auftreten weiterer myopathologischer Befunde richtet sich nach
▶ der Dauer der Denervierung
▶ deren Verlauf (Rückbildungsfähigkeit, Reinnervation) sowie

2 Pathophysiologie der Denervierung

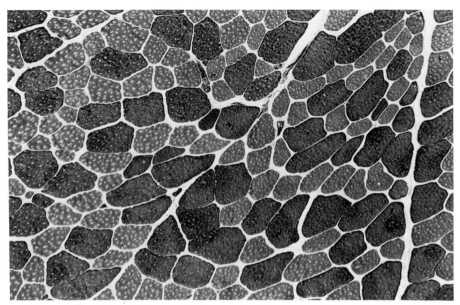

Abb. 2 Normaler Skelettmuskel
Myofibrilläre ATP-ase-Reaktion bei pH 9,4, Vergrößerung 100 x: Regelrecht differenziertes Schachbrettmuster der Hauptfasertypen. Die dunkler tingierten Typ II-Fasern sind größer als die heller tingierten Typ I-Fasern

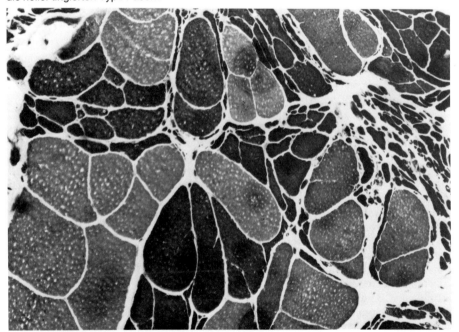

Abb. 3 Felderförmige neurogene Muskelatrophie als Ausdruck der Denervation ganzer motorischer Einheiten. Myofibrilläre ATP-ase-Reaktion bei pH 9,4, Vergrößerung 100 x

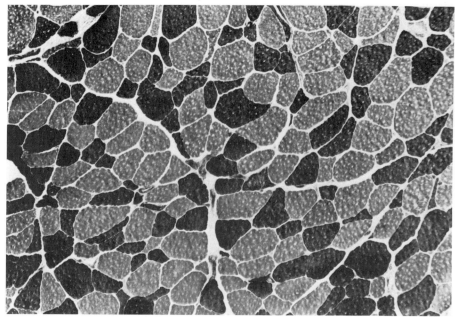

Abb. 4 Disseminiert bzw. in kleinen Gruppen angeordnete neurogene Muskelatrophie als Ausdruck eines Untergangs sog. subunits motorischer Einheiten. Myofibrilläre ATP-ase-Reaktion bei pH 9,4, Vergrößerung 100 x

▶ der Quantität bleibender Schäden in einzelnen Muskelgruppen.

Eine *irreversible Schädigung von Muskelfasern* liegt erst dann vor, wenn sich terminal atrophe Fasern ausgebildet haben. Dies ist frühestens ein Jahr, spätestens drei Jahre nach irreversibler Durchbrechung der Innervation der Fall. Die Faser zeigt zu diesem Zeitpunkt einen kompletten Schwund des kontraktilen Parenchyms. Erhalten bleibt nur noch der mit Muskelkernen gefüllte Sarkolemmschlauch. Auch die Ausprägung interstitieller Umbauvorgänge in Form von Fibrose bzw. interstitiellen Vacatfetteinlagerungen benötigt Jahre. Dabei ist die Zunahme des Mesenchyms nie so ausgeprägt wie bei myogenen Erkrankungen und betrifft vorwiegend den perimysialen Bereich. Derartige Prozesse sind heute auch mit einfachen bildgebenden Verfahren leicht zu erfassen. Die Zunahme des Fett- und Bindegewebes erhöht im Ultraschallbild die Echogenität des Gewebes (*Abb. 5*). Weiterhin ist mit dieser einfachen, nicht invasiven Untersuchung auch das Ausmaß der Atrophie des Muskels leicht quantitativ zu erfassen.

Reinnervationsvorgänge finden überwiegend durch kollaterale Sprossung erhaltengebliebener Motoneurone statt, deren Territorium sich dann entsprechend vergrößert. Daneben gibt es insbesondere bei akuten peripheren Neuropathien ohne Kontinuitätsunterbrechung natürlich auch Restitutionsmöglichkeiten des erkrankten Motoneurons selbst.

Chronische inkomplette Denervationsatrophien bieten die Möglichkeit, durch Anpassungshypertrophie des Restmuskels den Schweregrad der Parese etwas zu kompensieren. Wird dieser Mechanismus überbeansprucht, kann sich eine sog. Begleitmyopathie entwickeln. Ihr Zustandekommen zeigt Analogien zu Vorgängen, welche *Linzbach* am Myokard nachgewiesen hat. Ab einem bestimmten kritischen Grad von

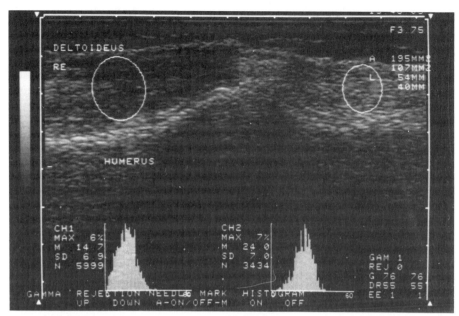

Abb. 5 Ultraschalluntersuchung der Muskulatur: 60jähriger Mann mit proximal betonter asymmetrischer progressiver spinaler Muskelatrophie. Längsschnitt durch den M. deltoideus bds. Atrophie und erhöhte Echodichte des linken M. deltoideus im Vergleich zur nicht erkrankten Gegenseite. Der Kreis entspricht einem zur quantitativen Darstellung der Echogenität ausgewählten repräsentativen Meßbereich des Muskels. Das am unteren Bildrand befindliche Histogramm zeigt die differente Echodichte

Faserhypertrophie kommt es zu einem Zusammenbruch der von den umgebenden Kapillaren ausgehenden trophischen Ernährung der Muskelzellen mit nachfolgender, zum Teil dramatischer klinischer Verschlechterung infolge degenerativer Veränderungen des Restgewebes.

Spezielle Pathophysiologie des peripheren Nerven

Systemerkrankungen des peripheren Nerven manifestieren sich unter drei pathogenetisch verschiedenen Formen:
▸ einem primären Befall der Axone
▸ einem primären Befall der Markscheiden
▸ einer primären Schädigung des Mesenchyms oder der Vasa nervorum.

Die *primär axonale Degeneration des peripheren Nerven* entspricht dem sog. dying-back-Phänomen. Durch eine endo- oder exotoxisch bedingte Substratverarmung der motorischen Vorderhornzellen kommt es zu einem Rückgang des axoplasmatischen Stroms. Daraus wiederum resultiert der Untergang des Axonendes. Derartige Mechanismen sind tierexperimentell für eine ganze Reihe von toxischen Neuropathien belegt. Sie spielen auch beim chronischen Alkoholismus eine entscheidende Rolle.

Zu den *primär demyelinisierenden Neuropathien* gehören so unterschiedliche Kategorien wie die hereditäre neurale Muskelatrophie auf der einen und das entzündliche *Guillain-Barré*-Syndrom auf der anderen Seite. Für die hereditären sensomotorischen Neuropathien ist die Ursache des primären Myelinscheidenuntergangs bis heute noch weitgehend offen. Bezüglich der entzündlichen Schädigungen mehren sich Argumente, daß humoral übertragene Autoimmunvorgänge zum Markscheidenzerfall führen.

Modellcharakter für die *primäre Schädigung des gesamten peripheren Nervenquerschnitts* besitzen die vaskulären Neuropathien, bei welchen durch Befall der Vasa nervorum eine entsprechende Minderperfusion eintritt. Ätiologisch ist sowohl an Arteriitiden als auch an Mikroangiopathien, z. B. bei diabetischem Spätsyndrom, zu denken.

Literatur

1. *Dyck, P.J., Thomas, P.K. u. E.H. Lambert*: Peripheral Neuropathy, Vol I and II. Saunders, Philadelphia, London, Toronto 1975
2. *Pearson, C.M. u. F.K. Mostofi*: The Striated Muscle. The Williams & Wilkins Company, Baltimore 1973
3. *Schröder, J.M.*: Pathologie der Muskulatur. In: Spezielle pathologische Anatomie, hrsg. von W. Doerr u. G. Seifert. Springer, Heidelberg 1982
4. *Walton, J.N.*: Disorders of Voluntary Muscle. Churchill, Livingstone 1974

3 Elektromyographie und Neurographie

D. Burg

Die Elektromyographie stellt elektrische Aktivität von Muskelfasern extrazellulär dar. Die Potentiale der Muskelfasern entstehen durch neuromuskuläre Übertragung eines Nervenimpulses oder spontan an der Muskelfaser selbst.

Die Elektroneurographie befaßt sich mit der Leitfähigkeit und Leitgeschwindigkeit des motorischen und/oder sensiblen peripheren Nervs. Beide Methoden ergänzen sich und haben einen unentbehrlichen Platz in der Diagnostik des Leitsymptoms Muskelschwäche und Sensibilitätsverlust, besonders wenn eine Läsion der motorischen Einheit oder des peripheren sensiblen Neurons zugrundeliegt.

Methode der Elektromyographie

Apparatur

Die Elektromyogramm (EMG) -Apparatur besteht aus mindestens einem Differentialverstärker, einem Oszillograph, Lautsprecher, Registriereinrichtung und Reizgerät. Eine sinnvolle Ergänzung stellt ein Averager (elektronischer Mittler) dar. Das EMG erfordert eine Bandbreite von 2 Hz bis 10 kHz. Zur Registrierung der Muskelaktivität werden je nach Fragestellung Verstärkungen zwischen 0,1 und 1 mV/cm und eine Zeitablenkung zwischen 10 und 100 msec/cm benutzt.

Elektroden. Für das konventionelle EMG wird in der Regel die konzentrische Nadelelektrode verwendet. Diese besteht aus einer Kanüle mit einem Außendurchmesser von 0,6 mm, die als indifferente Elektrode eingesetzt wird. Als differente Elektrode dient die freie Endigung eines Platindrahtes, der die Kanüle durchzieht und von ihr durch eine Isolierschicht getrennt ist. Die Elektrode hat einen Abgriff von etwa 10 mm Durchmesser, wobei jedoch Spitzenpotentiale nur in einem Umfeld von ~ 1 mm registriert werden. Auf einem derartigen Areal (Abb. 1) sind Muskelfasern von 5–30 motorischen Einheiten vermischt.

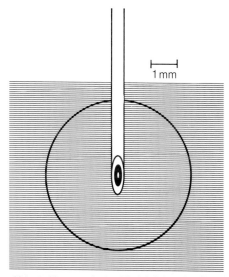

Abb. 1 *Konzentrische Nadelelektrode. Territorium einer motorischen Einheit. Die Querstreifung symbolisiert die Muskelfasern*

Durchführung

Es ist stets zu berücksichtigen, daß das EMG eine schmerzhafte Untersuchung ist. Daher sollte mit gezielten Sondierungen ein Höchstmaß an Information durch eine Mindestzahl an Einstichen angestrebt werden. Hierzu ist eine eingehende neurologische Untersuchung, eine präzise Fragestellung und ein Sondierungsplan erforderlich, der in Abhängigkeit von den jeweils erhobenen EMG-Befunden modifiziert wird.

Die Elektrode wird nach Desinfektion der Haut meistens senkrecht zur Oberflä-

.che des entspannten Muskels eingestochen. Dabei ist auf *Spontanaktivität* zu achten. Danach wird der Patient aufgefordert, seinen Muskel leicht zu innervieren, wobei *einzelne Potentiale* von motorischen Einheiten dargestellt werden. Die Potentiale können anhand ihres steilen Anstiegs (Anstiegszeit < 500 µsec) als elektrodennah identifiziert werden, und nur solche Potentiale dürfen in die Beurteilung einbezogen werden. Potentialdauer, -amplitude und -form sind die Beurteilungsparameter. Durch langsame Steigerung der isometrischen Kontraktion können von einer Stichstelle aus mehrere Einheiten beurteilt werden. Zur Charakterisierung des Innervationsmusters sind etwa 20 motorische Einheiten erforderlich. Hierzu sind mehrere Einstiche notwendig. Schließlich ist das Aktivitätsmuster bei *Maximalinnervation* zu registrieren.

Befunde der Elektromyographie

Spontanaktivität

Die *physiologische Spontanaktivität* beim Einstich und Verschieben der Elektrode und bei ihrer Plazierung im Endplattenbereich darf nicht mit der pathologischen Spontanaktivität verwechselt werden, die als Folge abnormer Erregbarkeit der Muskelfaser registriert wird.

Die *Insertionsaktivität* entsteht durch Verletzungsströme von Muskelfasern. Sie besteht aus kurzen Einzelspikes niedriger Amplitude (ungefähr 100 µV, 1–3 msec.) und klingt nach wenigen 100 msec. wieder ab. Sie fehlt, wenn die Muskelmembran nicht mehr erregbar ist, so in terminalen Stadien der Atrophie, bei fortgeschrittenem fibrotischem Umbau des Muskels, bei der ischämischen Muskelnekrose und im Anfall der familiären periodischen Lähmung. Sie ist bei einem Denervierungsprozeß verlängert. In der Endplattenregion wird das sog. *Endplattenrauschen* registriert. Es handelt sich dabei um niedrige und unregelmäßige negative Deflektionen (5–50 µV, 0,5–2 msec.). Sie stellen die extrazelluläre Registrierung von Miniaturendplattenpotentialen, von denen man weiß, daß sie durch spontanes Freisetzen von Acetylcholinquanten im synaptischen Spalt entstehen, dar. *Endplattenspikes* mit kurzer Dauer und negativ-positiver Deflektion entstehen wahrscheinlich an einzelnen Muskelfasern im Endplattenbereich durch die Nadelirritation oder zufällige Summation von Miniaturendplattenpotentialen. Bezüglich weiterer »benigner« spontaner Entladungen wird auf die Spezialliteratur (*s. Lit. 4,5*) verwiesen.

Die *pathologische Spontanaktivität* wird durch eine abnorme Erregbarkeit von Muskelfasern oder nervalen Strukturen hervorgerufen. Ihr Auftreten wird häufig durch mechanische Irritationen begünstigt. Zu nennen sind die Fibrillationspotentiale, die positiven Wellen, die komplexen repetitiven und gruppierten und die myotonen Entladungen ebenso wie die Faszikulationen.

Fibrillationspotentiale beginnen stets mit einer positiven Deflektion, der ein negativer Spike folgt (*Abb. 2a,b*). Sie sind bi- oder triphasisch, von kurzer Dauer (1–5 msec.) und meist unter 200 µV hoch. *Positive Wellen* haben eine initial scharf positive Deflektion, die gelegentlich w-förmig deformiert ist und von einer trägen negativen Nachschwankung gefolgt ist (*Abb. 2c*). Beide Potentialformen treten häufig in regelmäßiger Entladungsfolge auf. Fibrillationspotentiale und positive Wellen entstehen, wenn es durch örtliche Nervenläsionen zur *Waller*schen Degeneration oder durch Vorderhornläsionen oder bestimmte Polyneuropathien zu einer axonalen Degeneration vom dying-back-Typ (*s. S. MS 29*) kommt. Sie stellen fortgeleitete Aktionspotentiale denervierter Muskelfasern dar. Sie treten nicht auf bei demyelinisierenden Prozessen, die zwar die Fortleitung des Erregungsimpulses blockieren, den axonalen Transport von der Ursprungszelle zur Nervenendigung jedoch nicht beeinträchtigen. Es ist zu beachten, daß sie erst zwei bis drei Wochen nach einer Denervierung in Er-

3 Elektromyographie und Neurographie 33

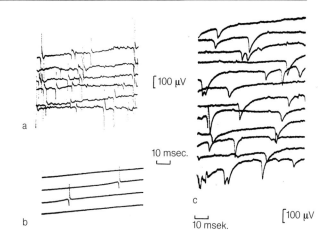

Abb. 2 a, b Fibrillationspotentiale
c Positive Wellen

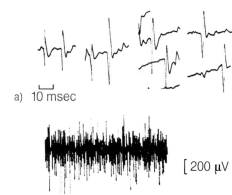

Abb. 3 a Einheitspotentiale
b Interferenzmuster eines normalen Muskels

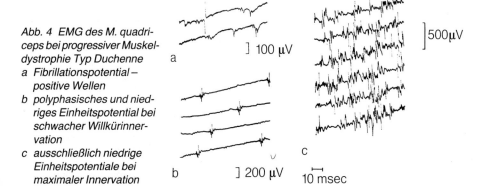

Abb. 4 EMG des M. quadriceps bei progressiver Muskeldystrophie Typ Duchenne
a Fibrillationspotential – positive Wellen
b polyphasisches und niedriges Einheitspotential bei schwacher Willkürinnervation
c ausschließlich niedrige Einheitspotentiale bei maximaler Innervation

scheinung treten. Ischämie und Abkühlung können ihr Auftreten verhindern. Sie sind für eine Neuropathie nicht beweisend, da sie auch bei Myopathien (Dermato- und Polymyositis und progressiver Muskeldystrophie vom Typ Duchenne (*Abb. 4a*) vorkommen. Sie treten nur gelegentlich und in spärlicher Ausprägung bei anderen Myopathien (Herdmyositiden, benigneren Dystrophien u. a.) auf.

Komplexe repetitive Entladungen sind meist polyphasische Potentiale, die in identischer Form rhythmisch entladen. Es wird vermutet, daß es sich um das Summenpotential benachbarter Muskelfasern handelt, von denen eine Faser als Schrittmacher dient und benachbarte Fasern ephaptisch (durch überspringende Erregung) aktiviert. Sie können bei Neuropathien und Myopathien beobachtet werden. Gruppierte rhythmische Entladungen entstehen wahrscheinlich in ähnlicher Weise im peripheren Nerv.

Die *myotonen Entladungen* bestehen aus Potentialen unterschiedlicher Form, die den positiven Wellen sehr ähnlich sein können, mit dem besonderen Charakteristikum repetitiver Entladung mit an- und abschwellender Amplitude ($10\mu V$ bis $1mV$) – und Frequenzmodulation (bis 150 Hz). Die akustische Wiedergabe des Lautsprechers wurde mit einem »Sturzbombergeräusch« verglichen. Diese besondere Form der Spontanaktivität ist weitgehend dem Krankheitsbild der Myotonia congenita und Dystrophia myotonica vorbehalten.

Faszikulationen sind charakterisiert durch das arhythmische Entladen von Potentialen in Abständen von 100 msec. bis Minuten und können mit einer umschriebenen sichtbaren Muskelzuckung einhergehen. Das Faszikulationspotential entspricht formal einer normalen oder vergrößerten motorischen Einheit. Im Vorgriff auf die späteren Erläuterungen soll festgehalten werden, daß nur aufgrund des insgesamt erhobenen elektromyographischen Befundes zwischen benignem und pathologischem Faszikulieren unterschieden werden kann. Treten Faszikulationen neben Fibrillationspotentialen, positiven Wellen und/oder vergrößerten motorischen Einheiten auf, handelt es sich nicht um „benignes" Faszikulieren. Faszikulationen kommen vor allem bei Läsionen des proximalen Neuronanteils vor. Das generalisierte Auftreten läßt bevorzugt an Vorderhornerkrankungen (spinale Muskelatrophie, Poliomyelitis), das segmentale Auftreten an Wurzelläsionen oder ein lokales Spinalsyndrom denken. Nicht selten kommen Faszikulationen bei radiogenen Plexusschäden und gelegentlich bei einigen Polyneuropathien (z. B. neurale Muskelatrophie und *Guillain-Barré-Syndrom*), extrem selten bei Engpaß-Syndromen vor. Als Ort der Entstehung werden vordergründig die terminalen Nervenaufzweigungen diskutiert.

Motorische Einheit

Das Potential der motorischen Einheit (Einheitspotential) ist das Summenpotential der Muskelfasern, die von einer Nervenfaser gleichzeitig aktiviert werden (*Abb. 3a*). Amplitude, Dauer und Anzahl der Phasen sind die wichtigsten Beurteilungskriterien. Aufgrund der Amplitude, die je nach Muskel mit wenigen Ausnahmen durchschnittlich $400-1000\,\mu V$ beträgt, kann die Faserdichte abgeschätzt werden. Die Potentialdauer, die in Abhängigkeit vom Alter und jeweiligen Muskel zwischen 6 und 14 msec. im Durchschnitt beträgt, gibt einen Anhalt über die Größe des von einer Einheit innervierten Territoriums. Die Anzahl der Phasen korreliert mit der zeitlichen Dispersion der Einzelfaserpotentiale. Potentiale mit mehr als vier Phasen werden als polyphasisch bezeichnet. Sie betragen in der Regel nicht mehr als 12 % im gesunden Muskel. Zu den Normwerten der Parameter nach Muskel und Alter s. Lit. 2, 3, 4, 5.

Zu werten sind auch die Entladungsfrequenz und die Anzahl der bei einem bestimmten Innervationsaufwand rekrutierten motorischen Einheiten. Normalerweise erfolgt bei einer Innervationssteigerung nur eine begrenzte Frequenzsteigerung, bis zusätzliche Neurone ins Spiel kommen. Solange einzelne Potentiale voneinander abgegrenzt werden können, spricht man von einem *Einzelentladungsmuster*. Bei zunehmender Innervation beginnen sich die Einheiten zu überlappen, es handelt sich um ein *Übergangsmuster*. Bei der Maximalinnervation sind zwischen den Einheiten keine Lücken mehr zu erkennen. Es liegt ein *Interferenzmuster* (*Abb. 3b*) vor.

Myopathie

Bei den Muskelerkrankungen gehen innerhalb des Verbundes der motorischen Einheit einzelne Muskelfasern zugrunde. Die Faserdichte der Einheit wird innerhalb des Territoriums geringer, ihre räumliche Ausdehnung kleiner und die zeitliche Dispersion der Einzelfaserpotentiale größer. Somit werden die *Einheitspotentiale niedriger, kürzer, polyphasisch* (*Abb. 4b, c*). Um einen bestimmten Innervationsaufwand zu erreichen, muß die Entladungsfrequenz abnorm hoch sein. Für eine Steigerung werden frühzeitig zusätzliche Einheiten rekrutiert. Das *Interferenzmuster* ist *dicht* und von *niedriger Amplitude*.

Neuropathie

Bei den Neuropathien wird durch eine Erkrankung der Vorderhornzelle oder des Neuriten die Anzahl der im Muskel verfügbaren motorischen Einheiten vermindert. Die verbliebenen Einheiten versuchen, das Innervationsdefizit durch eine abnorm hohe Entladungsfrequenz zu kompensieren. Handelt es sich um eine axonale Schädigung, kommt es zur Denervierung der Muskelfasern, wodurch verbliebene Nervenfasern aktiviert werden auszusprossen, um an den denervierten Muskelfasern neue Endplatten zu bilden. Die Faserdichte der gesproßten Einheiten ist wie ihr Territorium sehr groß (*s. Kap. 2, Abb. 1c*). Die *Einheitspotentiale* werden *höher*, ihre *Dauer nimmt zu* (*Abb. 5*). Dieser Vorgang

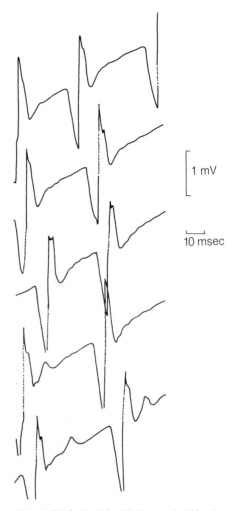

Abb. 5 EMG des M. tibialis ant. bei Kaudatumor mit klinischen Symptomen seit fünf Jahren. Einzelentladungsmuster

ist besonders bei Neuropathien, bei denen die Neuriten nicht regenerieren können und die Erkrankung chronisch verläuft (z. B. bei spinalen Muskelatrophien) ausgeprägt. Durch unterschiedlich lange Aussprossung können Polyphasien entstehen. Ist die Noxe bei Polyneuropathien auch im Bereich terminaler Aufzweigungen wirksam, können neben überhöhten und verbreiterten Einheiten auch niedrige, verkürzte und polyphasische Einheiten entstehen. Ein Interferenzmuster kommt bei den Neuropathien nicht zustande. Bei maximaler Innervation wird je nach vorhandener Restinnervation keine Aktivität, ein *Einzelentladungsmuster* oder ein *Übergangsmuster* registriert.

Bei fortgeschrittenen Neuropathien mit extrem großem Nerv- Muskelübersetzungsverhältnis werden einzelne Muskelfasern überlastet und hypertrophieren (*s. Kap. 2, Abb. 3*). Es entstehen trophische Probleme nicht nur aufgrund der Diffusionsverhältnisse an der Muskelfaser selbst, sondern auch bzgl. der trophischen Versorgung der übergroßen Anzahl von Muskelfasern durch ein Neuron. So kann es im Verlauf der Neuropathien zu sog. begleitmyopathischen Veränderungen kommen, die das Auftreten niedriger, kurzer und polyphasischer Einheiten im Verlauf einer chronischen Neuropathie erklären.

Reinnervation

Bleibt die Kontinuität der Nervenhülle bei einer axonalen Läsion erhalten, ist der Neurit in der Lage, entlang seiner alten Leitschiene nachzuwachsen und mit denervierten Muskelfasern erneut synaptischen Kontakt aufzunehmen. Bereits bevor Innervationspotentiale sichtbar werden, fällt eine Abnahme der pathologischen Spontanaktivität im betroffenen Muskel auf. Zunächst treten dann entsprechend einem sehr kleinen Nerv- Muskelübersetzungsverhältnis niedrige kurze Potentiale bei Willkürinnervation in Erscheinung. Im Verlauf der Reinnervation werden die Potentiale höher, breiter und zunächst in zunehmendem Maß polyphasisch.

Zentrale Innervationsstörungen

Bei zentralen Innervationsstörungen trägt das EMG nur in geringem Ausmaß positiv zur Diagnostik bei.

Erwähnenswert ist die Lokaldiagnostik durch Reflexableitungen. So erlaubt der Orbicularis-oculi-Reflex eine Hirnnervenschädigung von einer pontinen oder medullären Läsion zu unterscheiden. Auch die reflektorische Testung des spinalen Erregungsniveaus sei genannt.

Tremor- und Tonusanalysen (*3*) können in besonderen Fällen zur Diagnostik und Therapiekontrolle beitragen.

Indirekte Muskelstimulation

Die indirekte Muskelstimulation, d. h. die Reizung des Muskels über seinen Nerv, hat ihre diagnostische Bedeutung in der Frühdiagnose eines Denervierungsprozesses und in der Beurteilung der neuromuskulären Übertragung. Der Nerv wird mit kurzen Rechteck-Impulsen (0,1–0,2 msec Dauer) mit Oberflächen- oder Nadelelektroden stimuliert. Vom zugehörigen Muskel wird meist mit Oberflächenelektroden ein Summenpotential abgeleitet.

Frühdiagnose der Denervierung

Bereits drei bis fünf Tage nach der Unterbrechung des axonalen Substanztransportes, z. B. durch eine Nervenverletzung, treten im Bereich der distalen Nervenendigungen Veränderungen auf, die die Impulsübertragung vom Nerv auf den Muskel unmöglich machen. Somit kann man bereits wenige Tage nach einer Nervenläsion durch Stimulation unterhalb des Läsionsortes feststellen, ob eine axonale Unterbrechung (Axonotmesis) oder nur ein Funktionsblock des Nervs vorliegt, der die Kontinuität intakt läßt und nur die Impulsleitung blockiert (Neurapraxie). Eine Neurapraxie tritt ein, wenn ausschließlich die Myelinscheide lädiert ist. Diese Methode findet vor allem bei der Fazialisdiagnostik Anwendung. Sie ermöglicht bereits drei bis fünf Tage nach klinisch kompletter Parese eine Prognose. Diese ist als günstig zu bezeichnen, wenn noch eine indirekte Stimulierbarkeit der entsprechenden Muskeln vorhanden ist. Bei einem reduzierten Summenpotential kann man das Ausmaß der axonalen Schädigung abschätzen. Diese

Methode ist auch bei traumatischen Nervenschäden nützlich.

Neuromuskuläre Übertragungsstörung

Bei Erkrankungen, die die neuromuskuläre Synapse prä- oder postsynaptisch betreffen, weist die indirekte Muskelstimulation typische Normabweichungen auf. Liegt die Störung präsynaptisch wie beim *Eaton- Lambert*-Syndrom und beim Botulismus, ist eine Nervenstimulation von einem niedrigen Antwortpotential des Muskels gefolgt. Mit zunehmender Reizfrequenz wird das Muskelpotential ab 20 Hz fazilitiert bis zu einer normalen Amplitude.

Liegt eine postsynaptische Störung (Myasthenia gravis) vor, wird das erste Summenpotential meist mit nur gering reduzierter oder gar normaler Amplitude evoziert. Bei wiederholter Stimulation mit Frequenzen von 1 bis 5 Hz erfolgt eine Depression der nachfolgenden Potentiale. Der niedrigste Amplitudenwert wird meist mit dem 5. Potential erreicht.

Bestimmung der Nervenleitgeschwindigkeit

Motorische Nervenleitgeschwindigkeit

Die motorische Nervenleitgeschwindigkeit wird durch supramaximale Stimulation des Nerven an zwei Stellen und Ableitung des Summenpotentials des zugehörigen Muskels (meist mit Oberflächenelektrode) bestimmt. Durch Subtraktion der Leitzeit des distal evozierten Potentials kann man die neuromuskuläre Übertragungszeit aus der Berechnung ausschalten. Die Leitgeschwindigkeit ergibt sich aus der Formel

$$v \text{ (Leitgeschwindigkeit)} = \frac{s \text{ (Entfernung zwischem proximalem und distalem Reizort)}}{t \text{ (proximale – distale Latenzzeit)}}$$

Die Leitgeschwindigkeit ist von der Temperatur abhängig. Sie beträgt am Arm >50, am Bein >45 m/s. Bei Läsionen der Myelinscheide ist sie verlangsamt, kann je-doch auch bei systemischen axonalen Erkrankungen, die die größeren Neurone vordergründig betreffen, verzögert sein.

Sensible Nervenleitgeschwindigkeit

Die sensible Nervenleitgeschwindigkeit kann mit der orthodromen und der antidromen Methode bestimmt werden. Bei der orthodromen Methode wird ein sensibler Nerv (z. B. Fingernerv) elektrisch stimuliert und das Antwortpotential des Nervs proximal an einer gut zugänglichen Stelle abgeleitet. Bei der antidromen Methode wird der Nerv proximal stimuliert und das Antwortpotential von einem sensiblen Nerv abgeleitet. Beide Methoden finden für die Nn.ulnaris und medianus Anwendung. Beim N. radialis wird meist die antidrome, beim N. suralis die orthodrome Methode verwandt.

Die besondere Bedeutung der sensiblen Neurographie liegt im Nachweis örtlicher Läsionen (Engpaß-Syndrome, Nervenverletzungen) und im empfindlichen Nachweis von den Polyneuropathien, die vorwiegend sensible Neuriten betreffen. Sie hat einen hohen Stellenwert in der Differenzierung zwischen Nervenläsionen proximal oder distal des Spinalganglions. Diese Differenzierung ist besonders wichtig, wenn die Frage Wurzelausriß oder Plexusschaden zur Diskussion steht. Ist bei klinisch komplett ausgefallener Sensibilität ein sensibles Potential drei bis fünf Tage nach einer Verletzung noch vorhanden, ist der Läsionsort proximal des Spinalganglions (also im Wurzelbereich) anzunehmen, während ein völliges Fehlen des sensiblen Potentials einen kompletten Nervenausfall unterhalb des Spinalganglions (z. B. im Plexusbereich) nachweist.

Proximale Neurographie

Zur Beurteilung der proximalen Nervenleitgeschwindigkeit werden der H- Reflex und die F-Welle herangezogen. Der H-Reflex ist ein monosynaptischer Reflex, der nach Stimulation des N. tibialis in der Kniekehle eine Reflexantwort im M. soleus evoziert. Die F-Welle entsteht durch retrograde Aktivierung der Vorderhornzelle nach Nervenstimulation. Dabei wird die Erregung der Vorderhornzelle wieder in die Peripherie fortgeleitet und kann als Potential des zugehörigen Muskels registriert werden. Aus beiden Antworten kann die Nervenleitgeschwindigkeit einschließlich des Wurzelbereiches ungefähr bestimmt werden.

Schlußfolgerung

EMG und Neurographie tragen bei Erkrankungen, die mit Muskelschwäche und Sensibilitätsstörungen einhergehen, durch ihre Informationen über Ätiologie, Ausmaß, Stadium und Prognose wesentlich zum Therapiekonzept bei.

Bzgl. der *Ätiologie* machen Normabweichungen im EMG stets wahrscheinlich, daß eine Muskelschwäche durch eine periphere neurologische Erkrankung verursacht ist. Die zentrale Parese geht ebenso wie die inaktivitätsbedingte und psychogene Muskelschwäche und die Adynamie im Rahmen einer internistischen Erkrankung mit einem im wesentlichen normalen EMG einher. Selbst in den ersten Tagen einer Nervenläsion kann das EMG anhand einer hohen Entladungsfrequenz motorischer Einheiten zum Verdacht einer Neuropathie z. B. versus psychogener oder zentraler Parese berechtigen. Im weiteren Verlauf treten dann deutlichere Veränderungen in Erscheinung. Sie lassen oft die eindeutige Identifizierung einer Neuropathie, Myopathie oder neuromuskulären Erkrankung zu. In Verbindung mit der Neurographie kann weiterhin zwischen axonalen und demyelinisierenden Veränderungen unterschieden werden, was insbesondere bei Nerventraumen erhebliche Konsequenzen hat und bei Polyneuropathien zur pathogenetischen Interpretation beiträgt.

Der *Ort der Läsion* kann anhand der Innervationszugehörigkeit betroffener Muskeln und durch fraktionierte Nervenleitgeschwindigkeitsbestimmung häufig exakt nachgewiesen werden. Die Lokalisation einer Schädigung des sensiblen Neuriten proximal oder distal des Spinalganglions ist mit Hilfe der sensiblen Neurographie möglich und für das therapeutische Vorgehen häufig entscheidend.

Das *Ausmaß* einer Schädigung kann anhand der noch vorhandenen maximalen Willkürinnervation und anhand der indirekten Muskelstimulation beurteilt werden.

Das *Stadium* eines Prozesses stellt sich bei einer Denervierung anhand der zeitabhängigen Phänomene (*Tab. 1*) dar. Eine Reinnervation ist zeitlich durch die immer größer werdenden und an Zahl zunehmenden Einheitspotentiale zu beurteilen. Bei den Myopathien weist die pathologische Spontanaktivität z. B. bei Myositiden auf einen floriden Prozeß hin. Ein erhöhter Insertionswiderstand bei der Sondierung läßt auf einen fibrotischen Umbau des Muskels schließen. Das Auftreten niedriger und kurzer Einheitspotentiale im Verlauf einer

Tabelle 1   Zeitverlauf der Denervierungsphänomene

Zeit nach der Läsion	Befund
sofort	Verlust der Willkürinnervation
nach 3–5 Tagen	Aufhebung der indirekten Muskelerregbarkeit
nach 2–3 Wochen	positive Wellen Fibrillationspotentiale

chronischen Neuropathie, die eine Reinnervation über den ursprünglichen Neurit nicht erwarten läßt (z. B. Vorderhornerkrankung) macht die Entwicklung begleitmyopathischer Veränderungen wahrscheinlich und sollte bei der Belastung des betreffenden Muskels sowie auch bei der Übungsbehandlung zur Zurückhaltung mahnen.

Die *Prognose* wird erleichtert, wenn die indirekte Muskelstimulation distal einer Läsion und der Nachweis pathologischer Spontanaktivität eine axonale Schädigung erkennen lassen. In diesem Fall ist die Prognose ungünstiger als im Fall eines reinen Funktionsblockes.

Literatur

1. *Buchthal, F., Guld, C. u. P. Rosenfalck*: Multielectrode study of a motor unit. Acta physiol. scand. 39 (1957) 83
2. *Hopf, H. C.*: EMG-Grundbegriffe. Fischer, Stuttgart 1985
3. *Hopf, H. C. u. A. Struppler*: Elektromyographie, Lehrbuch und Atlas. Thieme, Stuttgart 1974
4. *Ludin, H.-P.*: Praktische Elektromyographie. Encke, Stuttgart 1981
5. *Stöhr, M. u. M. Bluthardt*: Atlas der klinischen Elektromyographie und Neurographie. Kohlhammer, Stuttgart, Berlin, Köln, Mainz 1983

4 Pathophysiologie des Schmerzes

E. David

In den Aufzeichnungen der Kulturen aller Menschenzeitalter wird vom Problem Schmerz berichtet. In ihm wird nicht nur der Ausdruck einer unangenehmen Empfindung, sondern nicht selten der Einfluß von Dämonen, die Folge von Sünde und Schuld, Krankheit, Ungleichgewicht der Körpersäfte oder Störungen der normalen Körperfunktionen gesehen. Dementsprechend werden auch seine Erscheinungsformen sehr unterschiedlich beschrieben. Während auf der einen Seite das Fehlen von Wohlbefinden schon als Schmerz angesehen wird, ist an anderer Stelle die Unerträglichkeit der Situation gleichbedeutend mit Schmerz. Schmerzzustände werden ebenfalls sehr unterschiedlich definiert, angefangen von rein körperlichen (somatischen) Schmerzen bis hin zu seelischen, wie Leid, Trauer und Depression. Auch die Auswirkungen werden sehr unterschiedlich dargestellt. Während in einem Fall eine totale Lähmung aller Körperaktivitäten und Initiativen beschrieben wird, ist in anderen Fällen Schmerz der Anstoß zu heftigen Reaktionen und starker Aktivierung einer Gegenwehr. Der Schmerz hat dann einen ausgesprochen schöpferischen Charakter.

Schmerzrezeption und Schmerzleitung

Die moderne Schmerzforschung ordnet den Schmerz der Sinnesmodalität Gefühl zu. Zusammen mit den Untermodalitäten Mechanorezeption und Thermorezeption bildet die Nozizeption die Somatosensibilität (*Tab. 1*).

Die Nozizeption als Schadenswahrnehmung beinhaltet neben dem Schmerz auch die Gefühlsqualität Jucken und Brennen. Lange Zeit war sich die Wissenschaft nicht einig, ob es für diese verschiedenen Qualitäten eigene Rezeptoren gibt. Im besonderen sind spezifische Schmerzrezeptoren in Frage gestellt worden. Vornehmlich wurde die Meinung vertreten, daß eine übermäßige Erregung andersartiger Sinnesrezeptoren zum Schmerzgefühl führt. Diese Hypothese wurde durch die Schmerzhaftigkeit überlauter Töne oder übermäßig heller Lichteinwirkung genährt. Dementsprechend wurden auch Hitze- und Kälteschmerz als von Kälte- oder Wärmerezeptoren ausgelöst beurteilt. Ausführliche Untersuchungen haben ergeben, daß zumindest der somatische Schmerz durch die Aktivierung freier Nervenendigungen ausgelöst wird. Allerdings war man sich lange nicht klar darüber, ob ein eigener spezifischer Reiz zur Schmerzauslösung notwendig ist, ob es also einen adäquaten Schmerzreiz gibt, oder ob auch unspezifische Einflüsse Schmerz erzeugen können. Heute besteht weitgehend Einigkeit darüber, daß ganz bestimmte Schmerzstoffe mit den freien Nervenendigungen bzw. ihren chemischen Rezeptoren reagieren müssen. Zu diesen Schmerzsubstanzen werden Plasmakinine, wie Bradikinin, Angiotensin, aber auch entzündungserzeugende Stoffe wie Histamin, Serotonin und das aus der Arachidonsäure der Zellmembranen gebildete Prostaglandin E gezählt. Anfänglich wurde nur ein Stoff, Substanz P, angenommen, später sogar K^+-Ionen zu den Schmerzstoffen gezählt. Auslösend für ihre Freisetzung sind meist eine Zellschädigung und Entzündungsreaktionen. Diese Schädigung kann mechanisch, thermisch, chemisch, elektrisch oder auf andere Weise zustandekommen. Auf jeden Fall erzeugen solche Ereignisse Aktionspotentiale in den entsprechenden Rezeptoren. Die ableitenden Schmerznervenfasern können wiederum je nach Leitungsgeschwindigkeit, Faserdicke und dem Gehalt an Markschei-

Tabelle 1 Sinneswahrnehmungen

	Modalitäten	Qualitäten
Fernsinne	Sehen	Hell–Dunkel Farbe Raum
	Hören	Lautstärke Tonhöhe Richtung
Nahsinne	Riechen	blumig fruchtig brenzlig faulig etc.
	Schmecken	süß sauer bitter salzig
	Fühlen Mechanozeption	Berührung Druck Vibration
	Thermozeption	Wärme Kälte
	Nozizeption	Jucken Brennen Schmerz

den in mindestens zwei verschiedene Gruppen unterteilt werden. Die erste Gruppe, die wir als *A-Delta-Faser-Gruppe* bezeichnen, ist relativ dick, ihre Leitungsgeschwindigkeit verhältnismäßig hoch und ihre Markscheide relativ dick. Ihre Fasern leiten den sog. *epikritischen* Schmerz. Diese Empfindung erlaubt es, Lokalisation, zeitliches Auftreten und Bewertung der Intensität ziemlich genau anzugeben. Sie wird als stechend oder schneidend wahrgenommen. Auf der anderen Seite stehen die sog. vegetativen, marklosen, langsam leitenden *C-Fasern*, die, meist zum sympathischen System gehörend, den sog. *protopathischen* Schmerz leiten. Ihre Erregung ist meist verbunden mit einem primären Krankheitsgefühl, wobei die Lokalisation der Schmerzen, das zeitliche Auftreten und Wiederverschwinden sowie die Schmerzintensität nicht sehr genau erkannt werden können. Die Betroffenen geben ein dumpfes, oft brennendes Schmerzgefühl an.

Beide Bahnen münden über die hintere Wurzel in das Rückenmark. Die vegetativen C-Fasern durchlaufen allerdings noch den Grenzstrang des Sympathikus. Dort wird die Erregung mit Aktivitäten anderer Organnerven vermischt, so daß eine Fehlprojektion der Schmerzempfindung auf andere, sog. abhängige Partien, erfolgen kann. Als Beispiel seien die Herzschmerzen genannt, die in Arm und Hals ausstrahlen können, oder solche der Bauchspeicheldrüse, die zum linken Schulterblatt projiziert werden.

Im Rückenmark erreicht die Erregung eine Region im Hinterhorn (*Abb. 1*). Diese

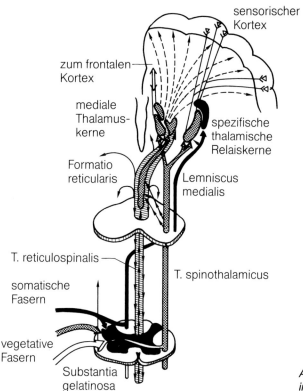

Abb. 1 Schmerzleitung im ZNS

stellt einen Strang von grauer Substanz dar, in dem sich für das Lichtmikroskop etwas verwaschen erscheinende Nervenzellen befinden. Sie wird deshalb Substantia gelatinosa genannt. Hier wird die Erregung auf andere Bahnen umgeschaltet, die in der gegenüberliegenden Seite als Tractus spinothalamicus zum Gehirn ziehen. Dort enden diese Bahnen in der Hauptsache im Kerngebiet des Thalamus, von wo aus dann die Erregung zur sensorischen Hirnrinde im postzentralen Kortex weitergeleitet wird. Ob es allerdings im Gehirn ein eigenes Schmerzzentrum gibt, ist noch nicht geklärt. Stereotaktische Zerstörungen der kortikalen Projektionsfelder schmerzender Körperteile führen nicht immer zur Schmerzfreiheit, haben aber immer den vollständigen Verlust des Gefühls an der entsprechenden Stelle zur Folge. Diese Methode wird deshalb vornehmlich bei Phantomschmerzen angewandt, bei denen die schmerzenden Gliedmaßen nicht vorhanden sind. In den anderen Situationen unerträglicher Schmerzen werden gegebenenfalls die Leitungsbahnen chirurgisch oder elektrisch zerstört, wenn keine anderen Methoden mehr zum Erfolg führen.

Nicht alle aufsteigenden Bahnen erreichen via Thalamus die Hirnrinde. Ein Teil gelangt über die Formatio reticularis zu Regionen, die das vegetative System steuern und über absteigende Bahnen entsprechende Reaktionen – Pupillenänderung, Herz- und Kreislaufreaktionen, Atemveränderungen, Schweißproduktion, Speichelfluß – erzeugen. Im Rahmen dieser »absteigenden« Schmerzleitung spielt das zentrale Höhlengrau um den Aquaeductus zwischen III. und IV. Ventrikel eine große Rolle, und zwar für die Empfindlichkeitsverstellung des schmerzleitenden Systems.

Schmerzverarbeitung

Die bewußte Wahrnehmung der Schmerzereignisse soll nach heutigem Stand der Wissenschaft in der Hirnrinde erfolgen. Dabei spielen sicher nicht nur die von der Peripherie kommenden Erregungen eine Rolle, sondern auch der Wachheitszustand, die Schmerzbereitschaft und der allgemeine Zustand der Erregbarkeit. Aus diesem Grunde sind auch erregbarkeitsdämpfende Medikamente der Gehirnrinde schmerzlindernd. Alkohol, Narkotika und Schlafmittel sind in diese Rubrik zu zählen. Aber auch die aus der Peripherie ankommenden Erregungen sind einer Modifikation unterworfen. Entlang des Rückenmarks und besonders im Thalamus gibt es in der Nachbarschaft der schmerzleitenden Nervenzellen andere Neurone, die hormonartige Substanzen produzieren. Solche Substanzen gehören zu den Enkephalinen, wobei das Endorphin am intensivsten untersucht wurde. Diese Endorphine hemmen die thalamischen Relaiskerne und vermindern somit die Schmerzerregung. Ihre Produktion wird durch Adrenalin oder seine verwandten Substanzen gefördert. In gleicher Weise wirkt auch der Sympathikotonus fördernd auf die Endorphinbildung. Inwieweit das ACTH der Hypophyse ebenfalls wirksam ist, ist heute noch nicht mit Sicherheit zu sagen. Allerdings gibt es eine Reihe von Forschern *(Erdmann, Oyama)*, die die Bedeutung der Hypophyse für das Schmerzgeschehen sehr hoch einschätzen. In der Tat gibt es Beispiele für unklare Schmerzattacken bei sonst unauffälligen Hypophysen-Tumoren. Auch wird zuweilen berichtet, daß nach einer Hypophysektomie unklare Kopfschmerzen verschwinden. Ob die auf diesen noch nicht sicher erwiesenen Tatsachen basierende Hypophysenausschaltung, etwa durch Alkoholinstillation, vertretbar ist, wird die Zukunft zeigen.

Auch die Akupunkturbehandlung von Schmerzzuständen soll nach heutiger Auffassung an diese Stelle des Schmerzgeschehens eingreifen. Man stellt sich vor, daß durch Reizung mit Nadeln, die mechanisch bewegt werden, oder durch Elektrostimulation über entsprechende Akupunkturnadeln lokale Sympathikuserregungen der Haut oder tiefer gelegener Gewebe erzeugt werden, die dann auf den entsprechenden Bahnen zu einer Endorphinproduktion führen. Fast könnte man sagen, eine solche Akupunkturbehandlung führe zu einem lokalen Streßgeschehen, das in gleicher Weise die Schmerzerregung dämpft wie es etwa der Streßzustand im Hochleistungswettkampf oder beim Fußballspiel erzeugt. Möglicherweise reguliert die Schmerzerregung im Sinne eines Rückkoppelungskreises sich selbst dadurch, daß Schmerz eine Streßsituation mit Adrenalinfreisetzung erzeugt und dieses wiederum die Endorphinproduktion fördert. Erst bei langdauernder Schmerzkrankheit würde es danach zur Erschöpfung der Endorphinproduktion kommen und somit eine verstärkte Schmerzhaftigkeit entstehen. In gleicher Weise könnte die mit zunehmendem Alter ausgeprägtere Schmerzunverträglichkeit in einer verminderten Endorphinproduktionsfähigkeit gesehen werden. Entsprechend der allgemeinen Abnahme der Proteinsynthesefreudigkeit des alternden Körpers wäre dies verständlich. Schließlich könnten auch teilweise die Entzugserscheinungen nach Narkotikamißbrauch so gedeutet werden. Wenn nämlich durch externe Zufuhr morphinartiger Substanzen die körpereigene Endomorphinproduktion erlahmt, würde bei plötzlichem Absetzen der Narkotika eine sehr schmerzhafte Situation entstehen. Das hieße, jeder kleinste nozizeptive Reiz würde ungehindert bis zum Bewußtsein durchgeleitet und dort eine entsprechende Mißempfindung erzeugen. Neuere Untersuchungen haben die Gültigkeit einer solchen Hypothese wahrscheinlich gemacht. In Abbildung 2 ist das Ergebnis einer Altersstudie dargestellt: Man erkennt, wie die Antwort in Form von evozierten Potentialen auf künstliche Zahnschmerzreizung im Verlauf der Zeit nach Versuchsbeginn altersabhängig abnimmt. Diese Ab-

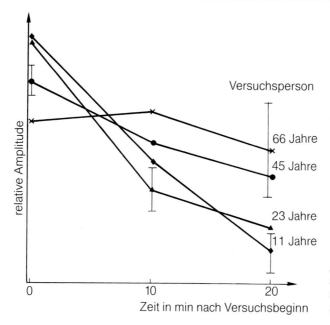

Abb. 2 *Zeitliche Abnahme schmerzevozierter Potentiale in Abhängigkeit vom Lebensalter*

nahme ist beim jungen Menschen stärker ausgeprägt als beim alten.

Schmerzwahrnehmung

Jedem aufmerksamen Beobachter ist hinlänglich bekannt, daß ein- und derselbe Schmerzreiz je nach Situation zu unterschiedlichen Empfindungen führen kann. Auch hier war sich die Wissenschaft nicht im klaren, worauf diese Erscheinung zurückzuführen ist. Lange hat man rein psychische Phänomene als Ursache für die Variabilität der Schmerzwahrnehmung angenommen, und auch heute steht noch nicht fest, welche der Einflüsse wirklich materiell faßbar sind.

Verschiedene sinnesphysiologische Mechanismen sind bekannt, die Einfluß auf die Schmerzwahrnehmung haben. Sie werden unter der spez. Bezeichnung »Schmerzverarbeitung« zusammengefaßt. Verschiedene periphere und zentrale Vorgänge sind heute untersucht. Sie werden durch Begriffe wie Akkomodation, Adaptation, Habituation, Gewöhnung, Verdeckung und Verdrängung gekennzeichnet.

Akkommodation ist ein aktiver Vorgang des Nerven, der die Erregungsabnahme bei langdauernder Aktivierung beschreibt. Dieser periphere Mechanismus muß auch für Schmerznerven angenommen werden.

Die *Adaptation* als Verstellung der Empfindlichkeit von Sinnesrezeptoren wird verständlicherweise beim Schmerz nicht beobachtet, da dieser keine eigentlichen, kompliziert aufgebauten Schmerzsinnesorgane besitzt.

Habituation ist eine zentralnervös gesteuerte Abnahme der Wahrnehmung bei langdauernden monotonen (informationsarmen) Sinnesreizen, die den Organismus möglicherweise vor übermäßiger Informationsüberflutung schützen soll. Dieser Vorgang konnte beim Schmerz wissenschaftlich nachgewiesen werden. Er äußert sich in einer langsamen Abnahme der Antwort auf Schmerzreize. Im Unterschied zur Adaptation (bei anderen Sinnesmodalitäten) ist die Habituation umso ausgeprägter, je geringer die Reizstärke ist. Die Habitua-

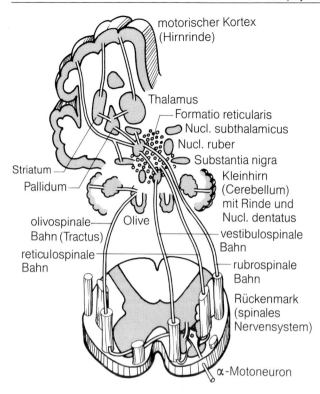

Abb. 3 Einfluß des ZNS auf das α-Motoneuron

tion ist jedoch auch von der Schmerzverarbeitung abhängig. Sie verschwindet nicht nur bei chronischen Schmerzerkrankungen, sondern kehrt sich sogar in das Gegenteil um. Sie erzeugt dann bei Serien experimenteller Schmerzreize ein Verhalten, das durch Zunahme der Schmerzreaktionen des Betroffenen gekennzeichnet ist. Das wiederum gibt der modernen Schmerzforschung die Möglichkeit, mit experimentell erzeugten Schmerzreizen das allgemeine Schmerzverhalten von Patienten zu testen (*David, Berlin*).

Verdeckung beschreibt einen Vorgang, bei dem eine Sinneswahrnehmung durch Erregung anderer, sozusagen benachbarter, Sinnesqualitäten vermindert wird. Sie ist beim Schmerzsinn stark ausgeprägt, insbesondere dann, wenn die Verdeckungsreize von anderen Hautrezeptoren der gleichen Region kommen. Die Gate-Control-Theorie nach *Melzack* und *Wall* beschreibt dieses Verhalten. Die genannten Forscher nehmen dabei an, daß die über die langsameren Schmerznerven in das Rückenmark einfließende Erregung durch gleichzeitig erregte Berührungs- und Drucknervenfasern gehemmt oder verdrängt wird, und zwar durch nervöse Kollateralen in der Substantia gelatinosa des Rückenmarkes. Verschiedene schmerzdämpfende physikalische, und andere Methoden (z. B. transkutane elektrische Nervenstimulation (TENS) und Akupunktur) beruhen wahrscheinlich auf diesem Prinzip. Weiterhin kann davon ausgegangen werden, daß bei chronischen peripheren Schmerzen die Schmerznerven aus einer Körperregion leichter erregbar sind als die dazugehörenden Mechanorezeptoren. Dadurch erzeugen normale Reize Schmerz (z. B. bei Rheumatismus). Durch Elektrostimulation wie z. B. TENS werden die zugeordneten somatosensorischen Nerven miterregt und erzeugen die kollaterale Hemmung.

Schmerzreaktion

Sehr wichtig sind bei der Betrachtung des Schmerzes die kollateralen Reaktionen. Wir unterscheiden lokal-chemische und vegetativ-nervöse (Axonreflex). Sie bewirken in der Umgebung des Reizes Entzündungserscheinungen und Veränderungen der Durchblutung und des Stoffwechsels. Vom Rückenmark ausgehende (spinale) Reaktionen haben im Rahmen des Fremdreflexes Einfluß auf den Muskeltonus. Man stellt sich dabei vor, daß die afferenten Schmerzfasern über erregende Zwischenneurone im Rückenmark Kontakt zu den motorischen Vorderhornzellen haben. Letztere leiten die Erregung über ihre motorischen Alpha-Nervenfasern der Skelettmuskulatur zu. Sicher ist von der Natur hier ein protektiver Effekt im Sinne einer Ruhigstellung beabsichtigt. Dieser Mechanismus führt allerdings nicht selten zu erheblichen Muskelverspannungen, die ihrerseits zur Verstärkung des Schmerzes Anlaß geben.

Die schmerzhafte Muskelverspannung stellt im Grunde genommen eine Erhöhung des Reflexmuskeltonus dar. Dieser untersteht in komplizierter Weise einer Vielzahl von Einflüssen aus der Peripherie, dem Rückenmark (spinales System), dem extrapyramidal-motorischen System und dem Gehirn (supraspinales System) und somit auch der steuernden Kontrolle von Thalamus und Formatio reticularis (Einfluß der Vigilanz und des Wachheitszustandes). Dadurch ist die Möglichkeit der psychischen Verstärkung von Muskelschmerzen gegeben. Angst, Erkennung oder Erwartung von Schmerzfolgen sind somit wichtige Einflußparameter auf die Schmerzwahrnehmung. Im Extremfall besteht sogar die Möglichkeit der kortikalen Steuerung des Schmerzgeschehens, besonders dann, wenn Muskulatur mitbetroffen ist.

Schmerzmessung

Zur ärztlichen Beurteilung der Schmerzsituation eines Patienten ist es wünschenswert, die Art seiner Schmerzverarbeitung zu ergründen. Den Idealfall stellt dabei die erfolgreiche Dolimetrie dar. Dabei ist es notwendig, künstliche Schmerzreize (Injektion von Schmerzstoffen, Hitzereiz, Druck-, Stich-, Ultraschallreiz oder elektrische Reizung von Haut oder Zähnen) zu setzen. Die daraus resultierenden Reaktionen können nun auf verschiedene Weise gemessen werden. Einmal stehen verschiedene subjektive Methoden zur Verfügung (verbal oder über eine Schmerzskala), zum anderen können Pupillenreaktion, Herzfrequenz-, Blutdruck- und Atemfrequenzänderungen beobachtet werden; schließlich können Hautwiderstand und evozierte Potentiale der Hirnrinde über dem Schädeldach gemessen werden. Wie *Keidel* und andere Autoren zeigen konnten, spiegeln die Amplituden der evozierten Potentiale die funktionelle Verarbeitung gut wieder. Sogar alters- (*David*) und geschlechtsbedingte Einflüsse (*Franz*) sind so darstellbar.

Schmerztherapie

Von besonderer Bedeutung in der Schmerzforschung ist die Frage der klinischen Schmerzbekämpfung. Neben den hier nicht zu diskutierenden pharmakologischen und psychosomatischen Behandlungsmethoden interessieren besonders die physikalischen Methoden. Mechanische, thermische und elektrische Reizung (durch Massage, Kältepackungen und Faradisation, aber auch Reizströme wie bei TENS) kann Schmerzreize verdecken. Vereisung, Galvanisation und Druckbehandlung kann die Empfindlichkeit der Schmerznervenfasern herabsetzen. Akupunktur, Akupressur u. ä. können das Reizmuster verändern. Natürlich gibt es auch Methoden, die die Leitungsbahnen unterbrechen (Lokalanästhesie, Cordotomie, Thalamotomie und

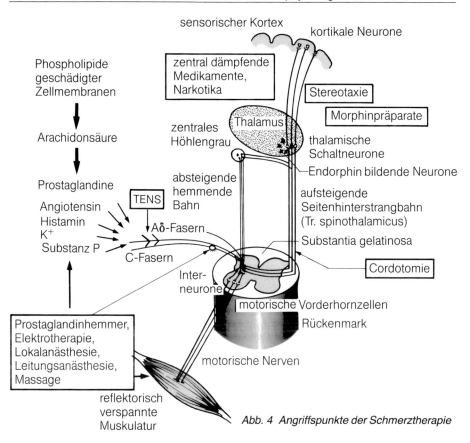

Abb. 4 Angriffspunkte der Schmerztherapie

andere stereotaktische Methoden). Am interessantesten sind allerdings jene Behandlungsmethoden, die die körpereigene Schmerzabwehr aktivieren. Neben der Akupunktur sind hier suggestive Methoden bis hin zu Joga, autogenem Training und Hypnose zu nennen. Wenn auch die Schmerzforschung heute schon sehr weit fortgeschritten ist, wird der Schmerztherapeut oft auf Situationen stoßen, wo er auf seine Intuition angewiesen ist, um herauszufinden, welche Behandlung die effektivste ist.

Literatur

1. *David, E.*: Die Habituation des Schmerzes im Alter. Z. Gerontologie 13 (1980) 189–194
2. *Keidel, W. D.*: Zwischenmenschliche Kommunikationsprobleme des 3. Lebensabschnittes aus der Sicht des Sinnesphysiologen. Z. Gerontologie 13 (1980) 95–112
3. *Kevanishvili, Z. Sh.*: Sources of the human brainstem auditory evoked potential. Scand. Audiol. 9 (1980) 75–82
4. *Melzack, R. u. P. D. Wall*: Pain mechanisms: A new theory. Science 150 (1965) 971–979
5. *Schlögl, J.*: Die Habituation des schmerzevozierten Potentials. Dissertation Erlangen, 1983
6. *Stens, H.*: Intermodale Beziehung zwischen schmerz- und akustisch evozierten Potentialen. Dissertation Erlangen, 1981
7. *Wall, P. D.*: The role of substantia gelatinosa as a gate control. In: Pain Research Publications: Association for Research in Nervous and Mental Disease, Vol 58, New York 1980

5 Physikalische und physiologische Prinzipien der Elektrotherapie

N. Seichert, H. Pratzel, D. Rusch

Allgemeine Grundlagen

N. Seichert

Definition des elektrischen Stroms

Elektrischer Strom ist die Bewegung von elektrischen Ladungen in leitfähigen Materialien, d. h. in elektrischen Leitern (*Abb. 1*). Als Ladungsträger dienen negativ geladene Elektronen (Leiter 1. Art, metallische Leiter) oder positive und negative *Ionen* (Leiter 2. Art, Elektrolyte). Typische Beispiele für Leiter 2. Art sind in Wasser gelöste Salze, z. B. Kochsalz (NaCl). Salze dissoziieren beim Lösungsvorgang, d. h. durch Aufspaltung der Moleküle entstehen positive und negative Ionen (bei NaCl entstehen Na^+ und Cl^-). Diese Ladungsträger sind demnach kein Folgeprodukt von Spannung oder Stromfluß, sondern sie sind bereits vor dem Anlegen der Spannung in der Lösung vorhanden.

Während in der Elektrotechnik die metallischen Leiter dominieren, sind bei der Elektrotherapie die Vorgänge im Organismus als elektrolytischem Leiter von Bedeutung. Diese weisen im Vergleich zur metallischen Leitung einige wichtige Unter-

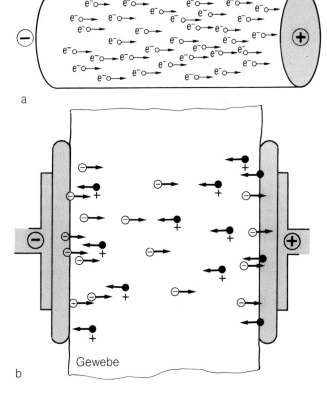

Abb. 1 Ladungstransport
a) in einem Leiter 1. Art
 (Elektronenleiter, Metall)
b) in einem Leiter 2. Art
 (Ionenleiter, Elektrolyt)

schiede auf. Zunächst soll jedoch an die gemeinsamen Grundlagen erinnert werden.

Der Stromfluß

Die Ladungsträger bewegen sich aufgrund eines im Medium herrschenden *elektrischen Feldes*, verursacht durch eine *Potentialdifferenz* (Spannung) zwischen zwei Polen (positive und negative Elektroden). Den Pluspol nennt man auch Anode, den Minuspol Kathode. Als Ursache dieser Potentialdifferenz sorgt eine Spannungsquelle dafür, daß an einer der Elektroden mehr (oder weniger) Ladungsträger als an der anderen vorhanden sind. Mittels eines Intensitätsreglers wird die Größe dieser elektrischen Spannung (nicht direkt die Stromstärke!) eingestellt. Solange keine leitende Verbindung zwischen den Elektroden besteht, fließt auch kein Strom: Der Spannungsquelle wird keine Leistung entnommen.

Bei leitender Verbindung zwischen den Polen bewegen sich die freien Ladungsträger entlang des elektrischen Feldes: positive Ionen wandern in Richtung Minuspol, negative zum Pluspol. Innerhalb kürzester Zeit würde dadurch die Potentialdifferenz ausgeglichen, wenn nicht die Spannungsquelle durch Nachlieferung von Elektronen die Spannung aufrecht erhalten würde: Die Spannungsquelle muß Arbeit leisten; sie wird belastet.

Die Größe des sich einstellenden Stromes I hängt von der Potentialdifferenz U und dem elektrischen Widerstand R des Leiters ab:

$$I = U/R \; (\textit{Ohm}\text{sches Gesetz}).$$

Bei der Elektrotherapie wird der komplexe Widerstand zwischen den Elektroden vom menschlichen Körper mit seinen elektrischen Eigenschaften gebildet. Den größten Teil dieses Widerstandes bildet die schlecht leitende Hornschicht der Epidermis. (Auch Knochengewebe hat einen relativ hohen Widerstand, im Unterschied zur Hornschicht muß der Strom jedoch nicht durch den Knochen fließen). Gut durchblutete Muskulatur und Blutgefäße haben einen geringeren Widerstand, Fett und Bindegewebe nehmen ein mittlere Position ein.

Stromdichte und Stromverteilung

Im menschlichen Körper als Volumenleiter ist die *Stromdichte*, d. h. die Stromstärke pro durchströmtem Querschnitt (z. B. in mA/cm^2), von großer Bedeutung, da durch sie das Ausmaß sowohl der erwünschten als auch der unerwünschten Wirkungen bestimmt wird. Innerhalb gewisser Grenzen kann die therapeutische Wirkung durch unterschiedliche Elektrodengröße beeinflußt werden: Unter der kleineren Elektrode (differente oder aktive Elektrode) tritt wegen der dort höheren Stromdichte die größere Wirkung ein. In der Praxis ist es dabei völlig unwichtig, ob eine gegebene Stromdichte durch eine Spannung von beispielsweise 10 oder 100 Volt verursacht wird.

Anschaulich ausgedrückt bedeutet dies, daß etwa die Empfehlung einer Stromstärke von z. B. 30 mA bei einer bestimmten Therapieform ohne jeden Aussagewert bleibt, wenn nicht die Größe der verwendeten Elektroden genannt wird. So entspricht der genannten Stromstärke bei einer Elektrodengröße von 100 cm^2 eine – unbedenkliche – Stromdichte von 0.3 mA/cm^2, während mit denselben 30 mA Stromstärke bei kleinen Elektroden von 5 cm^2 eine Stromdichte von 6 mA/cm^2 vorliegt, welche je nach Impulsform recht schmerzhaft und mit erheblichen Nebenwirkungen verbunden sein kann.

In einem Volumenleiter ist die Stromverteilung nicht genau vorhersagbar; die Faustregel, »der Strom fließt bevorzugt entlang des geringsten Widerstandes«, erlaubt jedoch eine qualitative Vorstellung der Verhältnisse: Direkt unter den Elektroden besteht – bei intakter Haut – eine relativ hohe und homogene Stromdichte, in den tieferliegenden Schichten wird der Strom die günstigsten Wege durch gutleitende Regionen von einer Elektrode zur anderen nehmen. Generell gilt: Der Gesamtstrom ist durch einfache Messungen außerhalb des Körpers leicht meßbar, nicht jedoch dessen Verteilung im Körperinneren.

Die Stromverteilung im Körper
Prinzipielle Unterschiede bezüglich der Stromverteilung im Körper bestehen bei der sog. Quer- bzw. Längsdurchflutung (*Abb. 2*):
▶ Bei der *Querdurchflutung* werden die Elektroden an gegenüberliegenden Körperoberflächen (z. B. an Brust und Rücken) angebracht. Der Strom muß dann durch das zwischen den Elektroden liegende Gewebe fließen, die Verteilung des Stromes hängt stark von der relativen Leitfähigkeit dieses Gebietes ab. Bei der Querdurchflutung wird demnach auch tiefliegendes Gewebe durchströmt, meist allerdings mit geringer Stromdichte.
▶ Werden die Elektroden an derselben Körperoberfläche angelegt (z. B. beide am Rücken), spricht man von einer *Längsdurchflutung*. Oberflächennahe, gut leitende Bezirke zwischen den Elektroden werden dann hohe Stromdichten aufweisen, tiefere Muskelpartien können nur erreicht werden, wenn die darüber zwischen den Elektroden liegenden Schichten eine im Vergleich niedrige Leitfähigkeit aufweisen. Die »Eindringtiefe« hängt nur von der Elektrodenposition und der Gewebestruktur ab; sie ist unabhängig von der Impulsform und innerhalb weiter Grenzen auch von der Frequenz der verwendeten Stromform.

Bezüglich Stromverteilung und Eindringtiefe treten in der Praxis keine relevanten Unterschiede zwischen Galvanisation, nieder- und mittelfrequenten Strömen auf. Erst im Hochfrequenz- (HF-)Bereich gelten andere Gesetzmäßigkeiten. Bei Frequenzen von einigen MHz und darüber tritt die kapazitive Überbrückung von schlecht leitenden Regionen in den Vordergrund, so daß auch allseits von schlechten Leitern umgebene Gebiete hoher Leitfähigkeit zum elektrischen Strom beitragen können. Praktische Konsequenzen hat dies neben der unterschiedlichen Stromverteilung für die Elektrodenpositionierung, welche bei der Hochfrequenztherapie in Abweichung von dem bisher Gesagten die Haut nicht berühren.

Therapeutische Stromdichten
Die Größenordnung therapeutischer Stromdichten im Niederfrequenz- (NF-) Bereich liegt bei etwa $0{,}1–1$ mA/cm^2. Eine anschauliche Vorstellung der Vor-

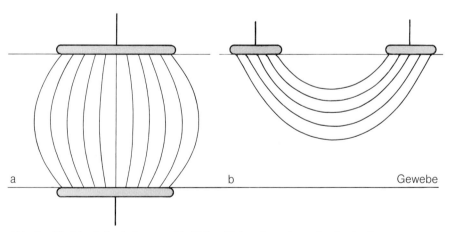

Abb. 2 »Eindringtiefe« bei unterschiedlicher Elektrodenanlage. Qualitative Darstellung der a) »Quer«- und b) »Längsdurchflutung« für ein homogenes Medium

gänge vermitteln die verwendeten Einheiten: Ein Strom von einem Ampere durch einen definierten Querschnitt entspricht dem Durchfluß der Ladungsmenge 1 Coulomb in jeder Sekunde durch diesen Querschnitt. Das Coulomb ist eine gebräuchliche Einheit der Ladung: 6.24×10^{18} Elektronen besitzen zusammen die Ladungsmenge 1 Coulomb. Alle Ionen (positive und negative) können nur ganzzahlige Vielfache der Elementarladung (Elektronenladung) annehmen; die meisten sind ein- oder zweifach geladen. Bei der Stromdichte von 1 mA/cm^2 fließen demnach etwa 10^{15} Ionen pro Sekunde und cm^2 Querschnittsfläche. (Zum Vergleich: 1 Gramm Wasser besteht aus 3×10^{22} Molekülen).

Die Geschwindigkeit, mit der sich diese Ionen bewegen, ist erstaunlich niedrig: z. B. im Muskelgewebe in Abhängigkeit von anliegender Spannung und Ionenbeweglichkeit maximal einige mm pro Stunde. Diese niedrige Ionengeschwindigkeit ist nicht zu verwechseln mit der Wirkung des Stromes, die praktisch sofort im gesamten durchströmten Bereich eintritt, da sich das elektrische Feld als treibende Kraft mit Lichtgeschwindigkeit ausbreitet. Die überall vorhandenen Ionen setzen sich dann praktisch gleichzeitig in langsame Bewegung.

Stromformen

Abhängig von der Art der anliegenden Spannung gibt es zwei grundlegend verschiedene Formen des elektrischen Stromes:

▶ Gleichstrom (bei Gleichspannung) und
▶ Wechselstrom (bei Wechselspannung).

In der Elektrotherapie wird die Behandlung mit *Gleichstrom* auch *Galvanisation* genannt. Dabei bleibt die Stromstärke (Amplitude) während der gesamten Behandlungszeit konstant. Streng genommen gehören Ein- und Ausschaltvorgang nicht zur Galvanisation; die dabei auftretenden Phänomene sind typisch für Impulsströme.

Beim *Wechselstrom* sind zwei Untergruppen zu unterscheiden:
Bleibt die Polarität der Elektroden erhalten und ändert sich nur die Stromstärke, dann spricht man von *unidirektionalem* (*monopolarem, monophasischem*) Wechselstrom. Ändert sich dagegen auch die Polarität, d. h. fließt der Strom abwechselnd in beide Richtungen, liegt ein *bidirektionaler* (*bipolarer, biphasischer*) Wechselstrom vor (s. S. 61).

Entgegen einer verbreiteten Fehlinterpretation ist diese Unterteilung nicht frequenzabhängig: Sowohl nieder- als auch mittelfrequente Wechselströme können uni- oder bidirektional sein.

1. Bei Galvanisation und unidirektionalen Wechselströmen resultiert ein *gerichteter*, kontinuierlicher oder intermittierender Transport der Ladungsträger. Diese reichern sich letztendlich je nach Polarität an den Elektroden an und führen dort zu elektrolytischen Prozessen.
2. Beim nulliniensymmetrischen Wechselstrom findet lediglich eine periodische Pendelbewegung der Ladungsträger statt. Da es keinen gerichteten Ladungstransport gibt, entstehen bei diesen Stromformen keine Elektrolyseprodukte, d. h. Verätzungen sind ausgeschlossen.

Wirkung des elektrischen Stromes auf den Organismus

Im Rahmen der Elektrotherapie unterscheidet man Methoden, die auf der direkten Wirkung des elektrischen Stromflusses beruhen (Galvanisation, Nieder- und Mittelfrequenz), von solchen, die nach heutigem Wissen keine direkte biologische Wirkung besitzen, sondern die durch den Strom erzeugte Wärme therapeutisch nutzen (Hochfrequenz, sog. Diathermie).

Direkte Wirkungen des elektrischen Stromes im menschlichen Organismus sind

▶ Bewegung von Ladungsträgern (Ionen).
▶ Wirkung auf erregbare Zellmembranen:

Auslösung von Aktionspotentialen, Erregungsfortleitung (Nerv) oder Zellkontraktion (Muskel) (vgl. Kap. 1).
▶ Wirkung auf Rezeptoren. Verschiebung des Membranpotentials.

Die wichtigste *indirekte* Wirkung des elektrischen Stromes ist die Erwärmung des durchströmten Widerstandes (des Gewebes). Verursacht wird diese *Joulesche Wärme* durch Reibung der Ionen mit den Atomen und Molekülen des umgebenden Mediums. Wärme entsteht bei jeder Stromform, auch bei sehr niedriger Stromstärke. Die freiwerdende Wärmemenge Q (in *Joule*) ist das Produkt aus dem Quadrat der Stromstärke I (in *Ampere*), Gewebswiderstand R (in *Ohm*) und Applikationsdauer t (in *Sekunden*):

$$Q = I^2 \times R \times t$$

Bei Galvanisation, Nieder- und Mittelfrequenztherapie wird die Toleranzgrenze der Stromdichte von maximal einigen mA/cm² durch die dabei auftretenden sensiblen Sensationen bestimmt. Die bei diesen niedrigen Stromdichten freiwerdende Wärmemenge führt zu keinen relevanten Temperaturerhöhungen (Ausnahmen *s. S. 69*). Bei der Hochfrequenztherapie ist die Situation anders: da hier keine direkte Reizwirkung auf die Zellmembranen vorhanden ist, können Ströme von mehreren Ampere ohne Wahrnehmung durch den Körper fließen. Dabei werden größere Wärmemengen frei, die entsprechend therapeutisch genutzt werden können.

Erregungsprinzip des Gleichstroms
Die Galvanisation geht mit deutlichen sensiblen Empfindungen einher, die in Abhängigkeit von der Dosierung als Prickeln, Stechen oder Brennen bzw. als Schmerz empfunden werden. Bei therapeutischer Dosierung des Gleichstroms kommt es zu keiner Muskelkontraktion, erst bei extremer Überdosierung (sehr schmerzhaft) erfolgt ein unphysiologisches Zusammenziehen der Muskelzelle (d. h. ohne Auslösung von Aktionspotentialen), das oft als »nicht fortgeleitete Kontraktur« bezeichnet wird. Es ist jedoch nicht geklärt, ob dieser »Galvanotetanus« eine direkte Folge der Membrandepolarisation oder eine schmerzbedingte Muskelverkrampfung ist.

Im Gegensatz zu den Wechselströmen (Impulsströmen) stellt die Galvanisation keinen adäquaten Reiz für die im nächsten Abschnitt beschriebene Art der Erregung dar. Der Gleichstrom verursacht zwar eine Verschiebung des Membranpotentials, das jedoch – im Falle einschleichender Dosierung – auch bei starker Membrandepolarisation weder Nerven- noch Muskelzellen zur Erzeugung von Aktionspotentialen anregt. Lediglich beim Ein- und Ausschalten des Gleichstromes und bei Unterbrechung des Stromkreises während der Therapie führen die dabei auftretenden, kurzfristigen Potentialänderungen (Reizimpulse) zu den für die Reizstromtherapie spezifischen Muskelzuckungen.

Aus der Neurophysiologie ist bekannt, daß eine konstante Membrandepolarisation – das sog. Rezeptor- oder Generatorpotential – wahrscheinlich bei allen Rezeptortypen die Auslösung von Aktionspotentialen einleitet: Ein adäquater Reiz erzeugt zunächst das der Reizintensität direkt proportionale Generatorpotential, dessen Höhe die Frequenz der Aktionspotentiale und damit die Intensität der empfundenen Sensationen bestimmt (*vgl. Kap. 1*). Ob die sensiblen Empfindungen während einer Galvanisation tatsächlich eine direkte Folge der dabei entstehenden Membrandepolarisation sind oder auf der Wirkung von freigesetzten Schmerzmediatoren (Serotonin, Histamin, Bradykinin, Prostaglandine etc.) beruhen, ist noch nicht eindeutig geklärt.

Erregungsprinzip der Impulsströme
Wird das Membranpotential von Nerven- oder Muskelzellen durch äußere Reizeinwirkung innerhalb kurzer Zeit auf Werte oberhalb der Reizschwelle depolarisiert, so reagiert die Zelle mit der Generierung eines Aktionspotentials. Wechselströme im

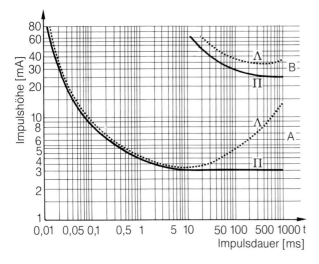

Abb. 3 Schwellenwertbestimmung mit einzelnen Rechteck- und Dreieckimpulsen an gesunder (A) und vollkommen denervierter Muskulatur (B)

nieder- und mittelfrequenten Bereich wirken hier als adäquate Reize, wenn
▸ die Impulsdauer nicht zu kurz ist und
▸ die Anstiegsflanke nicht zu flach verläuft.

Die Zusammenhänge zwischen Reizwirkung und Impulsdauer bzw. Flankensteilheit werden durch die empirisch gefundene Strom-Zeit-Kurve (I-t-Kurve, *Abb. 3*) beschrieben, die zur Bestimmung der Reizschwellen bei unterschiedlichen Impulsdauern und -formen dient und auch in der Elektrodiagnostik Anwendung findet (vgl. Kap. 7).

Prinzipiell sind sowohl Nerven- als auch Muskelzellen durch externe, elektrische Impulse erregbar; bei letzteren liegt jedoch die Reizschwelle wesentlich höher, so daß unter normalen Bedingungen ausschließlich die Nervenfasern gereizt werden: Die Erregung afferenter Nerven führt zu unterschiedlichen sensiblen Sensationen; die Reizung efferenter Fasern bewirkt die Kontraktion der zur motorischen Einheit gehörenden Muskelzellen.

Auch die oft postulierte direkte Muskelreizung geschieht bei gesunder Muskulatur immer über efferente Nervenfasern oder deren neuromuskuläre motorische Endplatten (Synapsen). Dies gilt auch für traumatisch denervierte Muskulatur, und zwar solange, bis die motorischen Endplatten funktionsuntüchtig geworden sind. Erst danach ist eine Reizung nach diesem Schema nicht mehr möglich. Ausschließlich in diesen Fällen tritt die direkte Reizung der Muskelfasern über deren Zellmembran in den Vordergrund. Hierfür sind wesentlich höhere Reizintensitäten nötig, die im allgemeinen nur bei sensiblen Störungen (z. B. bei Lähmungen) toleriert werden können. Die auf diese Weise erzielten, »wurmförmigen« Muskelkontraktionen unterscheiden sich auch in ihrer Qualität von denen innervierter, intakter Muskulatur.

Erregungsprinzip des mittelfrequenten Wechselstroms

Aktionspotentiale lassen sich in erregbaren Substraten (Nerven- und Muskelzellen) auch durch kurze Impulse wechselnder Polarität auslösen, selbst wenn deren Wiederholungshäufigkeit deutlich unterhalb der Refraktärzeit der betrachteten Zelle liegt (nulliniensymmetrische Wechselströme, f > ca. 2000 Hz). Im Unterschied zur Reizung mit niederfrequenten Impulsen löst hier aber nicht jeder Einzelimpuls ein Aktionspotential aus, sondern scheinbar erst das Zusammenspiel mehrerer aufeinanderfolgender Halbwellen (Gildemeister). Tatsächlich kommt es jedoch nur dann zu dieser „Summationswirkung", wenn bereits die einzelne depolarisierende Halbwelle reizwirksam ist, d. h. eine Membrandepolarisation oberhalb der Reizschwelle bewirkt (Bromm 1966). Die genaue Analyse des Vorgangs zeigt, daß die durch eine einzelne, depolarisierende Halbwelle bewirkte überschwellige Membrandepolarisation durch die unmittelbar darauffolgende, hyperpolarisierende Halbwelle größtenteils kompensiert wird, noch *bevor* die Zelle mit einem Aktionspotential antworten kann. Aufgrund der aktiven Ionenverschiebungen innerhalb der Zelle sind jedoch die überschwellige Depolarisation und die anschließende Hyperpolarisation trotz gleichgroßer Halbwellen *nicht symmetrisch* (vgl. Kap. 1) und es bleibt nach Ablauf eines solchen Halbwellenpaares eine kleine Restdepolarisation der Zellmembran erhalten. Mit jedem weiteren Halbwellenpaar erhöht sich diese Restdepolarisation, was letztlich zur Auslösung eines Aktionspotentials führt. Ist jedoch die depolarisierende Halbwelle unterschwellig, dann kompensieren sich Membrande- und -hyperpolarisation vollständig und es kommt nicht zur Auslösung von Aktionspotentialen.

Diese *nicht reizimpulssynchrone* Auslösung von Aktionspotentialen sowie der sich einstellende, besondere Erregungszustand der Zellmembran (sog. Dauerdepolarisation, vgl. Senn, 1980) sind charakteristisch für die Reizwirkung des mittelfrequenten Stromes.

Gewöhnungseffekte: die Adaptation
Alle therapeutischen Stromformen haben gemeinsam, daß ihre motorische und sensible Reizwirkung im Laufe der Zeit abnimmt. Aus diesem Grund wird die subjektive Empfindung der Reizintensität während einer Therapie geringer, auch wenn die objektiv meßbare Stromstärke konstant gehalten wird. Dieses Phänomen wird als *Adaptation* (oder Habituation) bezeichnet und muß bei der Dosierung berücksichtigt werden.

Adaptation tritt bei jeder Stromform auf; eine anfänglich deutliche (und unangenehme) Muskelkontraktion wird so zusehends schwächer und kann bei länger anhaltender Therapie sogar gänzlich verschwinden. Durch periodische Zu- und Abnahme der Stromintensität (Schwellströme, Amplitudenmodulation) kann der Einfluß der Adaptation stark verringert werden.

Einen anderen Gewöhnungseffekt, das unterschiedliche Ansprechverhalten von erregbaren Zellen auf die Anstiegsteilheit bei Impulsen länger als etwa 10 ms, bezeichnet man als »Akkomodation«.

Einteilung in Frequenzbereiche

Die aktuelle Einteilung der Elektrotherapie in verschiedene Frequenzbereiche basiert auf den beschriebenen, unterschiedlichen Wirkmechanismen von Strömen verschiedener Frequenzen im Organismus. Die dabei verwendeten Begriffe »Nieder-«, »Mittel-« und »Hochfrequenz« decken sich nicht genau mit den in der Elektrotechnik gebräuchlichen; zur Vermeidung von Mißverständnissen sei im folgenden an die in der Elektrotherapie übliche Einteilung in vier Gruppen erinnert (der Übergang ist fließend, die angegebenen Grenzfrequenzen sind als Orientierung zu werten):

▸ *Gleichstrombehandlung (Galvanisation)* ist die Durchströmung mit konstanter Stromstärke während der gesamten Therapiedauer.
▸ *Niederfrequente Ströme* (NF, f < 1000 Hz) lösen bei geeigneter Impulsform und Amplitude an Nerven- und Muskelzellen *reizimpulssynchrone* Aktionspotentiale aus. Das bedeutet, alle Zellen eines Zellverbandes reagieren gleichzeitig auf jeden Reizimpuls. NF-Ströme werden auch als Reiz- oder Impulsströme bezeichnet. Als vorrangige Anwendungskriterien sind die gezielte Kontraktion definierter Muskeln bzw. Muskelgruppen sowie analgetische und durchblu-

tungsfördernde Wirkungen zu nennen. Der praktisch genutzte Frequenzbereich erstreckt sich von ca. 1 bis 200 Hz.

▶ Mit *mittelfrequenten Strömen* (MF, f = 1 kHz bis 100 kHz, gelegentlich wird als obere Grenze auch 1000 kHz genannt), werden an erregbaren Strukturen zufällig verteilte, *nicht* reizimpulssynchrone Aktionspotentiale ausgelöst.

Die Feuerungssequenz der einzelnen motorischen Einheit ist hierbei unabhängig von dem restlichen Zellverband. Die Reizwirkung auf Nerven- und Muskelzellen ist damit deutlich geringer als bei NF-Stromformen. In der Praxis beschränkt sich die sinnvolle Anwendung auf den Frequenzbereich von ca. 4 bis 20 kHz, da darüberhinaus eine unvernünftig hohe Dosierung zur Reizung erforderlich wird.

▶ Bei der *Hochfrequenztherapie* (HF, f ≥ 1 MHz) gibt es keine direkte Reaktion des Organismus auf Strom- und Feldverteilung im Körper, d. h. auch bei höchster Dosierung wird der Strom nicht wahrgenommen. Es werden daher hohe Stromdichten ohne jede sensible Belästigung durch direkte Stromwirkung toleriert, so daß die indirekte, d. h. thermische, Wirkung im Vordergrund steht. Neben der Wärmeentwicklung durch Reibung der bewegten Ionen (*Joule*sche Wärme) tragen bei höheren Frequenzen in zunehmendem Maße Dipolrotationen z. B. der Wassermoleküle zur Erwärmung bei. Wegen der möglichen Beeinflussung von Funk und Radio sind nur wenige Frequenzbereiche für medizinische und technische Anwendungen freigegeben. In Deutschland kommen die Frequenzbereiche um f=27 MHz (»Kurzwelle«), f = 434 MHz (»Dezimeterwelle«) und f=2450 MHz (»Mikrowelle«) zur Anwendung (*vgl. S. 72ff.*).

Im Grenzbereich zwischen Mittel- und Hochfrequenz sind bei 500 kHz bis 1.5 MHz die chirurgischen Applikationsformen der Elektromedizin zur lokalen thermischen Gewebezerstörung (Elektrokauter) angesiedelt. Ströme dieses Frequenzbereiches verursachen einerseits keinerlei motorische Reizung, andererseits fehlen typische Hochfrequenzeffekte wie unerwünschte lokale Feldverdichtungen fern der Elektroden (sog. hot spots) fast vollständig, so daß eine gezielte, lokale Anwendung über Kontaktelektroden noch möglich ist.

Ursprünglich war diese Einteilung der Elektrotherapie in Frequenzbereiche rein empirischer Natur. Sie hat jedoch in der Physiologie des Erregungsmechanismus und dem Verständnis der Aktionspotentiale ihre Bestätigung gefunden (*vgl. Kap. 1*). Insbesondere erklärt sich hieraus die Trennung zwischen NF und MF bei f=1000 Hz : Die Zeitdauer für den Ablauf eines Aktionspotentials beträgt größenordnungsmäßig etwa 1/1000 Sekunde (1 ms). Unter Berücksichtigung der Refraktärzeiten ergeben sich für verschiedene Zelltypen maximale Feuerungssequenzen von etwa 200 bis 1000 Aktionspotentiale pro Sekunde. Reizströme, deren Frequenz oberhalb dieses Bereiches liegt, können keine reizimpulssynchronen Aktionspotentiale mehr auslösen.

Objektive Dosierungskriterien

Da es keine praktikable Möglichkeit gibt, die therapeutisch relevante Stromdichte an den Geräten anzuzeigen – dies wäre nur durch umfassende, invasive Messungen möglich –, besitzen gute Elektrotherapiegeräte ein Anzeigegerät (Amperemeter), das die im Stromkreis und damit durch den Patienten fließende Stromstärke in mA anzeigt. Bei bekannter Elektrodengröße (in cm^2) ist damit die Berechnung der Stromdichte unter den Elektroden (in mA/cm^2) problemlos möglich.

Leider gibt es immer noch vereinzelt Geräte, die nicht die Stromstärke, sondern die anliegende Spannung (oder eine dazu proportionale Größe) anzeigen und damit kein objektives Maß der Therapieintensität ermöglichen.

Mit einem einfachen Test erkennt man leicht, ob ein fragliches Gerät die relevante Stromstärke oder die nicht interessierende Spannung anzeigt: Man legt die Elektroden offen auf eine nicht leitende Fläche und stellt den Intensitätsregler in eine mittlere Position. Da der Stromkreis nicht geschlossen ist, fließt auch kein Strom. Wenn jetzt die Intensitätsanzeige einen der Reglerstellung proportionalen Wert anzeigt, ist sie lediglich ein Maß für die anliegende Spannung und nicht für den Stromfluß und somit praktisch unbrauchbar. (Viele neuere Geräte besitzen eine elektronische Schutzschaltung, die in diesem Fall, d. h. bei nicht geschlossenem Stromkreis, die Spannungszufuhr unterbricht. Mit diesen Geräten ist der beschriebene Test nicht möglich).

Die Haut besitzt neben der *Ohm*schen auch eine kapazitive Widerstandskomponente. Diese bewirkt außer der erwähnten Abnahme des Widerstandes mit steigender Frequenz auch eine Verzerrung der Stromform gegenüber den Spannungsimpulsen. Im allgemeinen hat der sich einstellende Strom eine andere Impulsform als die anliegende Spannung. Nur bei sinusförmiger Spannung tritt keine Verzerrung, sondern lediglich eine zeitliche Verschiebung zwischen Spannung und Strom (Phasenverschiebung) ein (*vgl. Abb. 4*). Daher muß die Messung der Impulsform immer bei belastetem Gerät, d. h. mit geschlossenem Patientenkreis, vorgenommen werden.

Spannungskonstante (CV-) und stromkonstante (CC-) Therapiegeräte

Bei einfachen Geräten ohne automatischen Regelmechanismus bleibt die einmal eingestellte Spannung konstant (Constant Voltage, CV). Ändert sich der Übergangswiderstand Elektroden-Patient während der Behandlung, dann paßt sich die Stromstärke entsprechend dem *Ohm*schen Gesetz den veränderten Umständen an. Dies hat einen gravierenden Nachteil zur Folge: Da die Leitfähigkeit der Haut sich allmählich durch eindringende Feuchtigkeit (Schwamm, Kontaktgel o. ä.) verbessert, verringert sich der Hautwiderstand und als Folge davon fließt ein höherer Strom als

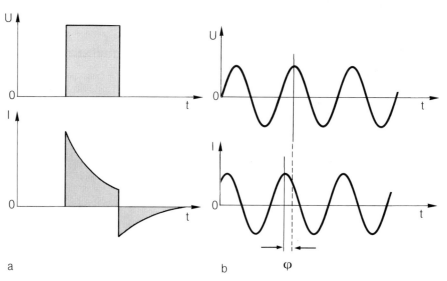

Abb. 4 Impulsverzerrung (a) bei Rechteckimpulsen bzw. Phasenverschiebung φ (b) bei Sinusstrom zwischen Spannung U und Strom I, verursacht durch den kapazitiven Widerstand der Haut

anfangs eingestellt. Oft merkt der Patient aufgrund einer währenddessen eingetretenen Adaptation gar nichts davon. Dies kann zur Überdosierung mit entsprechenden Folgen führen, speziell zu Verätzungen bei nullinien-asymmetrischen Stromformen. Um diesen unerwünschten Effekt zu vermeiden, gibt es Geräte, die mittels eines Regelkreises eine einmal eingestellte Stromstärke unabhängig vom Widerstandswert konstant halten, indem sie bei Änderung des Widerstands selbsttätig die Spannung an den Elektroden anpassen (Constant Current, CC).

Auch diese Methode hat einen Nachteil: Vergrößert sich der Übergangswiderstand, z. B. bei Teilabhebung einer Elektrode, dann fließt mit CV-Geräten bei konstant bleibender Spannung ein kleinerer Strom. Ein Gerät mit CC-Regelung sorgt jedoch dafür daß die Stromstärke unverändert bleibt. Dies bedingt eine erhöhte Stromdichte unter der reduzierten Restfläche, die zu unangenehmen Nebenwirkungen führen kann (*vgl. S. 69ff.*). Aus demselben Grund ist das versehentliche Anbringen oder Entfernen der Elektroden bei anliegender Spannung bei CC-Geräten wesentlich schmerzhafter als bei ungeregelten Modellen. Bei modernen Geräten wird diese Form der Fehlbedienung mittels der im vorigen Abschnitt erwähnten elektronischen Schutzschaltung unmöglich gemacht.

Ideal wäre es, eine einmal eingestellte Strom*dichte* über einen Regelkreis konstant zu halten. Dies ist jedoch mit nichtinvasiven Methoden unmöglich, so daß man je nach Zielsetzung zwischen CV- und CC-Geräten wählen muß. Im allgemeinen werden CC-Geräte bevorzugt. Bei einigen Modellen ist die Umschaltung zwischen beiden Betriebsarten möglich.

Die Galvanisation

N. Seichert

Die »polare Erregung«

Bei Untersuchungen der Gleichstromwirkung auf einzelne Muskelzellen fand man, daß bei Unterbrechung und Schließung des Stromkreises eine unterschiedliche Wirkung von den beiden Elektroden ausgeht. Die Übertragung dieses *Gesetzes der polaren Erregung* nach *Pflüger* auf die Verhältnisse im komplexen Zellverband ist jedoch nicht ohne weiteres zulässig: Die Potentialverteilung bei Gleichstrom in homogenem Gewebe ist schematisch in Abb. 5 dargestellt. Die einzelnen Zellen entsprechen identischen, hintereinandergeschalteten Widerständen, entsprechend wirkt bei n Zellen jeweils die Potentialdifferenz U/n, wobei U die an den Elektroden anliegende Spannung bedeutet. Man erkennt, daß jede Zelle an einem Teil ihrer Membran eine Hyper-, an einem anderen eine Depolarisation erfährt (sog. virtuelle Elektroden, *Abb. 5*). Die Zellen unter der Kathode und die unter der Anode sind diesbezüglich völlig gleichberechtigt. Ein Umpolen der Spannungsquelle entspricht lediglich einer Vertauschung der Seiten, damit ist bei symmetrischem Zellaufbau identi-

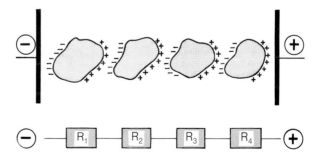

Abb. 5 Ausbildung sog. virtueller Elektroden bei Stromfluß durch ein aus gleichartigen Zellen aufgebautes, homogenes Medium. Alle Zellen erfahren unabhängig von ihrer Position eine gleichartige »anodische« und »kathodische« Wirkung

sche Wirkung unterhalb von Kathode und Anode zu erwarten.

Im homogenen Gewebe wird also kein Unterschied in der Reizwirkung unter der Kathode bzw. Anode festzustellen sein. Daß am Patienten dennoch polare Wirkungen in abgeschwächter Form auftreten können, ist durch Inhomogenitäten im Gewebeaufbau bedingt. Diese Effekte sind jedoch i. a. schwach ausgeprägt und individuell verschieden. Die Einordnung einer Elektrode als »different« oder »aktiv« erfolgt anhand der Elektrodengröße, nicht anhand deren Polarität.

Ein weiterer polarer Vorgang bei der Galvanisation (und bei unidirektionalen Impulsströmen) ist die Ionenkonzentrationsänderung an den Zellmembranen. Diese Verschiebung des Ionengleichgewichts führt nach Therapieende zu einem schwachen, rücklaufenden Strom, der über mehrere Stunden registrierbar bleibt. Inwieweit solche Phänomene die Wirkungen und Nebenwirkungen der Therapie mitbeeinflussen, ist bisher nicht untersucht.

Die Iontophorese

H. Pratzel

Als Iontophorese bezeichnet man den perkutanen Transport von ionisierten Stoffen unter der Einwirkung geeigneter elektrischer Stromformen. Die Methode gehört damit zur transkutanen medikamentösen Therapie. Sie wird in der Medizin dort verwendet, wo eine Injektion nicht angebracht erscheint, Medikamente ohne Strom nicht in ausreichender Menge oder Geschwindigkeit durch die Haut dringen, eine lokale Wirkung erwünscht ist und die Depotwirkung der Haut für eine kontinuierliche Dosierung über eine große Fläche genutzt werden soll.

Stofftransport
Stromfluß bedeutet Bewegung von Ionen. Nur bei bestimmten Stromformen (z. B. Galvanisation, unidirektionale Impulsströme, etc.) liegt ein Ionen*transport* vor.

Die Ionen wandern dabei entlang des elektrischen Feldes: positive Ionen (Kationen) in Richtung Kathode (Minuspol), negative Ionen (Anionen) in Richtung Pluspol (Anode). Die Geschwindigkeit, mit der sich die Ionen dabei bewegen, ist überraschend niedrig (*vgl. S. 51*).

Gute elektrische Leiter – das sind solche, die viele freie Ladungsträger besitzen – unterscheiden sich hierin wesentlich von schlechten Leitern mit wenigen Ladungsträgern: Ein Strom definierter Stärke, d. h. eine feste Ladungsmenge pro Zeiteinheit und betrachteten Querschnitt, wird im ersten Fall von vielen, langsam wandernden Ionen, im zweiten von wenigen, schneller wandernden Ionen getragen.

Dies gilt für alle Formen der Elektrotherapie. Bei der Iontophorese kommt bezüglich des Transportes der Medikamentionen noch hinzu, daß diese in Konkurrenz mit den wesentlich beweglicheren, immer vorhandenen Ionen (hauptsächlich H^+, OH^-, Na^+, Cl^-) stehen.

Bei topischer Applikation des Wirkstoffes ohne elektrische Spannung erfolgt der Transport ausschließlich über die Diffusion entlang des Konzentrationsgefälles. Mittels Iontophorese kann der Stofftransport nur dann gesteigert werden, wenn die Ionengeschwindigkeit aufgrund des Stromflusses vergleichbar der Diffusionsgeschwindigkeit oder größer als sie ist. Dies trifft nur für Gebiete hohen elektrischen Widerstandes zu, im menschlichen Körper ausschließlich für die Hornschicht der Haut: Nur dort ist mit einem gegenüber der Diffusion verbessertem Wirkstofftransport zu rechnen. Bei Hautverletzungen, dünner Hornschicht oder hoher Schweißdrüsenaktivität sind die Verhältnisse wesentlich ungünstiger; ebenso bringt die Iontophorese an der Schleimhaut keinen Vorteil im Vergleich zur alleinigen Diffusion.

Die Gewebeschichten unterhalb der Hornschicht besitzen alle eine gute elektrische Leitfähigkeit, d. h. hohe Ionenkonzentrationen. Die Diffusionsgeschwindigkeit ist hier um Größenordnungen höher als die Ionengeschwindigkeit bei elektri-

schem Stromfluß. Hinzu kommt, daß die Wirkstoffe über das kapillare Gefäßsystem abtransportiert und systemisch verteilt werden. Eine Tiefenwirkung der Iontophorese ist daher wie bei enteraler Wirkstoffaufnahme ausschließlich systemisch vorstellbar.
(Vgl. H. Pratzel, Iontophorese, Springer-Verlag 1987.)

Anwendungstechnik
Bei der Iontophorese unterscheidet man zwischen der
- Wirkelektrode (oder Arbeitselektrode) und der
- Referenzelektrode (oder Hilfselektrode).

Unter der Wirkelektrode wird das Medikament aufgetragen. Als Elektrodenfläche gilt, wie immer bei der Elektrotherapie, der die Haut bedeckende zusammenhängende Flüssigkeitsfilm unter dem Schwamm. Behandlungsfläche und Elektrodengröße richten sich nach dem Behandlungsziel und bei Behandlung der Haut selbst nach der erkrankten Hautfläche. Generell sollte die Wirkelektrode möglichst groß gewählt werden, da über die größere Kontaktfläche zur Haut bei gleicher Stromdichte mehr Wirkstoff eindringen kann. Bei Iontophorese im Ohr und in der Blase lassen sich nur kleine, kugelförmige Elektroden verwenden, die innerhalb des Flüssigkeitvolumens positioniert werden.

Die Referenzelektrode sollte noch deutlich größer als die Wirkelektrode gewählt werden, da dann wegen der niedrigeren Stromdichte eine vergleichsweise geringe sensible Belästigung auftritt. Damit kann die Referenzelektrode an jeder geeigneten Stelle angebracht werden (meistens an Oberschenkel oder Rücken).

Da die Iontophorese meistens mit Gleichstrom durchgeführt wird, sind bezüglich der Elektrodenanordnung die für die Galvanisation gültigen Regeln anzuwenden. Als Richtwert einer sensibel gut tolerierbaren Stromdichte kann bei Gleichstrom $0.1 \, mA/cm^2$ gelten.

Die Medikamente werden direkt auf die vorher gewaschene und mit Alkohol gereinigte Haut gebracht, entweder als wässrige Lösung in einer dünnen, saugfähigen Schicht oder als hydrophiles Gel oder Salbe. (Ölige Salben haben zwar eine geringe Leitfähigkeit, die jedoch im Vergleich zur niedrigen Leitfähigkeit der Hornschicht ohne Einfluß bleibt). Eine dünne Schicht des Medikaments reicht in jedem Fall aus, um einen ausreichenden Wirkstoffvorrat zu gewährleisten.

Um die Präparate vom darüberliegenden Schwamm getrennt zu halten, wird eine durchfeuchtete Cellophan-Membran zwischengelegt. Diese ist für kleine Ionen gut durchlässig, verhindert aber den direkten Kontakt des Schwammes mit dem Präparat. So wird eine Verunreinigung des Schwammes verhindert und damit eine eventuelle Kontamination der Haut erschwert, sowie eine sparsame Dosierung des Medikaments ermöglicht.

Polung und Dosierung
Entsprechend der wirksamen Kräfte werden Anionen von der Kathode und Kationen von der Anode eingebracht. Hierbei ist zu beachten, daß amphotere Verbindungen in Abhängigkeit vom pH-Wert der Hornschicht unterschiedlich dissoziieren. Das kann dazu führen, daß das wirksame Agens, je nach pH-Wert des Milieus, als Anion oder Kation vorliegt. Die Hornschicht der Haut hat einen pH-Wert von etwa 4.5 bis 6. Amphotere Verbindungen mit einem Neutralpunkt in diesem Bereich können nicht durch Iontophorese eingebracht werden. Liegt der Neutralpunkt unter dem pH-Wert 4.5, wird das Medikament unter die Kathode gebracht, entsprechend bei einem Neutralpunkt oberhalb pH 6 unter die Anode.

Bei der Iontophorese ist zwar eine exakte Dosierung des Stromes, nicht jedoch der eingedrungenen Wirkstoffmenge möglich. Je länger eine Behandlung dauert, desto mehr Medikament dringt perkutan ein. Ein systemisches Gleichgewicht mit konstanten Blutspiegeln benötigt in der Regel etwa 60 Minuten Iontophorese. Die Höhe des Blutspiegels hängt bevorzugt vom Verhältnis der iontophoretischen Permeation zur Eliminationsrate ab.

Die Gleichgewichtseinstellung muß nicht in jedem Fall abgewartet werden. So reichen beispielsweise bereits geringe Mengen Histamin aus, um eine deutliche Gefäßreaktion zu erzeugen. Viele Pharmaka haben aber eine wesentlich geringere Wirkung als Histamin, weshalb höhere Flußraten erwünscht sind.

Gefahrenquellen
Bei allen zur Iontophorese geeigneten Stromformen entstehen Elektrolyseprodukte unter den Elektrodenplatten. Sie verursachen bei Kontakt mit der Haut die bekannten Folgeschäden (Nekrosen, *vgl. S. 70ff.*), bei Berührung mit den Medikamenten können chemisch veränderte Produkte mit völlig anderer Wirkung entstehen. Bei der Iontophorese ist daher besonders auf die Elektrodenunterpolsterung mit einem ausreichend dicken Schwamm zu achten.

Neben dem erwünschten Transport der Wirkstoffionen können auch viele andere hochmolekulare Stoffe, etwa aus einem unsauberen Schwamm oder der Hautoberfläche mittels der Iontophorese unter die Hornschicht gebracht werden. Dies kann zu Infektionen und allergischen Reaktionen führen. Daher ist bei dieser Methode in noch höherem Maße als bei den herkömmlichen topischen Applikationen auf einwandfreie hygienische Verhältnisse zu achten.

▶ Weitere Anwendungsformen der Galvanisation sind in Kap. 6 beschrieben.

Niederfrequente Reizströme

N. Seichert

Definition

Die Reizströme im eigentlichen Sinn haben die gezielte motorische Reizung einzelner Muskeln oder Muskelgruppen zu diagnostischen oder therapeutischen Zwecken zum Ziel. Rechteckähnliche Impulsströme niedriger Frequenz (bis etwa 100 Hz) haben sich hierfür als günstig erwiesen. Da jedoch praktisch alle NF-Stromformen zumindestens bedingt zur Muskelstimulation geeignet sind, ist die Bezeichnung »Reizströme« für das gesamte niederfrequente Spektrum der Elektrotherapie gebräuchlich, also auch für analgetische, durchblutungsfördernde und tonusverändernde Anwendungsformen. Daher werden die Bezeichnungen *Reizstrom* und *Impulsstrom* synonym verwendet. Typische Reizstromformen sind Rechteck- und Dreieckimpulsströme, diadynamische Ströme, etc. (*vgl. Kap. 7*). Dabei liegt die Spannung an den Elektroden nicht kontinuierlich an, sondern mit zeitlich veränderlicher Amplitude. Diese Impulse wiederholen sich nach

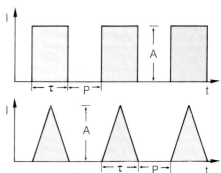

Abb. 6 *Kenngrößen der Impulsströme:*
Impulsdauer τ
Pausendauer P
Impulshöhe (Amplitude) A
Periodendauer $T = \tau + P$
Frequenz $f = 1/T$
Tastverhältnis $\tau:T$
(z. B. 1:2)

definierten Zeitabschnitten periodisch. Die Wiederholungshäufigkeit pro Zeiteinheit ist die Frequenz f des Stroms (Maßeinheit: 1 Hertz (Hz) = 1 Impuls pro Sekunde).

Wichtige Begriffe bei Impulsströmen sind *Stromstärke* (Amplitude), *Anstiegssteilheit, Impuls-* und *Pausendauer*. Das Verhältnis von Impuls- zu Periodendauer wird *Tastverhältnis* genannt (*Abb. 6*). Das Tastverhältnis bestimmt neben der Amplitude die effektive Stromstärke: Bei zwei Stromformen mit identischer Impulsform aber unterschiedlicher Pausendauer entspricht einer verdoppelten Pausendauer die halbe effektive Stromstärke.

Stromformen

Prinzipiell ist zu unterscheiden zwischen

▶ unidirektionalem und
▶ bidirektionalem Wechselstrom.

Diese Unterscheidung ist von großer Bedeutung, weil unidirektionale Stromformen analog dem Gleichstrom einen echten Ionentransport mit allen Konsequenzen bewirken, wie die Möglichkeit der Iontophorese und der Entstehung von Elektrolyseprodukten unter den Elektroden. Mit anderen Worten: Unidirektionale Ströme besitzen die typischen polaren Eigenschaften des Gleichstromes. Der wesentliche Unterschied zur Galvanisation aus biologischer Sicht ist, daß von Gleichstrom keine direkte Reizwirkung auf Nerven- und Muskelzellen ausgeht, während bei allen NF-Reizströmen jeder Impuls ausreichender Amplitude (unabhängig von der Polarität) ein Aktionspotential in diesen erregbaren Strukturen auslöst.

Bei *unidirektionalem Wechselstrom* ändert sich nur die Amplitude des Stromes, im einfachsten Fall periodisch zwischen dem Maximalwert und Null (klassische Rechteck- und Dreieckreizströme). Die Elektroden haben eine kontinuierlich definierte Polarität, d. h., die anliegende Spannung wechselt nicht das Vorzeichen, sondern lediglich die Größe (Amplitude). Trotzdem handelt es sich auch hier um echte Wechselströme (wegen der Reizwirkung auf erregbare Zellen und der Überbrückung kapazitiver Widerstände); Bezeichnungen wie »alternierender Gleichstrom« u. ä. sollten daher nicht verwendet werden.

Bei *bidirektionalem Wechselstrom* ändert sich neben der Amplitude auch das Vorzeichen von Strom und Spannung, die Elektroden wechseln also mit der Frequenz des Stromes die Polarität (so ist etwa bei f=50Hz jede der Elektroden pro Sekunde 50mal positiv und 50mal negativ).

Die bidirektionalen Stromformen unterteilen sich wiederum in

▶ nulliniensymmetrische Stromformen, bei denen die Fläche (nicht unbedingt die Form!) des positiven Impulses gleich der des negativen ist und
▶ asymmetrische Stromformen, bei denen dies nicht zutrifft (*Abb. 8*).

Die nulliniensymmetrischen, bidirektionalen Ströme verursachen lediglich ein Hin- und Herpendeln der Ionen ohne echten Ladungstransport, sie sind per defi-

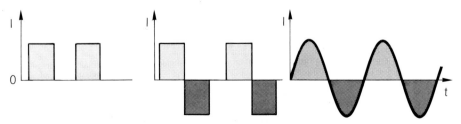

Abb. 7 Uni- und bidirektionale (mono- und bipolare) Impulsströme

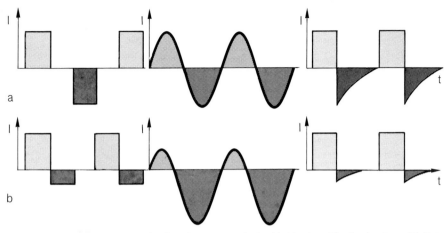

Abb. 8 *Nulliniensymmetrische a) und -asymmetrische b), bipolare Wechselströme. Nulliniensymmetrische Stromformen haben gleiche »Stromfläche« ober- und unterhalb der Nullinie*

nitionem apolar, d. h. beide Elektroden sind gleichberechtigt, es ist keine Unterscheidung zwischen Anode und Kathode möglich. Es entstehen auch *keine Elektrolyseprodukte* unter den Elektroden.

Bei den asymmetrischen Strömen ist der »Pendelhub« in die eine Richtung größer, so daß ein effektiver, gerichteter Ladungstransport resultiert. Je größer der Flächenunterschied zwischen positivem und negativem Impuls, desto ausgeprägter ist diese »effektive galvanische Wirkung« der asymmetrischen Stromformen.

Unterscheidungskriterien

Impulsform
In der Praxis kommen viele verschiedene Impulsformen zur Anwendung (*Abb. 9*). Fast jeder Impulsform wird eine eigenständige, spezifische Wirkung in vielfältiger Hinsicht zugeschrieben. Nach heutigem Wissensstand ist diese z.T. verwirrende Differenzierung nicht berechtigt, eine deutliche Reduzierung auf wenige, nachweisbar unterschiedlich wirksame, Applikationsformen erscheint notwendig.

Das wesentliche Kriterium der sensiblen und motorischen Effizienz der Reizströme ist die Anstiegszeit der Impulse. Danach unterscheidet man »Rechteckimpulse« mit steiler und »Dreieckimpulse« mit flacher Anstiegsflanke (jeweils im Vergleich zur Impulsdauer). Bei kürzeren Impulsen als etwa 10 ms haben Rechteck- und Dreieckimpulse annähernd vergleichbare Reizwirkung, d. h. der Organismus kann nicht zwischen steilem und flachem Anstieg unterscheiden.

Auch die Impulsdauer spielt eine Rolle: »kurze« Rechteckimpulse (1 ms und kürzer) zeigen bei gleicher motorischer Wirksamkeit eine deutlich geringere sensible Belästigung als »lange« Impulse (20 ms und länger). Als Begründung ist hier anzuführen, daß es während der »Plateaudauer« des Rechteckimpulses keine motorische Reizwirkung gibt; dagegen treten die typischen sensorischen Empfindungen der Galvanisation (Prickeln, Stechen, Brennen) auf. Eine Muskelkontraktion entsteht nur während Impulsanstieg und -abfall (vgl. Ein- und Ausschalteffekte bei der Galvanisation, S. 52). Besonders auffällig wird dies bei sehr langen Rechteckimpulsen (Impulsdauer bis 1000 ms), die jedoch ausschließlich für diagnostische Zwecke zum Einsatz kommen (Erstellung der I/t-Kurve). Noch

5 Physikalische und physiologische Prinzipien der Elektrotherapie

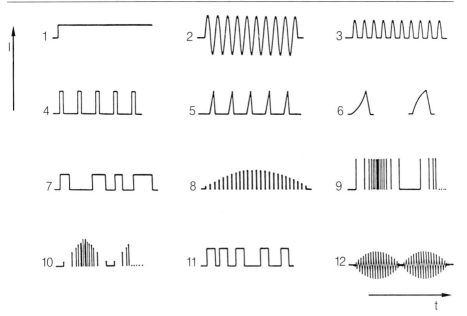

Abb. 9 Einige gebräuchliche Stromformen in der Elektrotherapie: *1* Galvanisation *2* Sinusförmiger Wechselstrom *3* dito, gleichgerichtet *4* Rechteckimpulse *5* Dreieckimpulse *6* Exponentialströme *7* Stochastische Rechteckimpulse (Impuls- und Pausendauer variabel) *8* Schwellstrom (Amplitudenmodulation) *9* Frequenzmodulation *10* Frequenz- und Amplitudenmodulation *11* Stochastische Stromform (Pausendauer variabel) *12* amplitudenmodulierter Sinusstrom

längere Impulse werden wegen der starken sensiblen Belästigung nicht verwendet.

Das Gesagte gilt in dieser Form nur für gesunde, d. h. innervierte Muskulatur. Bei denervierter Muskulatur mit atrophierten neuromuskulären Endplatten ist die Reizung über die zuführenden efferenten Nervenfasern nicht mehr möglich.

Frequenz

Im Rahmen der Elektrotherapie werden die Begriffe Frequenz und Impulshäufigkeit synonym verwendet. Gemeint ist damit die Häufigkeit der Reizimpulse pro Zeiteinheit (1 Imp/s = 1 Hertz). Frequenz und Impulsform sind nicht ganz unabhängig voneinander: Bei Dreieckimpulsen mit konstantem Tastverhältnis (z. B. Impulsdauer = Pausendauer) nimmt mit steigender Frequenz auch die Flankensteilheit und damit die Reizwirkung zu. Nur wenn die Anstiegszeit eines Impulses im Vergleich zu Impuls- und Pausendauer kurz ist, sind Frequenz und Impulsform in weiten Bereichen voneinander unabhängig.

Bedingt durch die Refraktärzeit nach einem Aktionspotential (je nach Zelltyp etwa 5 bis 1 ms) können zwar einzelne Muskelzellen bis maximal $f=1000$ Hz reizsynchron reagieren. Bei der perkutanen Reizung werden jedoch keine einzelnen Muskelzellen oder motorische Einheiten, sondern ganze Muskeln oder Muskelgruppen gereizt. Aufgrund deren mechanischer Trägheit sind deutlich getrennte, einzelne Kontraktionen in Abhängigkeit von der Größe der gereizten Muskelgruppe nur bis maximal etwa 10–20 Hz zu erzielen. Mit steigender Frequenz gehen die einzelnen Zuckungen in eine immer glattere Dauerkontraktion über. Ab etwa 30–50 Hz ist mit weiter ansteigender Reizfrequenz kein

Qualitätsunterschied in der Art der Kontraktion mehr festzustellen. In der Praxis findet mit wenigen Ausnahmen nur der Frequenzbereich bis etwa f=300 Hz Anwendung.

Spezielle Formen der NF-Therapie

Intermittierende Ströme

Lange Rechteckimpulse (Impulsbreite > 20 ms) verursachen bei ausreichender Amplitude für motorische Reizung mit zunehmender Impulsdauer unangenehme sensible Sensationen. Um dies zu vermeiden und dennoch eine lange Reizdauer zu ermöglichen, haben sich Stromformen mit kurzen Rechteckimpulsen (Impulsdauer unter 1 ms) in Gruppen oder »Paketen« von einigen zehn Impulsen mit einstellbarer Pausendauer bewährt (intermittierende Ströme, vgl. Abb. 10). Auch die meisten Geräte zur transkutanen elektrischen Nervenstimulation (TENS, vgl. Kap. 7.) verwenden ähnliche Stromformen. Damit ermöglicht man längere Reizzeiten ohne übermäßige sensible Belästigung.

Amplitudenmodulation

Bei jeder Form der Elektrotherapie nehmen sowohl die sensible Empfindlichkeit als auch die motorische Ansprechbarkeit trotz konstanter Stromstärke während länger anhaltender Therapie allmählich ab. Um diese Adaptation der Muskelzellen zu verringern, haben viele Applikationsformen eine im Rhythmus von einigen Sekunden sich ändernde Intensität (eine langsame Amplitudenmodulation bei den sog. Schwellströmen, vgl. Abb. 11). Dadurch ist der Gewöhnungseffekt etwas geringer als bei konstanter Stromstärke.

Eine effektivere Methode der Adaptationsunterdrückung ist die Verwendung einer statistisch verteilten Pausendauer zwischen den einzelnen Impulsen oder Impulsgruppen (stochastische Stromformen, vgl. Abb. 12). Interessant sind diese Modifikationen bei Langzeittherapie über mehrere Stunden täglich, dabei sind unidirektionale Stromformen zu vermeiden.

Die sog. Hochvolttherapie

In letzter Zeit wird eine bestimmte Form niederfrequenter Reizströme propagiert, der hervorragende Eigenschaften bezüglich Tiefenwirkung und guter motorischer Reizwirksamkeit bei gleichzeitig geringer sensibler Belästigung zugeschrieben werden. Die dazugehörigen Geräte werden in unterschiedlicher Aufmachung unter dem

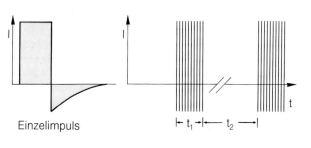

Abb. 10 Beispiel eines intermittierenden Impulsstromes, bestehend aus Gruppen von je zehn nulliniensymmetrischen Rechteckimpulsen. »Reizdauer« t_1, »Entspannungsdauer« t_2

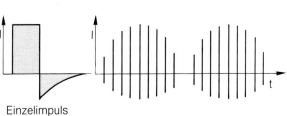

Abb. 11 Schwellstrom (sinusförmige Hüllkurve) mit nulliniensymmetrischen Rechteckimpulsen

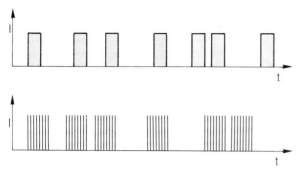

Abb. 12 Verschiedene Formen »stochastischer« Reizströme (zufällig verteilte Pausendauer zwischen den Impulsen bzw. -gruppen)

Sammelbegriff »high voltage therapy« (oder der entsprechenden deutschen Übersetzung) angeboten. Bei dieser Stromform handelt es sich um extrem kurze, rechteckähnliche Impulse (Impulsbreite deutlich unter 100 µs) mit sehr steiler Anstiegsflanke von typischerweise einigen µs. Die Impulswiederholungsfrequenz liegt mit etwa 50–100 Hz im NF-Bereich. Entsprechend der kurzen Impulsdauer sind hohe Impulse zur Auslösung einer Muskelzuckung notwendig. Aus demselben Grund liegen auch hohe Spitzenspannungen an den Elektroden an: bis zu 200 V während der Therapie; bei unbelastetem Gerät, d. h. nicht geschlossenem Stromkreis, werden sogar bis zu 500 V erreicht. Aus diesen hohen Spitzenspannungen leitet sich der Name der Therapie ab. Demgegenüber liegen aber die Effektivwerte von Spannung und Strom unterhalb denen bei der konventionellen NF-Therapie, da die Pausendauer im Vergleich zur Impulsdauer extrem lang ist. Für die Reizwirksamkeit einer Stromform ist allerdings die anliegende Spannung ohnehin nicht von Bedeutung, sie wird ausschließlich von Impulsform, Amplitude und Dichte des fließenden Stromes bestimmt.

Die Behauptung, daß diese Therapieform eine bessere Reizwirkung auf tiefliegende Muskeln besitze, ist falsch. Die Impulse sind zwar auch in tieferen Gewebeschichten noch mit empfindlichen Meßgeräten nachweisbar, jedoch ist die Impulshöhe dort zu niedrig, um reizwirksam zu werden.

Vergleichende Untersuchungen haben bestätigt, daß sich die Hochvolttherapie bezüglich Tiefenwirkung, motorischer Reizung und sensibler Belästigung nicht von den heute üblichen, konventionellen Verfahren unterscheidet, die in der Regel mit rechteckähnlichen Impulsen von etwa 200–500 µs Impulsdauer arbeiten.

Die meisten high-voltage-Geräte besitzen zwar als Vorteil nulliniensymmetrische Impulsformen und sind damit frei von Verätzungsgefahr durch Elektrolyseprodukte, hinsichtlich sonst üblicher Schutzvorrichtungen wie z. B. Abschaltautomatik oder CC-Regelung schneiden sie jedoch gegenüber den konventionellen Geräten häufig schlechter ab.

Mittelfrequente Ströme

N. Seichert

Definition

Die Mittelfrequenz-(MF-)Therapie umfaßt den Bereich von 1 kHz bis 100 kHz (bei manchen Autoren bis 1000 kHz), in der Praxis kommen jedoch nur Ströme von etwa 4 bis 20 kHz zur Anwendung. Aus technischen Gründen (einfache Erzeugung) kommen in der Regel sinusförmige Stromformen zum Einsatz. Diese sind, weil nulliniensymmetrisch, ohne Nebenwirkungen durch Elektrolyseprodukte. Sinusförmige Wechselströme sind auch bezüglich der Reizwirkung im Bereich der Elektroden vollkommen symmetrisch, da die Polarität jeder Elektrode ständig wechselt (bei f = 5 kHz z. B. 5000mal pro Sekunde). Diese Eigenschaft wird oft unter dem Begriff »Apolaritätsprinzip« als mittelfrequenzspezifisch angesehen. Sie ist jedoch ausschließlich durch die Impulsform bedingt und tritt in gleicher Weise auch bei entsprechenden Stromformen niedrigerer Frequenz auf.

Wirkprinzip

Die reinen, d. h. unmodulierten, sinusoidalen Mittelfrequenzströme benötigen zur Auslösung von motorischen Reaktionen eine deutlich höhere effektive Stromstärke als niederfrequente Impulsströme: Wenn der Abstand zwischen zwei Reizimpulsen kürzer als die Refraktärzeit einer Muskelzelle ist, werden viele Impulse in die absolute Refraktärzeit der Muskelzelle fallen und keine Reaktion verursachen. Zur Auslösung einer vergleichbaren Muskelkontraktion ist somit etwa die 10fache Stromstärke erforderlich.

Die genannten Phänomene sind auch die Ursache des empirisch gefundenen »Summationseffekts« mittelfrequenter Reizimpulse nach *Gildemeister*, wonach scheinbar nicht ein einzelner Impuls, sondern erst die gemeinsame Wirkung mehrerer, aufeinanderfolgender Impulse Aktionspotentiale an erregbaren Membranen auslösen. Die genauere Untersuchung (Bromm) ergab jedoch, daß dieser »Summationseffekt« nur zur Auslösung von Aktionspotentialen führt, wenn die Impulshöhe ausreichend hoch ist, so daß bereits die einzelnen Halbwellen reizwirksam sind. Die I/t-Kurve zeigt deutlich, daß Einzelimpulse von z. B. 50 μs Dauer (dem entspricht ein sinusoidaler Strom der Frequenz f = 10 kHz) durchaus gute motorische Reizwirkung besitzen (vgl. hierzu auch *Kap. 8*). Dies erklärt auch, daß oberhalb von etwa 100 kHz (entspricht 5 μs Impulsdauer der Halbwelle) keine Reizung mit sinusförmigen Strömen mehr möglich ist: derart kurze Impulse sind auch einzeln nicht mehr reizwirksam.

Physiologische Wirkungsweise

Die physiologische Wirkung mittelfrequenter Ströme auf Nerven- und Muskelzellen unterscheidet sich prinzipiell von der Wirkung niederfrequenter Stromformen: Im Gegensatz zur reizimpulssynchronen Reaktion bei der Niederfrequenz antwortet jede motorische Einheit unabhängig von den anderen mit statistisch verteilten Aktionspotentialen, deren Häufigkeit keinen direkten Zusammenhang mit der Reizimpulsfrequenz erkennen läßt. Bei entsprechend hoher Dosierung resultiert daraus eine glatte Dauerkontraktion des ganzen Muskels, an der jedoch niemals alle Zellen des Verbandes gleichzeitig beteiligt sind (*vgl. Kap. 8*).

Das oft in diesem Zusammenhang genannte »Muskelwogen«, eine abwechselnde Kontraktion und Entspannung einzelner Muskelpartien trotz konstanter Stromstärke, ist kein mittelfrequenzspezifisches Phänomen: Es tritt bei Dosierung knapp oberhalb der motorischen Reizschwelle in gleicher Form auch bei niederfrequenten Stromformen auf. Als Ursache ist eine Widerstandszunahme der kontrahierten Muskelfasern anzunehmen, wodurch die lokale Stromdichte abnimmt und der Schwellenwert unterschritten wird. Bei deutlich überschwelliger Dosierung verschwindet das »Muskelwogen« wieder.

Anwendungsformen

Aufgrund der im Vergleich zu NF-Strömen derselben effektiven Stromstärke deutlich geringeren Reizwirkung ist die therapeutische Nutzung mittelfrequenter Ströme nur mit modifizierten Anwendungsformen sinnvoll. Die wichtigste dieser Modifikationen ist die NF-Amplitudenmodulation, d. h. periodische Veränderung der Stromstärke im niederfrequenten Bereich. Alle in der elektrotherapeutischen Praxis verwendeten mittelfrequenten Stromformen sind in unterschiedlicher Weise amplitudenmoduliert. Aufgrund ihrer unterschiedlichen Wirkung sind hier drei Anwendungsformen deutlich voneinander zu trennen:

▸ Langsames An- und Abschwellen der Intensität eines MF- Stromes, d. h. eine Amplitudenmodulation extrem niedriger Frequenz (meistens 1/6 bis 1/10 Hz). Nur bei dieser Methode kommt das spezifische, nicht reizimpulssynchrone MF-Reizprinzip zur Anwendung, bei den unter 2. und 3. genannten Stromformen dagegen verursacht die niederfrequente Modulationsfrequenz die motorische Erregung.
▸ Exogen amplitudenmodulierte MF-Ströme mit Modulationsfrequenzen deutlich oberhalb 1 Hz, üblicherweise im typischen NF-Bereich um f=50 Hz.
▸ Endogen amplitudenmodulierte MF-Ströme desselben Modulationsfrequenzbereichs: die sog. Interferenzströme.

Die hier und im folgenden verwendete Nomenklatur versteht sich aus der Sicht des Patienten: Exogene (externe) Amplitudenmodulation bedeutet Modulation außerhalb des Körpers, d. h. bereits im Gerät, endogene (interne) Amplitudenmodulation entsteht durch die Überlagerung mittelfrequenter Ströme im Körper.

Exogene Amplitudenmodulation

Bei den amplitudenmodulierten Stromformen dient der mittelfrequente Strom lediglich als Träger für die reizwirksamen Impulsgruppen, deren Häufigkeit (Modulationsfrequenz) mit ca. 1 bis 100 pro Sekunde im typischen NF-Bereich liegt (*Abb. 13*). Bei diesen Stromformen geht die Reizwirkung nicht von der mittelfrequenten Trägerfrequenz aus, sondern von deren periodischem An- und Abschwellen, d. h. von der »Hüllkurve«. Alle durchströmten motorischen Einheiten werden synchron mit der Modulationsfrequenz gereizt, was dem typischen, niederfrequenten Reizprinzip entspricht. Für eine »echte« mittelfrequente Muskelkontraktion, wie sie bei unmodu-

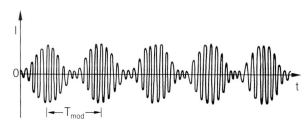

Abb. 13 Amplitudenmodulierter, sinusförmiger Strom. Dem mittelfrequenten Trägerstrom ist die reizwirksame, niederfrequente Modulation aufgezwungen. Die (gedachte) sinusförmige Hüllkurve hat die Modulationsfrequenz $f_{mod} = 1/T_{mod}$

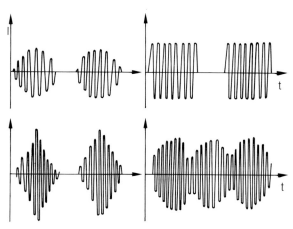

Abb. 14 Verschiedene Möglichkeiten der Amplitudenmodulation. Vergleichbare Reizwirkung trotz unterschiedlicher Form der Hüllkurve (Rechteck, Sinus, etc.)

liertem oder extrem langsam moduliertem MF-Strom vorliegt, wären wesentlich höhere Intensitäten erforderlich. (Ganz analog könnte man unidirektionale NF-Reizströme als »amplitudenmodulierten Gleichstrom« bezeichnen. Auch hier geht die Reizwirkung nicht von dem »Trägerstrom«, der Galvanisation, aus, sondern von deren Modulation, den Reizimpulsen).

Es ist daher naheliegend, daß die Wirkung solcher niederfrequent amplitudenmodulierten MF-Ströme ähnlich der im letzten Kapitel beschriebenen NF-Reizströme sein sollte. Tatsächlich ist dies bezüglich der Reizwirkung auf gesunde, d. h. innervierte Muskulatur, auch der Fall. Neben der häufigsten Modulationsform, der Sinushalbwelle, werden z. T. auch Rechteck-, Dreieck- und andere Impulsformen angeboten, deren Wirkung analog den entsprechenden NF-Stromformen sein soll (Abb. 14). Eine genauere Analyse des mittelfrequenten Reizprinzips zeigt jedoch, daß alle diese Modulationsformen nahezu identische Reizwirkung besitzen, so daß die Differenzierung nicht sinnvoll erscheint.

Endogene Amplitudenmodulation
Hier wird das Phänomen der Interferenz sinusförmiger Schwingungen ausgenutzt. In der Praxis erkennt man diese Form der Elektrotherapie daran, daß mindestens zwei Stromkreise (d. h. vier Elektroden) zu ihrer Anwendung benötigt werden.

Überlagern sich zwei parallel laufende Wechselströme im selben Gebiet, so kommt es zur Bildung sogenannter Schwebungen. Im günstigsten Fall, d. h. bei optimalen Interferenzbedingungen, entspricht der Summenstrom vollkommen der oben beschriebenen exogenen Amplitudenmodulation. Prinzipiell können die Schwebungen durch zwei Methoden erzeugt werden:

▸ Wenn sich zwei Ströme leicht verschiedener Frequenz überlagern (Prinzip *Nemec*), so entsteht ein *Interferenzstrom*, dessen Trägerfrequenz dem Mittelwert und dessen Modulationsfrequenz der Differenz der Einzelfrequenzen beider Stromkreise entspricht (*Abb. 15*).
▸ Derselbe Effekt läßt sich erhalten, wenn man zwei Stromkreise identischer Frequenz, aber periodisch sich ändernder Phasenverschiebung überlagert (Prinzip *Siemens*). Als – zeitliche – Phasenverschiebung bezeichnet man die Zeitverschiebung des Nulldurchgangs zweier Schwingungen oder Wellen gleicher Frequenz. Der resultierende Interferenzstrom hat als Trägerfrequenz die Frequenz der Einzelströme, die Modulationsfrequenz entspricht der Häufigkeit der Phasenverschiebung. Die Erzeugung des Interferenzstromes ist also verschieden, im Ergebnis besteht jedoch kein Unterschied zur oben beschriebenen Überlagerung zweier Ströme unterschiedlicher Frequenz.

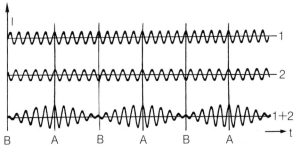

Abb. 15 Interferenz bei Überlagerung zweier Schwingungen gleicher Amplitude, aber leicht unterschiedlicher Frequenz. Durch punktweise Addition der Einzelströme erhält man das Schwebungsmuster mit konstruktiver Interferenz an den Stellen A und destruktiver Interferenz bei B. Der resultierende »Interferenzstrom« hat als Trägerfrequenz den Mittelwert der Frequenzen der Einzelströme, als Modulationsfrequenz deren Differenz

Der Vorteil der Interferenzströme ist offensichtlich: unter den vier Elektroden der beiden Stromkreise fließt ein reiner, nichtmodulierter MF- Strom. An den Orten hoher Schmerzrezeptordichte, knapp unter der Epidermis, tritt daher nur eine geringe sensible Belästigung auf. Wo sich jedoch die beiden Stromkreise überlagern, ergibt sich aufgrund der niederfrequenten Modulation durch Interferenz eine gute Reizwirkung, da hier im günstigsten Fall (konstruktive Interferenz) die doppelte Amplitude der Einzelströme erreicht werden kann.

Aus dem Gesagten wird auch der Nachteil der endogenen Amplitudenmodulation ersichtlich: der oder die Orte optimaler Interferenz und damit maximaler Reizwirkung sind stark von der Stromverteilung im Körperinnern abhängig; sie sind demnach nicht exakt zu bestimmen. Der gezielte Einsatz im Sinne der Reizung einzelner Muskeln oder Muskelgruppen ist daher nicht möglich: die Domäne der Interferenzströme ist die großflächige Therapie, die nicht genau lokalisiert werden muß. In diesem Sinne ist bei beiden Methoden der Interferenzerzeugung eine Möglichkeit vorgesehen, um ohne Verlagerung der Elektroden die Orte optimaler Interferenz räumlich zu verschieben. Damit wird ein größeres Gebiet durch die Interferenz erfaßt.

Therapeutische Vorteile der amplitudenmodulierten Mittelfrequenzströme

Worin liegt nun der Vorteil der amplitudenmodulierten MF- gegenüber der NF-Therapie? Einerseits unterscheiden sich diese Stromformen möglicherweise in ihrer Wirkung auf denervierte Muskulatur – diese Frage wird derzeit noch kontrovers diskutiert. Daneben ist folgender Aspekt von zentraler Bedeutung:

Parallel zu der beschriebenen Abnahme der motorischen Reizwirkung geht mit steigender Frequenz des Stromes eine abnehmende sensible Reizwirkung auf Nervenzellen und Schmerzrezeptoren einher. Die Verteilung von Muskeln und Schmerzrezeptoren im Körper ist unterschiedlich, daher wäre eine gegenüber der NF-Reizung verminderte sensible Belästigung durch MF- Ströme bei vergleichbarer Muskelkontraktion durchaus denkbar. Dies war der treibende Gedanke bei der Einführung der amplitudenmodulierten Mittelfrequenztherapie.

Vergleichende Messungen haben jedoch gezeigt, daß dieses Ziel mit extern amplitudenmoduliertem MF-Strom nicht erreicht wird: manche Probanden empfinden zwar den MF-Strom als angenehmer, im Mittel geht jedoch eine der NF-Reizung vergleichbare Muskelkontraktion auch mit vergleichbarer sensibler Belästigung einher. Dies überrascht nicht, da sowohl die oberflächennahen Schmerzrezeptoren als auch die tieferliegenden Muskelfasern von derselben, amplitudenmodulierten Stromform gereizt werden. Mittels des Interferenzstroms ist es dennoch möglich, dem gesteckten Ziel einer guten Muskelreizung bei niedriger sensibler Belästigung näher zu kommen, da hier Schmerzrezeptoren und Muskelfasern von unterschiedlichen Stromqualitäten gereizt werden.

Nebenwirkungen der bisher beschriebenen Stromformen

N. Seichert

Die verschiedenen Nebenwirkungen von Galvanisation, Nieder- und Mittelfrequenztherapie lassen sich auf zwei Phänomene zurückführen: Nekrosen durch Elektrolyseprodukte und Überhitzung oder Verbrennungen durch *Joule*sche Wärme. Die in diesem Zusammenhang auch häufig genannte »Stromallergie« gibt es nicht, wahrscheinlich sind damit allergische Reaktionen auf Fremdstoffe, die durch den Strom in die Haut eingebracht wurden, gemeint (*vgl. S. 60*).

Nebenwirkungen durch Elektrolyseprodukte

Gleichstrom und asymmetrische Wechselströme bewirken in Leitern 2. Art (Ionenleiter, Elektrolyten) einen echten Ionentransport: positive Ionen wandern zum Minuspol, negative zum Pluspol. Beim Erreichen der (metallischen) Elektroden oder allgemein beim Kontakt mit einem Leiter 1. Art (Elektronenleiter, metallischer Leiter) erfolgt der Ladungsausgleich durch Elektronentransfer. Die dabei entstehenden chemischen Radikale haben oxidierende Wirkung am Pluspol und reduzierende Wirkung am Minuspol. Daneben reichern sich am Pluspol saure Ionen und am Minuspol basische Ionen an. Bei den genannten Stromformen ist daher mit folgenden Nebenwirkungen zu rechnen:

1. Elektrolyseprodukte unter den Elektroden.
   Die o. g. Säuren und Laugen entstehen nicht am Übergang Haut-Viskoseschwamm (letztgenannter ist auch ein Leiter 2. Art), sondern am Übergang des Schwammes zur (metallischen) Elektrodenplatte. Das Fernhalten der Elektrolyseprodukte von der Haut ist neben einer gleichmäßigen Kontaktvermittlung die wesentliche Aufgabe des Schwammes.
   In Abhängigkeit von Stromstärke sowie Dicke und Leitfähigkeit des Schwammes erreichen die Elektrolyseprodukte nach einiger Zeit die Haut und können dort schlecht heilende Koagulations- (durch Säureeinwirkung unter dem Pluspol) und Kolliquationsnekrosen (durch Laugeneinwirkung unter dem Minuspol) verursachen. Das Ausmaß der Nekrose hängt neben den genannten Parametern auch von der individuell verschiedenen Hautvorschädigung ab; bei entsprechend langer Anwendung kann sie jedoch auch bei niedriger Dosierung auftreten (Kumulationseffekt).
2. Metallteile im durchströmten Gebiet.
   Befinden sich metallische Gegenstände im Körper (Endoprothesen, Osteosynthese-Material etc.), so entstehen während einer Therapie mit nullinienasymmetrischen Stromformen auch in deren unmittelbarer Nachbarschaft Elektrolyseprodukte. (Bedingung: der Fremdkörper muß sich in gut leitendem Gewebe, z. B. Muskel, befinden. Bei Metallteilen im Knochen gilt das Gesagte nur bedingt). Das Metall als guter Leiter bewirkt zudem eine Stromdichteerhöhung am Ein- und Austrittsort des Stromes. Bei asymmetrischen Metallteilen spielt auch deren Form und Lage relativ zum Stromverlauf eine Rolle: Die genannten Effekte sind an Spitzen und Kanten besonders ausgeprägt (hohe Stromdichte).

Bei Galvanisation und Niederfrequenztherapie ist die Stromdichte allerdings so niedrig, daß nur unter sehr ungünstigen Verhältnissen diese Nebenwirkungen durch Metallteile in Erscheinung treten. Man sollte solche Patienten weniger aus physikalischen Gründen von der Therapie ausklammern als vielmehr, um möglichen Haftpflichtproblemen aus dem Wege zu gehen.

Thermische Nebenwirkungen

Im Unterschied zur Entstehung von Elektrolyseprodukten tritt bei jedem Stromfluß, d. h. unabhängig von Impulsform und Frequenz, eine Erwärmung des durchströmten Widerstandes auf. Dieser Effekt (*Joule*sche Wärme, *vgl.* S. 52), beruht auf der Reibung der bewegten Ionen mit den Atomen und Molekülen des Mediums. Aufgrund seiner Allgegenwart könnte man meinen, daß die meisten Nebenwirkungen durch diesen Effekt verursacht werden. Aus zwei Gründen ist das nicht der Fall:

▸ Die maximale Intensität von Galvanisation, NF- und MF-Therapie wird durch die sensible Belästigung als direkte Wirkung dieser Stromformen auf Rezeptoren und afferente Nerven begrenzt. Diese Toleranzgrenze liegt bei so niedri-

gen Stromstärken, daß im allgemeinen keine großen Energiemengen in Wärme umgewandelt werden können. Lediglich zwei Ausnahmen sind zu beachten:
- Bei defekten Geräten, Bedienungsfehlern und insbesondere bei sensiblen Störungen können durch extreme Überdosierung Hautverbrennungen unter den Elektroden vorkommen.
- Bei Metallteilen im durchströmten Bereich können in unmittelbarer Nachbarschaft des Metalls lokal hohe Stromdichten und damit thermische Gewebeschäden auftreten.

Die Gefahr lokaler Überhitzung ist prinzipiell bei Stromformen höherer Frequenz größer, da solche Ströme geringere sensible Belästigungen verursachen; jedoch auch hier ist das absolute Risiko niedrig einzuschätzen.

▶ Bei der Erwärmung gibt es im Gegensatz zur Anreicherung von Elektrolyseprodukten keinen Kumulationseffekt: Tritt an den Orten erhöhter Stromdichte eine lokale Überhitzung ein, so wird die Wärme über die Mechanismen der Thermoregulation (hauptsächlich vermehrte Durchblutung) sehr effizient über ein größeres Volumen verteilt. Sorgt man zusätzlich für eine möglichst homogene Stromverteilung, z. B. durch korrekt anmodulierte Elektroden, und vermeidet dadurch lokal erhöhte Stromdichten, so ist das Risiko einer irreversiblen Gewebeschädigung sehr gering.

Hinweise zur Vermeidung von Nebenwirkungen

Generell gilt: Lokal überhöhte Stromdichten sind möglichst zu vermeiden, da hier die genannten Folgeschäden verstärkt auftreten. Vorsicht ist diesbezüglich bei Hautverletzungen unter den Elektroden, bei ungleichmäßiger Auflage der Elektrodenplatten und allgemein immer bei verringertem Übergangswiderstand Elektrode/Gewebe geboten. Auch ein ungleichmäßig durchfeuchteter Schwamm kann eine Stromdichtenveränderung verursachen, da er einen lokal unterschiedlichen Widerstand besitzt. Unter diesem Aspekt empfiehlt es sich, die Elektrodenschwämme mit verdünnter Kochsalzlösung (0,3–1-prozentig) zu befeuchten, da dann der Schwammwiderstand in jedem Fall gegenüber dem Widerstand der Hornschicht zu vernachlässigen ist und den durch Schwamm und Hornschicht gebildeten Gesamtwiderstand kaum beeinflußt.

Folgeschäden durch inhomogene Stromdichtenverteilung können auch durch Geräte mit CC-Vorrichtung (*vgl. S. 56*) nicht verhindert werden, da diese zwar die gesamte Stromstärke regeln, nicht aber deren Verteilung unter den Elektroden.

Wie aus der Theorie hervorgeht und durch die Praxis bestätigt wird, sind Zwischenfälle durch Elektrolyseprodukte wesentlich häufiger als solche durch thermische Gewebezerstörung. Die klassischen Formen der niederfrequenten Reizströme sind unidirektional, sie beinhalten bei längerer Applikation die Gefahr von Verätzungen durch Elektrolyseprodukte. Wann immer daher auf unidirektionale Impulse verzichtet werden kann (immer, wenn kein Ionentransport nötig oder erwünscht ist), sollten nulliniensymmetrische, bidirektionale Stromformen zur Anwendung kommen. Unter Beibehaltung der bewährten Reizimpulsformen stehen hierzu zwei Alternativen zur Wahl:

▶ Abwechselnde Polarität der Reizimpulse (*Abb. 16*); beide Polaritäten haben dieselbe Reizwirkung. Es sind niedrigere Intensitäten nötig als bei der unidirektionalen Form, auch ist die Adaptation deutlich schwächer als bei diesen.

▶ Dem eigentlichen Reizimpuls folgt ein langgezogener, unterhalb der motorischen Schwelle liegender Impuls umgekehrter Polarität (*Abb. 16*), dessen Dauer so gewählt ist, daß das Integral über die Stromstärke verschwindet (d. h. Flächengleichheit positiver und negativer Halbwellen). Es handelt sich dann um eine nulliniensymmetrische Stromform (*vgl. S. 61*).

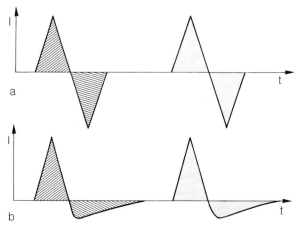

Abb. 16 Vermeidung von Nekrosen mittels nulliniensymmetrischer Impulsformen: keine Bildung von Elektrolyseprodukten, da Flächengleichheit positiver und negativer Stromanteile. Bei a) sind positiver und negativer Impulsanteil reizwirksam; bei b) nur der positive, da der negative »Durchschwinger« unterhalb der Reizschwelle bleibt

Liegt die Impulshöhe des »Durchschwingers« unterhalb auch der sensiblen Schwelle, bleibt er vom Patienten völlig unbemerkt. Die Reizwirkung dieser Modifikation ist dann identisch mit der ursprünglichen, unidirektionalen; das Risiko von Elektrolysenekrosen entfällt dagegen vollständig. Bedingung für die Realisierung ist eine im Vergleich zur Impulsdauer ausreichend lange Pausendauer, andernfalls würde auch der »Durchschwinger« die sensible Schwelle überschreiten.

Wann immer lange Applikationszeiten zur Anwendung kommen (TENS, Atrophieprophylaxe etc.), sollte unbedingt auf die Nulliniensymmetrie der verwendeten Stromform geachtet werden. Viele neuere Geräte für die Langzeittherapie sind mit solchen Stromformen ausgestattet, leider wird oft in den Anleitungen und Handbüchern gar nicht oder unzureichend darauf hingewiesen.

Hochfrequente Ströme und Ultraschall

D. Rusch

Definition

Hochfrequenz(-HF-)Therapie erzeugt hochfrequente elektrische Ströme in den behandelten Körpergeweben. Gemäß der therapeutischen Primärwirkung ist sie eine besondere Form der Wärmebehandlung.

Aufgrund internationaler Festlegung stehen für die HF-Therapie nur wenige Frequenzen zur Verfügung, von denen aus praktischen Gründen im wesentlichen drei tatsächlich genutzt werden. Wir wählen die Namen so, wie sie gemeinsam mit der sich entwickelnden Radiotechnik entstanden sind:

Die Kurzwellentherapie wird mit Kondensatoren (im Kondensatorfeld) oder mit Spulen (im Spulenfeld) durchgeführt. Eine Kurzwellenbestrahlung (im sog. Strahlenfeld) ist nicht sinnvoll. Obwohl niemals mit Kurzwellen *bestrahlt* wird, hat sich der Begriff »Kurzwellentherapie« seit 50 Jahren gehalten. Dagegen wird beim Einsatz von Dezimeter- und Mikrowellen im Nahbereich einer Sendeantenne (Strahlenfeld, früher auch Strahlungsfeld genannt) wirklich mit Wellen bestrahlt.

Ultraschallbehandlung erwärmt Körpergewebe mittels mechanischer Longitudinalwellen, den Ultraschallwellen. Therapeutischer Ultraschall hat eine Frequenz von 800 kHz bis 1 MHz (ein Gerät verwendet zusätzlich eine Frequenz von 3 MHz).

Physiologische Grundlagen

Die Primärwirkung ist in beiden Fällen gekennzeichnet durch den Begriff der Tiefenerwärmung. Diathermie mit Hochfre-

Tab. 1 In der Bundesrepublik für medizinische Zwecke zugelassene Frequenzen. Die tatsächlich genutzten Frequenzen sind hervorgehoben. Die Wellenlängen sind für Vakuum oder Luft angegeben. Im Körpergewebe sind die Wellenlängen entsprechend der jeweiligen Permittivitätszahlen kleiner (in wasserärmeren Geweben etwa 1/3 und in wasserreicheren Geweben etwa 1/7 der aufgeführten Luftwellenlängen).
Bis zur Einführung der Dezimeterwellen kannte man hauptsächlich Kurz- und Mikrowellen. Nach kurzer Einführungszeit unter der Bezeichnung »längere Dezimeterwellen« hielt sich der hier gewählte verkürzte Name.

Frequenz	Genauigkeit	Wellenlänge	Name
13,56 MHz	± 0,05 %		
27,12 MHz	± 0,6 %	11 m	Kurzwelle
40,68 MHz	± 0,05 %		
433,92 MHz	± 0,2 %	69 cm	Dezimeterwelle
2450 MHz	± 50 MHz	12 cm	Mikrowelle
5850 MHz	± 75 MHz		

quenz oder Ultraschall führt zu nennenswerten Temperatursteigerungen auch in tieferliegenden Gewebeschichten. Damit ist man geneigt anzunehmen, daß die damit verbundenen Eingriffe in physiologisches Geschehen mit einer von der Höhe der Temperatursteigerung abhängigen Hyperämie erklärt werden können. Nach vielen klinischen und experimentellen Befunden ist das aber keineswegs der Fall. In aufwendigen Tierexperimenten stieg die Durchblutung tiefer Gewebe erst mit Temperaturen von mehr als 44 Grad Celsius nach etwa 15 Minuten Behandlung deutlich an. Selbstverständlich gibt es Untersuchungsbedingungen, unter denen Steigerungen der Durchblutung tiefer Gewebe möglich sind: Bei nennenswerter Steigerung der Temperatur des Körperstamms und nicht diathermietypischer starker Miterwärmung der Haut zum Beispiel. Eine örtliche Steigerung der Durchblutung in vorzugsweise erwärmten tieferen Geweben ist nach vorliegenden Befunden im Bereich therapeutisch vertretbarer Temperaturen nicht anzunehmen.

Mechanomyographische Messungen haben unter Temperaturerhöhung sowohl eine Steigerung der Geschwindigkeit bei isometrischen Muskelkontraktionen (durch elektrische Reize ausgelöst) als auch eine Verkürzung der Gesamtdauer der Fußbewegung beim Achillessehnenreflex ergeben. Das liegt nicht nur an einer Steigerung der Nervenleitgeschwindigkeit, die ebenfalls unter Temperaturerhöhung gemessen wurde, sondern wohl auch daran, daß Muskeln aus biochemischen und auch aus mechanischen Gründen bei leicht erhöhter Temperatur offenbar schneller arbeiten können.

Sehnengewebe ist bei stark erhöhter Temperatur in einem gewissen Maß plastisch dehnbar. Diathermie gefolgt von dehnenden Behandlungen ist daher erfolgreicher als Dehnung allein.

Bei der großen Gruppe der Diathermie-Anwendungen bei Erkrankungen am Bewegungsapparat ist stets die Senkung eines pathologisch erhöhten Muskeltonus therapeutisches Ziel oder mindestens erwünschte Begleiterscheinung. Diese Muskelentspannung darf man auch nicht als direkte Folge der Temperaturerhöhung im Muskelgewebe ansehen. Experimentelle Befunde sprechen eher für die entgegengesetzte Wirkung. Die Muskelentspannung ist entweder reflektorisch durch die stets auch stattfindende Erwärmung der Haut bedingt oder muß als Folge der Erwärmung von Sehnenrezeptoren verstanden werden. Nach wie vor unentschieden ist der wissenschaftliche Streit darüber, ob Diathermie rheumatisch entzündeter Gelenke nützt oder eher schadet. Sieht man davon ab, daß nur wenige Diathermieverfahren die befürchteten hohen Temperaturen der betreffenden Gelenksanteile überhaupt erreichen lassen, so bleibt festzustellen, daß diese Frage nur in geeigneten kontrollierten Studien bearbeitet werden kann, die Diathermie als wesentliche Therapie berücksichtigen. In vorliegenden Berichten über die klinischen Ergebnisse der HF-Behandlung findet sich stets der Hinweis, daß aufgrund der besonderen Krankheitsbilder nicht ausschließlich oder wenigstens überwiegend mit HF behandelt werden konnte.

Physikalische Grundlagen

Für alle in diesem Abschnitt zu behandelnden Verfahren ist ein Generator nötig, der eine hochfrequente elektrische Spannung mit einer so hohen Leistung bereitstellt, wie sie in der Natur nicht vorkommt. Man spricht daher auch von Anwendung elektromagnetischer Energie (vgl. Lichttherapie). Ob neben den thermischen Wirkungen hochfrequenter elektrischer Ströme auch direkte (frequenzspezifische) biologische Wirkungen möglich sind, muß anhand der zugehörigen Quantenenergie überlegt werden. Im Vergleich mit Energiequanten der Ultraviolett(UV-)Strahlung weisen die Quanten der hier zu betrachtenden Radiowellen weniger als ein Millionstel der Quantenenergie auf. Im Bereich sehr hoher Frequenzen (über 11 und bei 40 GHz) sollen scharfe Absorptionsmaxima biologischer Gewebe existieren, die als Hinweise auf mögliche athermische Wirkungen von Radiowellen angesehen werden. Derartig hohe Frequenzen sind aber für die Hochfrequenztherapie völlig ungeeignet, weil sie schon in der Haut weitgehend absorbiert werden. Höchstfrequente Radiowellen mit mehr als 5 GHz entsprechen in ihren Wärmewirkungen eher dem langwelligen Infrarot-(IR-)C als den tiefer eindringenden Radiowellen niedriger Frequenz.

HF-Therapie ist daher ausschließlich thermisch wirksam. Irgendwelche molekularen Veränderungen sind nicht denkbar. Daß immer wieder in dieser Richtung nachgedacht wird, liegt möglicherweise an der besonderen thermischen Wirkung, die sich deutlich von anderen Erwärmungen des Körpers unterscheidet. Schon früh in der Geschichte der HF-Behandlung hat man hierfür den Namen »Diathermie« (Durchwärmung) geprägt. Damit wird treffend ausgedrückt, daß die für jede andere intensive Wärmebehandlung charakteristische starke Hauterwärmung vermieden werden kann, auch wenn dem behandelten Körperabschnitt erhebliche Wärmemengen zugeführt werden.

Die Hochfrequenztherapie

Elektrische Eigenschaften von Körpergeweben bei Hochfrequenztherapie
Anders als im NF- und MF-Bereich braucht im HF-Bereich die Mikrostruktur der Gewebe bei der Betrachtung der Elektrizitäts-

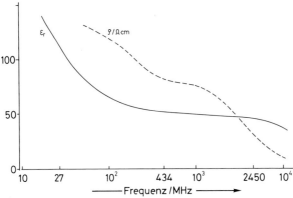

Abb. 17 Werte der Permittivitätszahl ε_r und des spezifischen Widerstands ϱ für ein Gewebe mit hohem Wassergehalt (vgl. Tab. 2) im Frequenzbereich der Hochfrequenztherapie

leitung nicht berücksichtigt zu werden. Ein lebendes Gewebe und ein Homogenisat des entsprechenden Gewebes haben annähernd gleiche elektrische Eigenschaften. Die zur Kennzeichnung der elektrischen Leiter, die die Körpergewebe sind, notwendigen Stoffkonstanten der Permittivitätszahl ε_r und des spezifischen Widerstands ϱ (*Abb. 17*) können am Einheitswürfel mit 1 cm Kantenlänge in üblicher Weise als Widerstandswert R und Kapazitätswert C gemessen werden (*Abb. 18a*). C wird umso größer, je höher der Zahlenwert von ε_r ist. R und ϱ sind ebenfalls zueinander proportional. Die Parallelschaltung des Widerstandes R und des Kondensators C (*Abb. 18b*) hat die gleichen elektrischen Anschlußwerte wie der Gewebeblock, sie ist dessen elektrische Ersatzschaltung. Wird eine (hochfrequente) Wechselspannung angeschlossen, so fließen zwei Teilströme, ein kapazitiver, verlustloser Strom und ein Strom durch R, ein Wirkstrom; so genannt, weil nur er im Widerstand R eine Heizleistung vom Betrag $I^2 *R$ bewirkt. Dabei ist I = U/R. Meßergebnisse von verschiedenen Körpergeweben zeigen auf, daß die Gewebe bezüglich ihrer hochfrequenzelektrischen Eigenschaft zwei deutlich unterschiedlichen Gruppen zugeordnet werden können (*Tab. 2*): Gewebe mit höherem Wassergehalt leiten den elektrischen Hochfrequenzstrom etwa zehnmal besser und haben eine zehnmal größere Permittivitätszahl ε_r als Gewebe mit geringerem Wassergehalt. Die Dipolmoleküle des Wassers stellen den Hauptteil derjenigen Moleküle, die sich verlustlos entsprechend der jeweiligen Feldrichtung ausrichten und durch diese (Orientierungs-) Polarisation zu einem vom Wassergehalt abhängigen Wert von ε_r führen. Der Wirkstrom wird überwiegend von Na- und Cl-Ionen transportiert, deren Konzentration im Gewebe dem Wassergehalt annähernd proportional ist. Die Zahlenwerte für R und C in Abbildung 18b unterscheiden sich für beide Gruppen von Geweben so, daß die Aufteilung auf Wirkstrom und (verlustlosen) kapazitiven Strom in jedem Gewebe im gleichen Verhältnis stattfindet. Ein HF-Strom, der zwei Gewebewürfel wie in Abbildung 18a in Reihe durchströmt, heizt die Gewebe proportional zu ihren spezifischen Widerständen ϱ. Es gibt kein Gewebe, das ein HF-Strom rein kapazitiv und damit verlustlos, d. h. ohne Erwärmung, durchfließt.

Wärmewirkungen

Für die Praxis muß die Heizleistung nicht in genauen Zahlen ausgedrückt werden. Man muß nur einwandfrei abschätzen können, in welchem Verhältnis zwei gemeinsam behandelte Gewebe mit unterschiedlichem Wassergehalt erwärmt werden (*Tab. 2*). Seit langem sind für derartige Überlegungen Zweischichten-Modelle üblich, an denen sich die wichtige Frage beantworten läßt, wie gut die besserleitenden Gewebeschichten hinter einer kräftigen subkutanen Fettgewebeschicht erwärmt werden. Damit wird gleichzeitig die Sonderstellung der Diathermie unter den Wärmebehandlungen belegt, denn konventionelle Wärmebehandlungen führen hinter der schlecht wärmeleitenden subkutanen Fett-

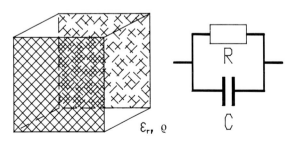

Abb. 18 Würfel mit 1 cm Kantenlänge aus Körpergewebe mit den elektrischen Materialkonstanten ε_r und ϱ (links, a). Die Ein- und Austrittsflächen des hochfrequenten Stroms sind schraffiert.
Elektrische Ersatzschaltung aus Widerstand R und Kondensator C (rechts, b)

Tabelle 2 Vereinfachte Übersicht über die Relation wichtiger Stoffkonstanten im Bereich der Diathermiefrequenzen für zwei Gruppen von Körpergeweben

Gewebeart	Wassergehalt relativ	Dichte d kg/dm^3	spezifische Wärmekapazität c kJ/kg	spezifischer Widerstand relativ)	Permittivitätszahl (relativ)
Muskel Blut, inn. Organe	hoch*	1 bis 1,1	3,5 bis 4	niedrig	hoch
Fett Spongiosa	niedrig	0,9 bis 1,25	2 bis 3	hoch	niedrig

* Die Bezeichnung hoch bedeutet bis zu 10fache Zahlenwerte gegenüber niedrig.

schicht nur zu geringen Temperatursteigerungen. Die Übertragung der so erhaltenen Wärmeverteilung auf den lebenden Organismus ist nur qualitativ zulässig, da der Wärmeabtransport über den Blutkreislauf am Phantom nicht korrekt berücksichtigt werden kann.

Die erwähnte Betrachtung zur relativen Erwärmung verschiedener Gewebe bei Diathermie muß getrennt für die drei Applikatoren des Kondensatorfeldes, des Spulenfeldes und des Strahlenfeldes durchgeführt werden. Hier seien nur die Hilfsmittel dargestellt.

Fall 1. Liegt die zu betrachtende Gewebeschicht in einem Stromfeld mit gleicher Stromdichte j (Stromstärke/Querschnitt) in benachbarten, aber verschiedenen Geweben ($\varrho_1 \neq \varrho_2$), so berechnet sich die Heizleistung pro Einheitsvolumen V (dem Volumen des Würfels in Abb. 18 z. B.) nach

$$P1/V = j^2 * \varrho_1 \quad \text{und} \quad P2/V = j^2 * \varrho_2.$$

Im Stromfeld mit für beide Gewebe (zumindest annähernd) gleicher Stromdichte wird das weniger gut leitende Gewebe stärker erwärmt als das besser leitende.

Fall 2. Dabei liegen die beiden zu betrachtenden Gewebearten in einem elektrischen Wechselfeld mit für beide Würfel gleichem Betrag E der elektrischen Feldstärke. Dann berechnet sich die jeweilige Heizleistung pro Volumen V nach folgender Formel:

$$P1/V = E^2/\varrho_1 \quad \text{und} \quad P2/V = E^2/\varrho_2.$$

Im elektrischen Wechselfeld mit für beide Gewebe (zumindest näherungsweise) gleichem Betrag der Feldstärke wird das besser leitende Gewebe stärker erwärmt als das weniger gut leitende Gewebe. Die geschilderte Überlegung bewährt sich in der Begründung der typischen Erwärmungsmuster, die an geschichteten Gewebemodellen für die verschiedenen Verfahren der HF-Therapie gemessen wurden.

Das Kondensatorfeld (kapazitive Ankopplung)

Das Kondensatorfeld kann nur bei niedrigen Frequenzen benutzt werden. Es findet sich daher nur in der Kurzwellentherapie. Als Elektroden sind starre Ausführungen mit kreisscheibenförmigen Platten und schmiegsame rechteckige, in Weichgummi isolierte Kondensatorplatten erhältlich. Die Kondensatorplatten werden paarweise am zu erwärmenden Körperteil befestigt. Dabei wird zwischen der Hautoberfläche und der Metallelektrode eine Distanz von 0,5 bis etwa 4 cm eingehalten, der Elektroden-Haut-Abstand (EHA).

Das Schema der idealisierten Kondensatorfeldbehandlung an einem dreischichtigen Gewebemodell aus Fett- und Muskelgewebe (*Abb. 19*) zeigt die homogene Durchströmung des Modells infolge korrekt angepaßter Größe der Kondensatorplatten. Der hochfrequente Wechselstrom

5 Physikalische und physiologische Prinzipien der Elektrotherapie

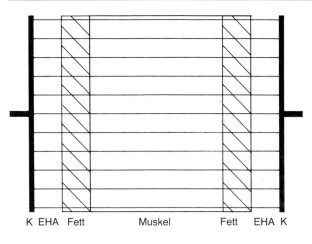

K EHA Fett   Muskel   Fett EHA K

Abb. 19 Schnittbild einer Kurzwellen-Kondensatorfeld-Behandlung am geschichteten Gewebephantom

aus dem Kurzwellengerät fließt im Modell mit überall gleicher Stromdichte von Kondensatorplatte zu Kondensatorplatte. Es liegt hier also Fall 1 von S. 76 vor:

▶ Im Kondensatorfeld wird subkutanes Fettgewebe stärker erwärmt als das tieferliegende gutleitende Gewebe der Muskulatur und innerer Organe.

Bei geschickter Anbringung der Elektroden können im Kondensatorfeld aber auch die weniger gut leitenden Gelenkbestandteile nennenswert erwärmt werden. Dies gelingt bei Längsdurchströmung von Extremitäten. Die in Abbildung 3 nicht gezeichnete Hautschicht ist ebenfalls gutleitend, sie wird entsprechend weniger erwärmt als das subkutane Fettgewebe. Dieser Umstand muß bei der korrekten Einstellung der jeweiligen Behandlungsintensität (Erwärmungsrate) unbedingt berücksichtigt werden, worauf auch im Abschnitt über die Dosierung der Hochfrequenztherapie hingewiesen wird.

Das Spulenfeld (induktive Ankopplung)
Spulenfeld-Applikatoren gibt es als kleine Spulen mit wenigen Spulenwindungen in einem Isolierstoffgehäuse, die wie eine Elektrode gehandhabt werden, als aus dem Induktionskabel eigenhändig gebildete Spule und als größere Einheit, deren Spulenwindungen in dreiteiligen klappbaren Kunststoffumhüllungen untergebracht sind. Auch Spulen können nur am Kurzwellengerät verwandt werden. Der HF-Strom aus dem Kurzwellengerät durchfließt die Spule und erzeugt ein hochfrequentes Magnetfeld, wie es das Schema in Abbildung 20 bei der Behandlung des geschichteten Gewebemodells darstellt. Hochfrequente Magnetfelder induzieren (ebenfalls hochfrequente) elektrische Wirbelfelder: ringförmig um jede (gedachte) Linie des magnetischen Feldes geschlossene elektrische Felder. Die Wirbelfelder liegen senkrecht zu den magnetischen Feldlinien, also auch (annähernd) senkrecht zu den Schichtengrenzen im Gewebemodell (*vgl. Abb. 20*). Benachbarte verschieden gut leitende Gewebe sind daher annähernd der gleichen elektrischen Feldstärke ausgesetzt. Zur Abschätzung der relativen Erwärmung in den beiden Gewebearten des Modells dient hier Fall 2 von S. 76:

▶ Die Spulenfelder der Kurzwellentherapie erwärmen die tieferliegenden gutleitenden Gewebe der Muskulatur und von inneren Organen besser als das weniger gut leitende subkutane Fettgewebe.

Das gutleitende Hautgewebe wird ebenfalls stark erwärmt.

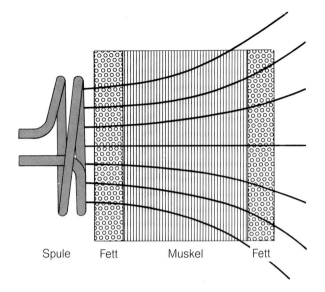

Abb. 20 Schnittbild einer Kurzwellen-Spulenfeld-Behandlung am geschichteten Gewebephantom

Spule   Fett   Muskel   Fett

Das Strahlenfeld
Strahlenfeld-»Elektroden« können nur zur Dezimeterwellen- und Mikrowellentherapie genutzt werden. Dezimeterwellen haben etwa die sechsfache Wellenlänge verglichen mit Mikrowellen, daher bestrahlen technisch gleich konstruierte Strahler Felder mit einem Größenunterschied von ebenfalls sechs zu eins. Dezimeterwellen eignen sich eher für große, Mikrowellen vorzugsweise für kleinere Bestrahlungsfelder. An diesen grundsätzlichen Unterschied sollte man bei der Geräteauswahl stets denken, obwohl Sonderkonstruktionen von Strahlenfeld-Elektroden ihn verkleinern.

Die verschiedenen Formen der Rund-, Lang- und Großfeldstrahler sind sämtlich Distanzstrahler. Sie werden mit Abständen von 5 bis 15 cm zur Körperoberfläche eingesetzt. Für die Mikrowellengeräte gibt es außerdem kleine Kontaktstrahler, die mit geringerer Geräteleistung betrieben werden und zur Erwärmung engumschriebener Felder benutzt werden. Bei Bestrahlung im Bereich des Gesichtsschädels sollten sie ausschließlich verwendet werden, um schädliche Überwärmungen der Augenlinse zu vermeiden.

Im Strahlenfeld werden die Körpergewebe mit einer elektromagnetischen Welle (Radiowelle) bestrahlt, wie schematisch in Abbildung 21 dargestellt ist. Die Körpergewebe absorbieren die Welle und werden dadurch erwärmt. Die sich mit der elektromagnetischen Welle ausbreitenden elektrischen Felder entstehen (und vergehen) jeweils senkrecht zur Ausbreitungsrichtung der Welle (der Richtung, in der bestrahlt wird) und damit parallel zu den Schichtengrenzen in Abbildung 21.

Die relative Erwärmung benachbarter Gewebe mit verschiedener elektrischer Leitfähigkeit kann nach Fall 2 von S. 76 abgeschätzt werden. Benachbarte Gewebe unterschiedlicher elektrischer Leitfähigkeit sind etwa der gleichen elektrischen Feldstärke ausgesetzt.

▶ Im Strahlenfeld werden die tieferliegenden Gewebe der Muskulatur und innerer Organe stärker erwärmt als das in Bestrahlungsrichtung davorliegende subkutane Fettgewebe.

Das elektrisch gut leitende Hautgewebe wird ebenfalls gut erwärmt.

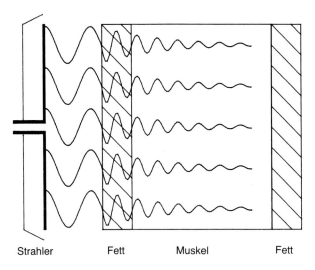

Abb. 21 Schnittbild einer Strahlenfeld-Behandlung am geschichteten Gewebephantom

Strahler   Fett   Muskel   Fett

Weitere Unterschiede zwischen Dezimeter- und Mikrowellentherapie

Elektromagnetische Wellen werden an Schichtengrenzen reflektiert. Die für die HF-Therapie bedeutsamste Schichtengrenze zwischen dem subkutanen Fettgewebe und den besser leitenden tieferen Schichten muß daher auch in dieser Hinsicht betrachtet werden, wenn größere Dicken des subkutanen Fettgewebes im Strahlenfeld liegen. Die Reflexion eines Anteils der Welle bildet mit der einfallenden Welle eine stehende Welle aus, deren erstes Intensitäts- (und damit auch Erwärmungs-) Maximum um ein Viertel der Wellenlänge im Gewebe vor der reflektierenden Gewebegrenze liegt. Bei Mikrowellen beträgt dieser Abstand etwa 1 cm, das erste Maximum der stehenden Welle liegt damit häufig innerhalb der subkutanen Fettschicht. (Man beachte den Unterschied zwischen der Wellenlänge in Luft und in Geweben; im Gewebe ist die Wellenlänge etwa 1/3 bis 1/7 derjenigen in Luft oder Vakuum) (*vgl. Tab. 1*). Bei Dezimeterwellen beträgt der Abstand das Sechsfache, hier wirkt sich eher das Intensitätsminimum in der Nachbarschaft der reflektierenden Gewebegrenze mindernd auf die dort stattfindende Erwärmung aus. Man spricht von besonderer thermischer Entlastung des Fettgewebes.

Typische Erwärmungsmuster

Die in Behandlungsrichtung in die Körpergewebe hineinreichenden oder den Körper vollständig durchmessenden Erwärmungen sind in Abb. 22 für die verschiedenen Hochfrequenzbehandlungen verglichen. Es ist ersichtlich, daß außer dem Kurzwellen-Kondensatorfeld jede andere Methode eine begrenzte Reichweite in die Tiefe der Körpergewebe hat. Tiefenerwärmung meint hauptsächlich nennenswerte Erwärmung hinter der zu durchdringenden Schicht des subkutanen Fettgewebes. Unter diesem Gesichtspunkt steht die Kondensatorfeldbehandlung in einer Rangordnung der Verfahren zur Tiefenerwärmung wohl an letzter Stelle. Andererseits ist das Kondensatorfeld die flexibelste HF-Anwendung. Mit der Plattengröße läßt sich in weiten Grenzen die Größe des jeweils behandelten Feldes bestimmen. Weitere Variation ist durch Quer- oder Längsdurchflutung möglich. Die Muster der Temperaturverteilung sind auch im lebenden Organismus ähnlich wie in Abb. 22.

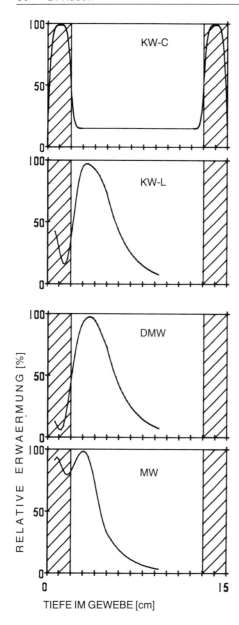

Abb. 22 Verteilung der Erwärmung im Körpergewebe bei vier verschiedenen Verfahren der Hochfrequenztherapie. Einer Vereinbarung entsprechend sind etwa diejenigen Verteilungen der Temperaturanstiege angegeben, die sich nach drei Minuten Behandlung mit der höchsten Apparateleistung ergeben

Dosierung

Diathermie gehört zu den Wärmebehandlungen mit eingeprägter Wärmedosisrate: Abhängig von der Geräteleistung wird jeder Volumeneinheit im behandelten Gebiet während der Behandlungsdauer ein bestimmter, zeitlich konstanter Wärmestrom (= Dosisleistung) zugeführt. Die Temperatur der behandelten Gewebe steigt beständig an. Die Messung der Wärmeströme oder der Temperaturveränderungen während der Therapie ist praktisch nicht durchführbar. Zur korrekten Einstellung der Apparateleistung zieht man daher die Angaben des Patienten über die subjektive Warmempfindung unter der Behandlung heran. Damit wird zwar nur die Hauterwärmung erfaßt, aber es wird von einer festen Relation zwischen dieser und der Erwärmung tieferer Gewebe ausgegangen.

Das praktische Vorgehen sei hier kurz zur Verdeutlichung geschildert: zunächst wird mit einer nach der Erfahrung gewählten Einstellung behandelt. Nach frühestens etwa einer Minute wird der Patient über die Stärke seiner Warmempfindung aufgrund der in der verflossenen Zeit erreichten Temperatursteigerung in der Haut befragt. Je nach gewünschter Dosisleistung und der Auskunft des Patienten über die Warmempfindung wird für die weitere Behandlung dann die Apparateleistung verringert, beibehalten oder erhöht. Für Behandlungen mit Kurz- und Mikrowellen können dabei nach *Schliephake* vier Stufen der Dosisleistung (Stufe I bis IV in *Abb. 23*) unterschieden werden, die von unmerklicher bis zu starker, aber noch gut erträglicher Hauterwärmung reichen. Bei Dezimeterwellenbestrahlungen ist die Miterwärmung der Haut stets geringer. Die Erwärmung tieferer Gewebe ist bei gleichen Angaben des Patienten also stärker als bei den anderen Verfahren. Darauf nimmt die separate Zuordnung für Dezimeterwellen im Dosierungsschema Rücksicht.

Die empfohlene Vorbehandlungszeit bis zur Festlegung der endgültigen Apparateeinstellung sollte vor allem bei denjenigen Behandlungen ausreichend lang bemessen

5 Physikalische und physiologische Prinzipien der Elektrotherapie 81

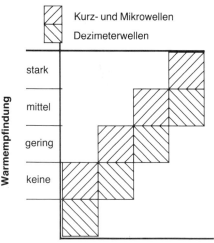

Abb. 23 Dosierungsschema für Hochfrequenzbehandlungen

sein, die deutliche Wärmeentwicklung im subkutanen Fettgewebe zeigen. Die Haut wird dabei ja teilweise erst sekundär erwärmt.

Die Ultraschalltherapie

Das Ultraschall-Therapiegerät erzeugt eine hochfrequente elektrische Spannung der auf S. 72 angegebenen Frequenz. Der Schallkopf wandelt die elektrische Spannung mittels des reziproken piezoelektrischen Effekts zu einer mechanischen Schwingung seiner Frontfläche mit gleicher Frequenz. Wird die Frontfläche gut an die Haut angekoppelt, so dringt eine Ultraschallwelle in die Körpergewebe ein. Als Koppelsubstanzen zwischen Schallkopf und Hautoberfläche eignen sich Substanzen mit ähnlicher mechanischer Impedanz wie Körpergewebe, vor allem Wasser, wässrige Gele und Paraffinöl. Moderne Geräte zeigen gute Ankoppelung z. B. durch Verlöschen von Lämpchen an. Die Ultraschall-Leistung wird als Leistungsdichte in Watt je Quadratzentimeter Schallkopf-Frontfläche (auf den Geräten meist »Dosis«, in der Literatur häufig »Intensität« genannt) angegeben. Nach internationalen Sicherheitsbestimmungen darf kein Gerät höhere Leistungsdichten als 3 W/cm^2 abgeben. Damit liegen die höchsten verfügbaren Leistungen bei etwa 15 bis 20 Watt.

Ultraschall und Körpergewebe
Die für die *Ausbreitung* des Ultraschalls in Körpergeweben wichtigen Gewebeeigenschaften sind *Schallwiderstand* (genauer: Schallwellenwiderstand = mechanische Impedanz) und *Ultraschallabsorption*. Anders als bei hochfrequenten elektrischen Strömen haben alle Weichteilgewebe annähernd den gleichen Schallwellenwiderstand, die Ultraschallwelle überwindet eine Grenze zwischen verschiedenen Weichteilgeweben ohne stärkere Reflexion. Knochengewebe hat einen deutlich höheren Wellenwiderstand, hier treten starke Reflexionen auf.

Die Angabe hoher oder niedriger Absorption beschreibt, wie weit die Ultraschallwelle in ein Gewebe einzudringen vermag und – damit zusammenhängend – in welchem Ausmaß längs des Weges durch das Gewebe Wärme entwickelt wird. Fettgewebe absorbiert Ultraschall nur schwach, es wird wenig Wärme entwickelt. Weichteilgewebe mit höherem Wassergehalt absorbieren etwa viermal stärker. Im gleichen Maß wird vermehrt Wärme erzeugt. Die Halbwertsdicke von Ultraschall mit 800 kHz beträgt hier etwa 1,7 bis 3,5 cm, das ist deutlich mehr als die entsprechenden Werte von Dezimeterwellen oder Mikrowellen. Am stärksten wird Ultraschall von Knochengewebe absorbiert, je nach dessen Struktur etwa zehnmal so stark wie von Muskelgewebe. Entsprechend klein ist die Eindringtiefe von Ultraschall in Knochengewebe.

Die *Verteilung der Erwärmung* bei Ultraschall-Diathermie an einem Phantom mit einer Folge von Gewebeschichten, wie etwa am menschlichen Oberschenkel, zeigt Abb. 24.

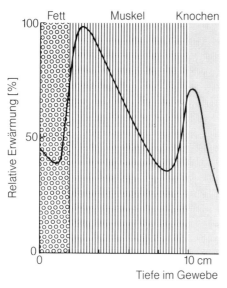

Abb. 24 Verteilung der Erwärmung in einem geschichteten Gewebephantom nach Ultraschallbehandlung (Frequenz: 800 kHz bis 1 MHz). Zum Begriff der Erwärmung vgl. Abb. 22

Die *Reichweite* der Ultraschallbehandlung ist für kleine Körperteile zu groß. Aus diesem Grund wurde wohl die erwähnte höhere Frequenz von 3 MHz vorgesehen. Bei 3 MHz sind die Reichweiten des Ultraschalls in den Körpergeweben etwa ein Drittel, verglichen mit derjenigen bei 800 kHz bis 1 MHz. Entsprechende Ultraschall-Therapiegeräte eignen sich daher ganz besonders für die Behandlung kleiner Extremitätengelenke.

Modifizierung der Wärmewirkung
Dem therapeutischen Ultraschall wird neben den Wärmewirkungen auch eine Mikromassage der Gewebe zugeschrieben. Bei der Ultraschalltherapie haben daher auch Impulsanwendungen einen Sinn. Damit lassen sich entsprechend dem Tastverhältnis des Impulsschalls (Impulsdauer/Periodendauer) die Wärmewirkungen reduzieren. Die mechanischen Wirkungen bleiben dagegen wie bei Dauerschall der gewählten Intensität entsprechend bestehen.

Ultraschall kann auch im Wasserbad appliziert werden, alle Schallköpfe sind wasserdicht. Zweckmäßigerweise schallt man dabei aus einer gewissen Distanz auf die zu behandelnde Körperpartie, dann liegt das unvermeidliche Interferenzfeld (Gebiet mit örtlich höherer und niedrigerer Schalleistung unmittelbar vor dem Schallkopf) außerhalb des Körpers. Man braucht den Schallkopf nicht wie bei direktem Kontakt (über eine Koppelsubstanz) mit der Haut massierend hin und her zu bewegen, um örtlich zu starke Einwirkungen zu vermeiden.

Die manchmal behauptete besonders ausgeprägte Erwärmung von Nervengewebe durch Ultraschall entbehrt jeder Begründung. Wahrscheinlich ist sie durch Interpretation von »Therapieversuchen« an kleinen Labortieren entstanden. Die dabei im Wirbelkanal beobachteten Überhitzungen sind aber indirekt entstanden, durch starke Erhitzung der Wirbelkörper!

Implantierte Metallteile – eine wichtige Kontraindikation der Hochfrequenzbehandlung

Metallteile in den zu behandelnden Körperteilen, auch an der Körperoberfläche, verbieten eine HF-Behandlung im unmittelbaren Bereich des Metalls, weil örtlich starke Überhitzungen zu befürchten sind. Dies bedeutet auch, wie schon angedeutet, daß vor HF-Behandlung alle am Körper getragenen Metallteile zu entfernen sind.

Ultraschall darf auch bei Anwesenheit von Metallteilen gegeben werden. Er wird von Metallteilen im Gewebe weder stark absorbiert noch reflektiert.

Phototherapie
N. Seichert

Definition

Im Gegensatz zur Kurzwellen-Therapie (f = 27.3 MHz), die eine Behandlung im hochfrequenten elektrischen (Kondensatorfeldmethode) oder magnetischen Feld (Spulenfeldmethode) darstellt, handelt es sich bei der Strahlenfeld-Therapie (f = 434 MHz und f = 2450 MHz) um die Wirkung elektromagnetischer Wellen der genannten Frequenzen auf den Organismus (*vgl. S. 70ff.*). Noch höherfrequente elektromagnetische Wellen aus der Umgebung des sichtbaren Spektralbereichs (Licht) kommen im Rahmen der Phototherapie zum Einsatz.

Physikalische Grundlagen

Die elektromagnetischen Wellen konnten erst Anfang dieses Jahrhunderts mit Hilfe der Quantentheorie beschrieben werden: Es sind Schwingungen des elektrischen und des magnetischen Feldes, die sich im Vakuum und in der Luft mit konstanter Geschwindigkeit (»Lichtgeschwindigkeit« $c = 3 \cdot 10^8$ m/s) geradlinig ausbreiten. Wellenlänge λ und Frequenz f gehorchen der Beziehung.

$$\lambda * f = c$$

In vielen Eigenschaften entsprechen sie vollkommen dem klassischen Wellenbild, d. h. die wellenspezifischen Phänomene wie Reflexion, Brechung und Interferenz treten analog den mechanischen Wellen (z. B. Wasserwellen), auf. Mit zunehmender Frequenz (d. h. mit abnehmender Wellenlänge) werden jedoch Eigenschaften, die dem klassischen Teilchenbild entsprechen, immer deutlicher. Dies ist die »Quantelung« der elektromagnetischen Wellen in kleinen »Paketen« oder »Korpuskeln«: den Photonen. Die Photonen sind sozusagen die Elementarteilchen der elektromagnetischen Strahlung.

Das Spektrum der elektromagnetischen Wellen umfaßt den weiten Bereich (nach steigender Frequenz geordnet) von Funk- und Radiowellen über Mikrowellen und Licht bis hin zu Röntgen- und radioaktiver γ-Strahlung. Radio- und Mikrowellen entsprechen noch vollkommen dem klassischen Wellenbild, bei Licht tritt der Dualismus Welle/Teilchen in Erscheinung und bei der harten Röntgen- und γ-Strahlung überwiegt der korpuskuläre Charakter.

Alle diese Phänomene sind elektromagnetische Wellen und gehorchen den gleichen physikalischen Gesetzen. Sie unterscheiden sich lediglich durch ihre Frequenz. Die *Energie* elektromagnetischer Strahlung ist nicht zu verwechseln mit deren *Intensität*: Jedes Photon der Frequenz f

Tabelle 3 Spektrum der elektromagnetischen Strahlung
$\lambda \cdot f = c, c = 3 \times 10^8$ m/s

	Radio-, Mikrowellen →	IR	Licht Sonne	UV	Röntgen-,	γ-Strahlung	kosmische Strahlung →

Frequenz (Hz) →	10^6 10^8 10^{10} 10^{12} 10^{14} 10^{16} 10^{18} 10^{20} 10^{22} 10^{24}

λ (m) ←	10^2 1 10^{-2} 10^{-4} 10^{-6} 10^{-8} 10^{-10} 10^{-12} 10^{-14} 10^{-16}

Energie (eV) →	10^{-8} 10^{-6} 10^{-4} 10^{-2} 1 10^2 10^4 10^6 10^8 10^{10} 10^{12}

10^3 Hz = 1 kHz; 10^6 Hz = 1 MHz; 10^9 Hz = 1 GHz
10^{-3} m = 1 mm; 10^{-6} m = 1 µm; 10^{-9} m = 1 nm; 10^{-12} m = 1 pm
10^3 eV = 1 keV; 10^6 eV = 1 MeV;   1 eV = $1.6 \cdot 10^{-19}$ Joule

hat die definierte Energie E=h*f (h ist das *Planck*sche Wirkungsquantum, eine Naturkonstante); die Intensität der Strahlung wird dagegen durch die Anzahl der Photonen bestimmt. Die Energie elektromagnetischer Strahlung ist also proportional deren Frequenz und umgekehrt proportional der Wellenlänge. Für Licht heißt das: Die Energie h*f definiert die »Farbe« oder Frequenz, die Anzahl der Photonen die »Helligkeit« oder Intensität des Lichts.

Nur der schmale Ausschnitt von etwa $4*10^{14}$ bis $8*10^{14}$ Hz (entspricht dem Wellenlängenbereich von ca. 780 nm bis 380 nm) des elektromagnetischen Spektrums ist ein adäquater Reiz für das visuelle System des Menschen (sichtbarer Spektralbereich). Die unterschiedlichen Frequenzen werden als Farbe empfunden, die genannten Grenzen entsprechen dem Eindruck »Rot« bei der Wellenlänge $\lambda=780$ nm (1nm = 10^{-9} m) und »Blau« bzw. »Violett« bei $\lambda=380$ nm. Entsprechend nennt man die daran angrenzenden Bereiche *Infrarot (IR-)* und *Ultraviolett (UV-) – Strahlung* und unterteilt sie in Abhängigkeit ihrer relativen Nähe zum sichtbaren Licht in die Untergruppen A, B und C (*vgl. Kap. 10*). Diese Unterteilung ist historisch begründet; sie orientiert sich an den Transmissions- und Reflexionseigenschaften optischer Gläser.

Von Interesse für die Lichttherapie in der Physikalischen Medizin ist neben dem sichtbaren Licht die IR-Wärmestrahlung, die UV-Bestrahlung und seit einiger Zeit auch das Licht der sog. Soft-Laser-Therapie.

Die langwellige IR-Strahlung besitzt eine niedrigere Energie als sichtbares Licht, die kurzwellige UV-Strahlung entsprechend eine höhere. Dies ist der Grund für die unterschiedliche Wirkung dieser elektromagnetischen Wellen auf den Organismus.

Die Infrarot-(IR-) Therapie

Als Infrarot (IR)- oder Wärmestrahlung bezeichnet man das weite Spektrum elektromagnetischer Strahlung zwischen 10^6 nm und 780 nm Wellenlänge. Diese Wellen werden vom Körper absorbiert und erzeugen dabei, ganz analog der HF-Diathermie, Wärme. Die zugrundeliegenden Prozesse sind nicht mehr mit den elektrischen Phänomenen bei niedrigeren Frequenzen vergleichbar, das Resultat, Wärme, ist jedoch dasselbe. Der wesentliche Unterschied liegt in der Eindringtiefe: Die Absorption der Strahlungsenergie findet bei IR-Bestrahlung praktisch ausschließlich in den obersten Hautschichten statt. Damit ist das räumliche Erwärmungsmuster vergleichbar dem bei der Applikation von Wärmepackungen. (Eine Wärmepackung bewirkt jedoch einen anderen zeitlichen Verlauf der Erwärmung als eine IR-Bestrahlung: Während die Wärmepackung eine abrupte Hauterwärmung mit anschließender langsamer Abkühlung durch Wärmeverluste an die Umgebung verursacht, erzeugt die IR-Bestrahlung bei konstanter Wärmezufuhr eine allmähliche Temperatursteigerung. Eine Abkühlung findet erst nach Abschalten des IR-Strahlers statt).

Den Unterschied zwischen HF-Diathermie und IR-Bestrahlung kann man an einem praktischen Beispiel gut demonstrieren: während ein Hähnchen im »normalen« Backofen (= IR-Grill) »außen knusprig, innen saftig« gerät, wird es im Mikrowellenherd (f = 2450 MHz!) ohne äußere Überhitzung »von innen heraus« gleichmäßig durchgegart. Im ersten Fall erkennt man die starke Absorption der Energie an der Oberfläche, im zweiten die bessere »Tiefenwirkung« der Mikrowellenbestrahlung.

Bei der therapeutischen Anwendung treten diese Unterschiede im Absorptionsverhalten nicht so deutlich in Erscheinung wie bei der Bestrahlung toter Materie: Die intrakorporale Konvektion – im wesentlichen über den Blutkreislauf – sorgt für einen sehr effizienten Abtransport und damit für die Verteilung der Wärme. Trotzdem gilt, daß bei der Hochfrequenzbestrahlung eine größere Wärmefreisetzung in vergleichsweise tieferen Schichten stattfindet, entsprechend wird die IR-Therapie primär zur oberflächlichen Erwärmung eingesetzt.

Die Ultraviolett-(UV-)Therapie

Das auf der Erdoberfläche auftreffende natürliche Sonnenlicht enthält neben IR-Strahlung und sichtbarem Licht auch Anteile von UV-A und UV-B (die UV-C-Komponente wird von der Erdatmosphäre absorbiert, *vgl. Abb. 25*). Diese UV-Strahlung ist für das UV-Erythem, den »Sonnenbrand«, und für die anschließende Schutzpigmentierung der Haut, die »Sonnenbräune«, verantwortlich.

UV-Strahlung wird praktisch vollständig in der obersten Hautschicht absorbiert. Wegen ihrer höheren Quantenenergie kann sie direkt mit bestimmten Atomen wechselwirken und diese ionisieren oder »anregen« (z. B. photoelektrischer Effekt bei Solarzellen). Dadurch können chemische Reaktionen in veränderter Form ablaufen, was sowohl stimulierend als auch schädigend auf den Organismus wirken kann.

Wegen dieser direkten Wechselwirkung toleriert der Körper nur eine wesentlich geringere UV-Dosis (ca. 1/1000) als bei IR-Bestrahlung. Dem entsprechen auch die relativen UV- und IR-Intensitäten im natürlichen Sonnenspektrum (*Abb. 25*). Wegen dieser niedrigen Toleranzgrenze ist die thermische Wirkung der UV-Bestrahlung vernachlässigbar.

Die Laser-Therapie

›Laser‹ ist ein Kunstwort (**l**ight **a**mplification by **s**timulated **e**mission of **r**adiation) und bezeichnet eine besondere Form von künstlichen Lichtquellen: das emittierte Licht ist
- monochromatisch und
- kohärent.

Die *Monochromasie* bedeutet, daß nur Licht einer definierten Wellenlänge emittiert wird. Dies ist zwar näherungsweise auch durch Filterung »normalen« Lichts zu erreichen, jedoch ist die Frequenzunschärfe oder »Bandbreite« bei Laserlicht wesentlich geringer als bei gefiltertem Licht.

Mit (zeitlicher) *Kohärenz* bezeichnet man die Eigenschaft, daß alle Atome der Lichtquelle phasengleich emittieren: Die Lichtwellen stehen in fester Phasenbeziehung zueinander (analog dem Bewegungsablauf bei einer Rudermannschaft). Mit kohärentem Licht lassen sich überraschende Resonanz- und Interferenzeffekte erzeugen (z. B. Holographie).

Eine Folge der zeitlichen ist die räumliche Kohärenz, dank der man kohärentes Licht extrem bündeln (fokussieren) kann. Kohärentes Licht zeigt eine sehr geringe Divergenz: ein Lichtbündel fließt auch über große Entfernungen nur wenig auseinander (vgl. meßtechnische Anwendungen des Laserlichts, z. B. Landvermessung, Entfernungsmessung etc.).

Mit kohärentem Licht lassen sich sehr hohe Energiedichten durch Fokussierung auf eine sehr kleine Fläche erzielen. Dies ermöglicht die bekannten, materialzerstörenden Anwendungen von Laserlicht in Technik und Medizin.

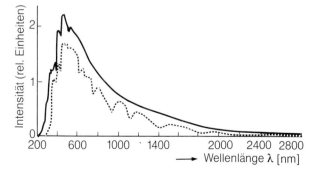

Abb. 25 »*Natürliches« Sonnenspektrum an der Grenze der Atmosphäre (durchgezogen) und an der Erdoberfläche (gestrichelt). (Schematische Darstellung)*

Der Chirurgische Laser (hohe Leistungsdichte)

Im Rahmen der medizinischen Anwendung unterscheidet man (nach abnehmender Leistungsdichte) chirurgische (Lasertomie), endoskopische und ophthalmologische (Laserkoagulation) und dermatologische Laser-Verfahren. In jüngerer Zeit werden Laser auch vermehrt zur Krebsbekämpfung erprobt.

Die wichtigsten medizinischen Lasertypen sind:

▸ Kryptonionenlaser (λ = 413–799 nm)
▸ Argonionenlaser (λ = 454–514 nm)
▸ Neodym-Yttrium-Aluminium-Granat (NdYAG) – Laser (λ = 1060 nm, bei Frequenzverdoppelung 530 nm)
▸ CO_2-Laser (λ = 10600 nm)

Bei einem Strahldurchmesser von ca. 1 mm liegen die Leistungsdichten bei 10^4 bis 10^6 W/cm². Die dabei auftretenden, lokal hohen Temperaturen (bis ca. 500 °C) führen zur Karbonisierung des Gewebes bzw. zur Verdampfung und Aufspaltung der Bestandteile.

Der Soft-Laser (niedrige Leistungsdichte)

In der Physikalischen Medizin wird seit einiger Zeit eine andere Form der Lasertherapie propagiert: der »Soft«- (»athermische«) Laser. Angeboten werden im wesentlichen zwei Typen: der Helium-Neon (HeNe)-Laser mit kontinuierlicher Emission bei 632.8 nm Wellenlänge (rot) und verschiedene Infrarot-Laser (meist GaAlAs-Dioden) mit gepulster Emission im Bereich um 900 nm Wellenlänge (nahes Infrarot, unsichtbar).

Die effektive Leistung dieser Laser liegt bei wenigen Milliwatt. (Angaben von bis zu hundert Watt bei gepulsten Lasern beziehen sich lediglich auf die Impulsspitzenleistung! Da die Pausendauer mit ca. 1 ms hierbei etwa 5000mal so lang ist wie die extrem kurze Impulsdauer von ca. 200 ns, ergibt sich auch hier für die effektive Leistung ein Wert von wenigen Milliwatt.) Eine eigene Bezeichnung für diesen gepulsten Lasertyp einzuführen (oft wird vom »Mid-Laser« gesprochen, einem Laser mittlerer Energie), ist irreführend und nicht gerechtfertigt.

Die relevante Leistungsdichte (d. h. Leistung pro bestrahlter Fläche) reduziert sich nochmals dadurch, daß meistens eine einfache, divergente Optik oder Mechanik (*scanner*) für die Ausleuchtung einer größeren Fläche sorgt (Ausnahme: Laser-»Akupunktur«).

Diese extrem niedrige Leistungsdichte erklärt auch die Bezeichnung »athermische« Laser: die Gewebeerwärmung ist so minimal, daß sie weder sensorisch noch meßtechnisch erfaßt werden kann.

Der beschriebenen Form der Lasertherapie wird von ihren Befürwortern eine günstige Wirkung bei einer Vielzahl von Indikationen zugeschrieben. Als Begründung dienen Erfolgsberichte in Form von Kasuistiken und offenen Studien, sowie der Hinweis (ohne genauere Erklärung) auf die »biostimulierende Wirkung« des Laserlichts. Der HeNe-Laser wird meistens zur Oberflächentherapie, die IR-Laser häufig auch zur Behandlung tieferliegender Prozesse empfohlen (behauptete »wirksame Eindringtiefe«: bis zu 8 cm).

Aus wissenschaftlicher Sicht kann weder die Monochromasie noch die Kohärenz der Laserstrahlung als ursächliches Prinzip für die behaupteten Wirkungen angesehen werden. Mit großer Sicherheit auszuschließen sind irgendwelche Wirkungen in Gewebetiefen von 1 cm oder tiefer: Laserlicht zeigt identisches Absorptionsverhalten wie »normales« Licht derselben Wellenlänge. Die Halbwerttiefe, d. h. die Tiefe, in der noch die Hälfte der Anfangsintensität vorhanden ist, liegt für die Absorption von Licht der Wellenlängen 600 nm bzw. 900 nm deutlich unter 1 mm (gilt in etwa für Haut- und Muskelgewebe, *vgl. Abb. 26*). In Tab. 4 ist der nicht absorbierte Anteil für homogenes Gewebe bis zur 10fachen Halbwerttiefe schematisch dargestellt. Bei einer angenommenen Halbwerttiefe von 1 mm ist in 1 cm Gewebetiefe deutlich weniger als 1 % der Anfangsintensität vorhanden!

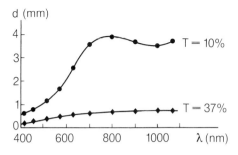

Abb. 26 Transmission von Licht (Wellenlänge 400 bis 1100 nm) durch menschliche Haut. Aufgetragen ist die Schichtdicke, nach der noch 37 % bzw. 10 % der Anfangsintensität vorhanden ist. (Aus: Haina, D. et al. Laser 83, Optoelektronik in der Medizin hrsg. v. W. Waidelich. Springer, Berlin, Heidelberg, New York, 1984)

Tab. 4 Relativer Energieverlust bis zur zehnfachen Halbwerttiefe bei Bestrahlung eines homogenen Mediums. Angenommene Halbwerttiefe: 1 mm. (Gilt in etwa für die Absorption von sichtbarem Licht in menschlicher Haut).

E (%)	100	50	25	12	6	3	1,5	0,8	0,4	0,2	0,1
d (mm)	0	1	2	3	4	5	6	7	8	9	10

Bezüglich der Wirkung auf oberflächliche Hautläsionen ist die Lasertherapie der Bestrahlung mit konventionellem Licht gleichwertig, wenn auch dieses so niedrig dosiert wird, daß keine meßbare Erwärmung auftritt. Das Wirkprinzip der Laser-Bestrahlung läßt sich demnach rational nicht ableiten, die klinische Anwendung ist abzulehnen.

Literatur

1. *Bromm, B.*: Reizwirkung mittelfrequenter Wechselstromimpulse und gleichlanger Rechteckströme am markhaltigen Nerven. Pflügers Archiv 291 (1966) 249–260
2. *Edel, H.*: Fibel der Elektrodiagnostik und Elektrotherapie. 5. Aufl., Müller & Steinicke, München 1983
3. *Günther, R. u. H. Jantsch*: Physikalische Medizin. Springer, Berlin 1982
4. *Licht, S. (Hrsg)*: Therapeutic Electricity and Ultraviolet Radiation. Waverly Press, Baltimore, Maryland (USA) 1967
5. *Reidenbach, H. D.*: Hochfrequenz- und Lasertechnik in der Medizin. Springer, Berlin 1983
6. *Senn, E.*: Die gezielte Wiedereinführung der Wechselstromtherapie. Eular, Basel 1980

B Praktischer Teil

6 Galvanische Anwendungen

R. Becker-Casademont

Unter Galvanotherapie versteht man die Behandlung mit konstantem elektrischen Gleichstrom.

Wirkungen

Hyperämie

Die Hyperämie, die unter dem Einfluß galvanischen Stromes an der Haut auftritt, bleibt streng auf den Bereich unter den Elektroden beschränkt, grenzt sich scharf von der Umgebung ab und kann die Zeit der Anwendung um mehrere Stunden überdauern. Bei empfindlichen Personen läßt sich noch am nächsten Tag am betreffenden Ort leichter ein Erythem provozieren als an anderer Stelle. Ob auch in der Muskulatur eine therapeutisch nutzbare Durchblutungssteigerung erzielt wird, ist umstritten. Ebenfalls ist nicht abgeklärt, ob die Hyperämie durch Reizung vasoaktiver Nervenfaserendigungen, durch Verschiebung des pH-Wertes im Mikromilieu auf Grund einer Polarisierung von Zellstrukturen, direkte Beeinflussung der glatten Muskulatur, Freisetzung vasoaktiver Substanzen, Elektrolyseprodukte oder eine Kombination mehrerer dieser Mechanismen erfolgt.

Analgesie

Eine weitere Wirkung besteht in der Analgesie, die im Laufe der Behandlung einsetzt und ebenfalls über die Zeit der Anwendung hinaus anhält. Diese Analgesie soll unter der Anode wegen der hyperpolarisierenden Wirkung auf Nervenendigungen und Nervenfasern besonders deutlich sein. Die Erfahrung und auch die Umpolungsversuche *Kowarschiks* lehren jedoch, daß auch unter der Kathode und teils auch im durchflossenen Gebiet eine Schmerzdämpfung eintritt. Dies mag u. a. darin begründet sein, daß der Körper kein idealer Leiter ist mit einer einzigen Stromeintritts- und -austrittsstelle. Vielmehr wird eine große Zahl von Körperzellen, also in Serie geschaltete Widerstände, passiert. Dies bedingt eine große Anzahl virtueller Elektroden bzw. Stromeintritts- und -austrittsstellen. Der analgetische Effekt des Gleichstromes wird besonders bei den hydrogalvanischen Anwendungen wirksam, da hier die effektive Elektrodenfläche und damit der den Volumenleiter durchfließende Gesamtstrom sehr groß ist.

Weitere Wirkungen

Einige andere Wirkungen, die dem galvanischen Strom zugeschrieben werden, sind für die praktische Anwendung weniger von Bedeutung oder in ihrer Effektivität umstritten.

Die Erscheinung des *Galvanotropismus*, d. h. der Ausrichtung von Froschlarven parallel zu den Feldlinien des Stromes, oder auch der *Galvanonarkose* bzw. des *Galvanotetanus*, also der Lähmung bzw. Verkrampfung der Muskulatur eines Frosches im elektrischen Bad, sind seit dem vorigen Jahrhundert bekannt. *Holzer u. Scheminsky* beschrieben 1943 auch an Menschen prinzipiell ähnliche Veränderungen, u. a. werde der Patellarsehnenreflex im Sinne einer Steigerung bzw. Abschwächung je nach Polung des Stromes beeinflußt. So soll bei anodennaher Lage der Zellkörper im Rückenmark die Auslösung einer peripherwärts laufenden Erregung gehemmt werden. Daher findet man in der hydrogalvanischen Therapie zur Dämpfung der motorischen Erregbarkeit die absteigende Polung (Anode am Kopf-, Kathode am Fußende) und umgekehrt, die aufsteigende Polung zur Erregbarkeitssteigerung. Doch ist wohl das menschliche Nervensystem zu kompliziert und miteinander verwoben, um eine solche Begründung therapieeffizient werden zu lassen. Beweisende klinische Studien zur dämpfenden bzw. erregenden Wirkung des galvanischen Stromes im Bereich des ZNS stehen noch aus. Peripher kann hingegen nach einer Galvanisation eine Herabsetzung der motorischen Schwelle beobachtet werden. Daher begründet sich die Vorgalvanisation vor stimulierenden Behandlungen.

Ob die Wirkung elektrischen Gleichstromes auf die Trophik im Sinne einer Heilungsbeschleunigung von Wunden, Ulzera, Knochenfrakturen, wie öfters beschrieben wird, tatsächlich ein eigenständiges Wirkungsprinzip oder vielmehr eine sekundäre Wirkung über die Durchblutungsverbesserung und Änderung des Ionenmikromilieus darstellt, ist umstritten.

Anwendungstechnik

Prinzipiell ist bei der Anwendung elektrischen Gleichstromes zu beachten, daß sich die abgegebene Dosis immer nach subjektiven, nicht nach objektiven Kriterien richtet. Das typische Stromgefühl, das an zahlreiche Nadelstiche erinnert, darf sich nicht zum unangenehmen Brennen oder gar zu Schmerzen steigern. Wenn also ein Patient bei einer Galvanisation aus welchem Grund auch immer nicht in der Lage ist, solche Angaben zuverlässig zu machen, ist er von der Behandlung auszuschließen. Daher muß auch über Hautarealen, die in ihrer sensiblen Versorgung gestört sind, die Stromdosierung besonders vorsichtig erfolgen; es darf keinesfalls eine höhere Stromdichte als $0,1$ mA/cm^2 gewählt werden. Im Zweifelsfall sollte die Behandlung unterbleiben.

Zu beachten ist, daß durch das Eindringen von Wasser in die Haut unter der Behandlung eine Widerstandsabnahme und damit bei Constant-Voltage- (CV-)Geräten ein erhöhter Stromfluß eintritt, der aber durch eine gleichzeitige sensible Adaptation des Patienten möglicherweise nicht wahrgenommen wird.

Grundsätzlich unterscheidet man zwischen lokal-elektrischen, hydrogalvanischen und iontophoretischen Anwendungen.

Lokal-elektrische Galvanisation

Voraussetzung nahezu jeder physikalischen Anwendung ist die ruhige, entspannte, sichere Lagerung. Auch sollten kleine Hautverletzungen unter den Elektroden, an denen wegen des erniedrigten Hautwiderstandes schmerzhafte Stromverdichtungen entstehen können, mit Vaseline abgedeckt werden.

Bei der lokal-galvanischen Anwendung werden *Metallelektroden* (meist Zinnblech; vielfach werden allerdings auch selbstklebende, gel-beschichtete Einmalelektroden benützt) zur Vermeidung von Verätzungen mit einem *Viskoseschwamm* unterpolstert, der die Elektrode allseits ca. 1 cm überragen soll. Zu beachten ist, daß die effektive Elektrodenfläche entsprechend der Schwammgröße anwächst.

Der Schwamm muß gleichmäßig durchfeuchtet sein und soll unter der Behandlung nicht austrocknen.

Zwischen den Anwendungen sind die Einlegeschwämme von elektrolytischen Zersetzungsprodukten zu reinigen, meist reicht kräftiges Ausspülen unter fließendem Wasser; sie müssen jedoch aus hygienischen Gründen regelmäßig desinfiziert und erneuert werden. Elektroden und Schwämme sollen gut befestigt sein und dürfen nicht verrutschen. In der Regel wird dies durch Sandsäcke, Lochgummibänder oder Binden erreicht, oft auch mit Saugglocken, die über einen konstanten oder intermittierenden Sog einen zusätzlichen massageähnlichen Effekt ausüben. Zu bedenken ist dabei, daß durch den Anpreßdruck der Saugglocken der Übergangswiderstand von der Elektrode zur Haut verringert wird und damit – zumindest bei CV-Geräten – die Stromstärke steigt. Ein intermittierender Saugdruck bewirkt damit eine Amplitudenmodulation des Stromes.

Die Elektroden können gleich groß sein oder als differente (kleinere) und indifferente (größere) Elektroden angelegt werden. Unter der differenten Elektrode wird sich dann die Hauptwirkung wegen der größeren Stromdichte abspielen.

Die Elektroden können im Längsverlauf eines peripheren Nerven liegen (z. B. bei radikulärer Symptomatik bei Diskusprolaps), quer, sagittal oder längs an Gelenken (z. B. Kniegelenksbeschwerden) oder direkt an Schmerzpunkten angebracht sein (*Abb. 1*). Bei einer Schmerzpunktapplikation sollte die differente Elektrode kleiner sein als die indifferente, die an einer beliebigen Körperstelle liegen kann. Bei Fazialisparesen wird häufig eine spezielle geformte Elektrode, die »*Bergonie*sche Maske«, eingesetzt zur Durchblutungsförderung der mimischen Gesichtsmuskulatur. Sie kann damit eine nachfolgende krankengymnastische Behandlung vorbereiten.

Die *Stromdosis* wird einschleichend bis auf den Endwert geregelt, als oberer Grenzwert gilt etwa 0,1–0,2 mA/cm^2 an der differenten Elektrode. Für die erste Anwendung sollte eine sensibel lediglich schwellige Dosis gewählt werden. Das Abschalten des Stromes erfolgt ebenfalls zur Vermeidung von sensiblen und motorischen Reizeffekten (Muskelzuckungen) ausschleichend. Die Polung des Stromes spielt in der Regel keine Rolle; doch da beschrieben wird, daß bei Thrombosen auf Grund des elektroosmotischen Effektes eine schnellere Anlagerung und Fixierung des Thrombus an die Gefäßwand erfolgen soll, muß hier auf eine gleichbleibende Polung bei aufeinanderfolgenden Anwendungen geachtet werden. Ansonsten empfiehlt sich nach der Hälfte der ca. sechs- bis zwölfminütigen Anwendungszeit eine Umpolung, die bei den meisten Geräten als auto-

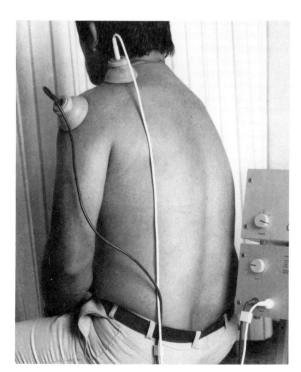

Abb. 1 Galvanotherapie mit Saugglocken im Schulterbereich

matischer Vorgang geschaltet werden kann. Dadurch wird die Verätzungsgefahr durch Elektrolyseprodukte gesenkt.

Bei *serieller Anwendung* der Galvanisation neigt das dem Strom ausgesetzte Hautareal zum Austrocknen. Besonders bei hydrogalvanischer Anwendung wird dann schnell fälschlicherweise von einer »Stromallergie« gesprochen. Hier hilft eine entsprechende Hautpflege. In hartnäckigen Fällen muß eine Behandlungspause eingelegt werden.

Zu Beginn einer Serie von zehn bis 15 Behandlungen werden eher kleinere Dosen, kürzere Stromflußzeiten und kürzere Behandlungsintervalle gewählt. Auch hier gilt wie oft in der Physikalischen Medizin als Faustregel: bei akuten Zuständen und hoher Empfindlichkeit geringe Dosis, aber häufigere Sitzungen, bei chronischen höhere Dosierung, größere Intervalle. Eine Serie sollte nicht über 20 bis 24 Behandlungen hinausgehen, dann ist eine längere Pause einzulegen.

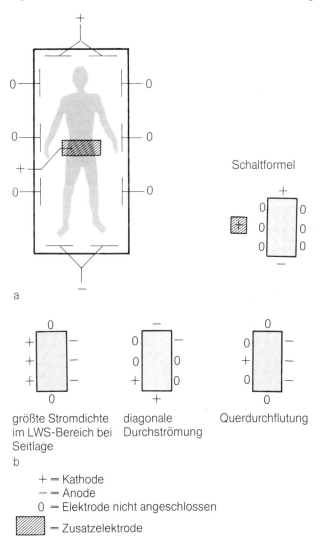

+ = Kathode
− = Anode
0 = Elektrode nicht angeschlossen
▨ = Zusatzelektrode

Abb. 2 Therapie im Stangerbad

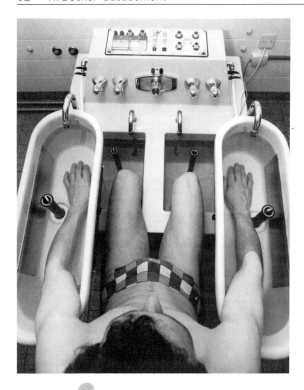

Abb. 3 Therapie im Zellenbad

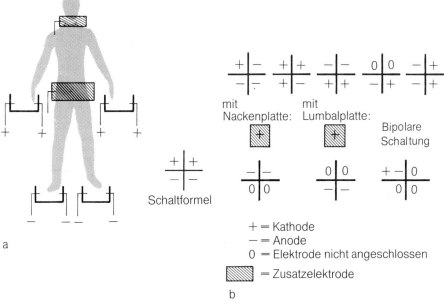

Abb. 4 Beispiele für Schaltmöglichkeiten im Zellenbad (jede Zelle besitzt zwei seitliche Elektroden; Nacken- oder Lumbalplatte sind als Zusatzelektroden möglich)

Hydrogalvanische Anwendungen

Bei den hydrogalvanischen Anwendungen (Stangerbad, Zellenbad) addieren sich zu den Wirkungen des elektrischen Stromes die hydrostatischen Effekte des Wassers. Durch den Auftrieb, den ein menschlicher Körper im Vollbad erfährt, reduziert sich sein Gewicht auf ca. ein Zehntel des Ausgangsgewichtes (Kopf außerhalb des Wassers). Durch eine den Befunden und therapeutischen Zielen angepaßte Wassertemperatur können gleichzeitig thermische Effekte zum Tragen kommen.

Das Wasser wirkt als großflächige Elektrode, so daß hohe Stromstärken auftreten. Allerdings fließt im *Stangerbad* in Abhängigkeit von der Leitfähigkeit des Wassers nur ein Teil (ca. 10 bis 30 %) des gesamten Stromes durch den Körper, der Rest durch das Wasser. Die Polung im Stangerbad erfolgt in der Regel von kranial (+) nach kaudal (−). Durch geschickte Schaltung der Elektroden (zu der Kopf- und Fußelektrode je drei seitliche Elektroden, evtl. eine lumbale Zusatzelektrode) kann im schmerzhaften Bereich eine möglichst hohe Stromdichte erreicht werden (*Abb. 2*).

Das *Zellenbad* (*Abb. 3*) hat ähnlich wie das Stangerbad Wasserelektroden, bietet also ebenfalls große Stromeintritts- und -austrittsflächen, unterscheidet sich aber prinzipiell vom Stangerbad dadurch, daß der ganze abgegebene Strom den Körper durchfließt. Die Ausnahme stellt die bipolare Schaltung einer Zelle dar, dies käme einer »Stangerbad-Teilanwendung« gleich (*Abb. 4*). Das Zellenbad ist besonders für bewegungsbehinderte Personen geeignet, die nicht in das Stangerbad einsteigen können, oder für Personen, bei denen aus kardio-pulmonalen Gründen Kontraindikationen gegen ein Vollbad bestehen.

Da bei hydrogalvanischen ebenso wie bei lokal-elektrischen Anwendungen Hautreizungen und Hauttrockenheit auftreten können, ist bei empfindlichen Personen ein *Kleiezusatz* im Bad empfehlenswert. Sonstige Badezusätze, speziell zur Veränderung des elektrischen Widerstandes, sind nicht notwendig, normales Leitungswasser hat meist eine ausreichende Leitfähigkeit. In manchen Städten ist jedoch das Leitungswasser nicht mineralisiert, so daß hier Salzzusätze verwendet werden müssen. Auch Gerbsäure oder das ebenfalls gerbende Tannin erhöhen die Leitfähigkeit des Wassers; gerade diese Eigenschaft führte zur Entwicklung des elektrischen Bades durch den Gerbermeister *Stanger*, nach dem das hydrogalvanische Bad seinen Namen erhielt.

Eine Anwendung dauert ca. 20 Minuten, eine Nachruheperiode kann allerdings den therapeutischen Effekt deutlich erhöhen, sie sollte daher mit zur Verordnung gehören.

Sollte nach vier bis sechs Bädern keine klinische Besserung erzielt sein, müssen Befund und Verordnung nochmals überprüft werden.

Iontophorese

Die Wirksamkeit iontophoretisch, d. h. mit Hilfe elektrischen Stromes, eingebrachter Medikamente ist spätestens seit dem berühmten Kaninchenversuch von *Leduc* unumstritten, als das von der Anode her eingebrachte Strychnin das Kaninchen tötete, das unter der Kathode applizierte Strychnin aber wirkungslos blieb.

Grundsätzlich ist zwar zu bedenken, daß bei iontophoretischen Applikationen galvanische und medikamentöse Wirkungen auftreten, die oft nicht scharf zu trennen sind, daß aber die Indikation zur Iontophorese durch das Medikament gestellt wird und somit der Strom primär nur Transportfunktion besitzt.

Entsprechend muß die Applikationstechnik (*s. a. Kap. 5*) gewählt werden. Eine Iontophorese kann allerdings nicht nur mit galvanischem Strom, sondern jeder monopolaren Stromform, also auch diadynamischen Strömen erfolgen. Die Elektroden sollten groß genug sein (50 cm^2 und mehr), um dem Medikament eine möglichst große Fläche zum Eindringen in die Haut zu bieten. Salben (trotz ihres meist hohen elektrischen Widerstandes verwendet), Gele oder Lösungen können gegenüber Elektrode und Schwamm durch eine elektrisch leitende Cellophan-Folie (nach *Pratzel*) getrennt werden, die einerseits den Schwamm gegen Verunreinigung durch das Medikament, andererseits das Medikament gegen Wasser aus dem Schwamm schützt. Für Lösungen werden auch gerne getränkte Vliestücher verwendet. Die Applikationszeit muß lang genug gewählt werden und sollte (bis auf einige Ausnahmen, z. B. Histamin) 10 bis 15 Minuten nicht unterschreiten.

Von der Anode her können u. a. Acetylcholin, Adrenalin (1 %), Histamin (0,1 %), Hyaluronidase, Chondroitinsulfat oder Procain (1 % bis 2 %) eingebracht werden, von der Kathode her Salicylate (3 %), Hirudin oder Nikotinsäure (3 %). Die angegebenen Konzentrationen stellen lediglich Anhaltswerte dar und haben nur Bedeutung für die Aufrechterhaltung einer relativ hohen Medikamentenkonzentration gegenüber der im Laufe der Iontophorese in zunehmendem Maße einwandernden Fremdionen aus der Hornschicht.

Histamin wird zur lokalen Reizbehandlung bei therapieresistenten Schmerzpunkten empfohlen (Quaddelbildung möglich; cave Histaminschock bei disponierten Personen), Procain zur Analgesierung oberflächlicher Haut- und Gewebsschichten.

Die Iontophorese ist bislang die optimale Methode, um Hirudin durch die unverletzte Haut in den Körper einzubringen. Hirudin, Heparin und Heparinoide werden durch Iontophorese mit gutem Erfolg zur Behandlung von oberflächlichen Thrombophlebitiden, Distorsionen und Hämatomen eingesetzt. So ist über die therapeutische Wirkung der Medikamente eine Fülle von Indikationen denkbar, doch muß, wie in Kap. 5 ausgeführt, bedacht werden, daß eine Anreicherung des Medikamentes durch Iontophorese primär in Haut und evtl. Subkutis stattfindet, während tiefergelegene Prozesse erst über die Diffusion oder vor allem die systemische Verteilung des Medikamentes erreicht werden können.

Die meisten Anwendungen der Iontophorese erfolgen in der Orthopädie. Nichtsteroidale Antiphlogistika, Antirheumatika, Analgetika wie Salicylsäure, Indometacin, Fenamat u. a. werden in großem Umfange mit Iontophorese zur Behandlung von Insertionstendopathien und Arthropathien bei entzündlich-rheumatischen oder degenerativen Erkrankungen eingesetzt. Das Prinzip ist jedoch umstritten; auch die Befunde über Wirkstoffkonzentrationen im Gelenkbereich sind widersprüchlich. Ob die früher durchgeführte so genannte transzerebrale Magnesiumiontophorese bei Apoplex tatsächlich vasospastiklösend und damit durchblutungsverbessernd wirkt, ist sehr zu bezweifeln.

Die *Kontraindikationen* richten sich nach den Nebenwirkungen der Medikamente sowie zusätzlich nach den Kontraindikationen der galvanischen Therapie.

Prinzipiell ist auch eine iontophoretisch geförderte Einschleusung von Medikamenten über das Zellenbad (monopolare Schaltung) möglich, doch ist eine solche Applikationsform bislang als Routineanwendung nicht üblich; sie wäre auch wegen des höheren Medikamentenverbrauchs vergleichsweise unwirtschaftlich.

Spezielle diagnostische Anwendungen

Hier ist zu unterscheiden zwischen
▶ Maximalpunktsuche und
▶ Hautleitwertbestimmung

Mit einer kleinen differenten, beweglichen Elektrode können, besonders auch, wenn diese Elektrode mit einem Ultraschallapplikator gekoppelt ist, *Punkte maximaler Empfindlichkeit* (sog. trigger points) gesucht werden. Diese Punkte sollen sich nicht nur durch eine verminderte Schmerzschwelle, sondern auch durch eine sofort einsetzende Rötung bemerkbar machen und in der Folge einer Therapie, z. B. mit Gleichstrom (oder auch diadynamischem Strom) und Ultraschall, aber auch lokalen Injektionen, besonders zugänglich sein. Der reflektorische Zusammenhang solcher Maximalpunkte mit speziellen Krankheitsbildern, u. a. auch Wirbelsäulensyndromen, ist jedoch nicht geklärt, bislang nicht reproduzierbar hergestellt und kann daher nicht generell als diagnostisch-therapeutische Möglichkeit empfohlen werden.

Die *Bestimmung des Hautleitwertes*, d. h. des reziproken elektrischen Hautwiderstandes, mit Gleichspannung wurde vor einigen Jahrzehnten als einfach auszuführende, diagnostische Möglichkeit angesehen. Gerade in letzter Zeit kommt diese Methode mit verbesserten Geräten wieder in die Diskussion. Wie Untersuchungen aus unserem Hause belegen, zeigt der Hautleitwert im Vergleich großer Kollektive durchaus signifikante Unterschiede auf. So besitzen Tumorpatienten im fortgeschrittenen Stadium deutlich niedrigere Leitwerte als gesunde Personen. Für den Einzelfall ist jedoch auf Grund der großen Streubreite eine sichere, differentialdiagnostisch verwertbare Aussage nicht möglich.

Gefahren

Zur Vermeidung von Nebenwirkungen unter der Therapie müssen, wie schon erwähnt, einige Vorsichtsmaßnahmen beachtet werden. Das plötzliche Einschalten oder Unterbrechen des Stromflusses (z. B. auch das Anheben von Elektroden) entspricht einem Reizstromimpuls und bewirkt motorische und sensible Reaktionen. Daher darf im Zellenbad bei monopolarer Schaltung die Extremität während der Behandlung nicht aus dem Wasser herausgenommen werden (hier fließt sonst die gesamte Strommenge durch eine immer kleiner werdende Kontaktfläche Wasser-Körper; es treten dann sogenannte Spitzeneffekte mit starken Stromverdichtungen auf). Im Stangerbad kommt dieser Effekt nicht zum Tragen, da mit dem Heraussteigen aus dem Bad bei geschlossenem Stromkreis immer weniger Strom durch den Körper fließt; im Querschnitt durch den Stromleiter, den Wasser und Körper bilden, wird der relative Anteil des Körpers immer weniger. Somit erfolgt praktisch ein »Ausschleichen« der Intensität.

Weiterhin müssen Nebenwirkungen im Sinne einer Verätzung der Haut durch Laugen- oder Säureeinwirkung vermieden werden. Dies kann durch ausreichende Unterpolsterung von Metallelektroden vermieden werden. Nekrosen durch Elektrolyseprodukte sind sehr hartnäckig und haben eine schlechte Heilungstendenz. Bei hydrogalvanischen Anwendungen entstehen an den Elektroden zwar ebenfalls Elektrolyseprodukte; sie werden aber im Wasser so stark verdünnt, daß keine schädigende Wirkung mehr auftritt; bei bipolarer Schaltung (im Stangerbad) neutralisieren sie sich überdies gegenseitig.

Auf Metallimplantate im Behandlungsfeld ist wegen der Möglichkeit elektrolytischer Gewebsschädigungen zu achten, besonders bei elektrodennaher Lage. Kleine Metallimplantate in der Körpertiefe, z. B. Intrauterinpessare, stellen im Stangerbad allerdings kaum eine Gefahrenquelle dar, wohl jedoch längere Metallteile in Längsrichtung des Stromflusses, da sie einen größeren Körperabschnitt praktisch widerstandslos überbrücken und damit zu Stromverdichtungen führen können.

Indikationen

Die Indikationen ergeben sich aus der Beschreibung der Wirkungscharakteristik des Gleichstromes, also besonders der Durchblutungsförderung (*Abb. 5*) und Schmerzstillung. Für die hydrogalvanischen Anwendungen kommen die gleichen Indikationen in Betracht wie für die lokal-elektrischen, wobei die Eigenschaften des Voll- und Teilbades therapeutisch gezielt eingesetzt werden können (z. B. bei der Therapie von Patienten mit Diskusprolaps oder Wirbelsäulenerkrankungen inklusive der Spondylitis ankylosans). Einen Ausschnitt aus dem weiten Indikationsbereich bietet

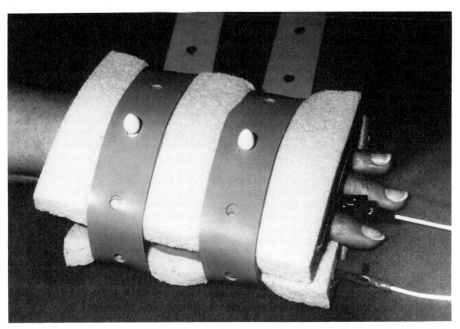

Abb. 5 Galvanotherapie zur Durchblutungsförderung bei peripheren funktionellen Durchblutungsstörungen

Tabelle 1 Indikationen der Gleichstromtherapie

Therapie-Ziel	Indikation
Durchblutungsförderung	funktionelle Durchblutungsstörungen Angioneuropathien arterielle Verschlußkrankheit Stadium I (IIa) nicht entzündlich oder bakteriell bedingte Schwellungen Fazialisparese
Schmerzstillung	Myalgie Neuralgie (Interkostal-, Trigeminus-) Wirbelsäulensyndrome Lumbago, Lumboischialgie Wurzelreizsyndrome inkl. Diskusprolaps Spondylitis ankylosans Polyneuropathie diffuse Schmerzsyndrome

Tabelle 1. Thrombosen ohne Entzündungszeichen sind eine spezielle Indikation für die lokal-galvanische Anwendung, Polyneuropathien für die hydrogalvanische.

Diffuse Schmerzzustände sind ebenfalls über die großflächigen Wasserelektroden des Stangerbades gut angehbar.

Als weitere Indikationen werden trophische Störungen angegeben oder auch der sog. Elektroschlaf, bei dem mit »absteigendem Strom« (positive Elektrode an der Stirn, negative im Nacken) die Schlafbereitschaft bis hin zur Elektronarkose gefördert werden soll.

Kontraindikationen

Eine Gleichstromtherapie ist kontraindiziert, wenn Metallteile (Osteosynthesematerial, Endoprothesen, Splitter u. a.) im Behandlungsfeld liegen. Über Hautveränderungen sollten ebenfalls keine Gleichstromanwendungen erfolgen. Auch Sensibilitätsstörungen stellen unter Umständen eine Kontraindikation dar; hier ist das Einregeln der Dosis nach subjektiven Kriterien nicht möglich, eine »übliche« mittlere Dosis wird aber oft nicht vertragen, da bei Sensibilitätsstörungen häufig Veränderungen auch anderer Hauteigenschaften gleichzeitig vorliegen, die die Stromempfindlichkeit verändern. Die meisten uns bekannt gewordenen Nebenwirkungen und Zwischenfälle in der Elektrotherapie beruhen auf der Nichtbeachtung oder Unterschätzung dieser Art der Gefährdung.

Bei arterieller Verschlußkrankheit spätestens ab Stadium IIb ist Gleichstrom nicht mehr erfolgversprechend.

Das hydrogalvanische Vollbad ist auf Grund der im Bad eintretenden Volumenverschiebung aus dem kompressiblen Niederdrucksystem des Körpers in den Thoraxraum für Patienten mit dekompensierter Herzinsuffizienz und/oder pulmonaler Hypertonie verboten.

Die allgemeinen Kontraindikationen der meisten physikalischen Anwendungen treffen auch für die Galvanotherapie zu (akute Entzündungen, konsumierende Erkrankungen, Emboliegefahr, M. *Sudeck* I etc.). Ein Herzschrittmacher gilt nur als Kontraindikation, wenn Gehäuse oder Kabel bzw. Elektrode im Behandlungsfeld liegen.

Literatur

1. *Edel, H.*: Fibel der Elektrodiagnostik und Elektrotherapie. Müller & Steinicke, München 1983
2. *Hille, H.*: Das elektrische Bad. Therapiewoche 15 (1975) 171–178
3. *Holzer, W. u. F. Scheminsky*: Die »funktionelle Polarität« im Rückenmark des Menschen. Z. Biol. 101 (1942/43) 101–108
4. *Korwaschik, J.*: Physikalische Therapie. Springer, Wien 1948
5. *Schnizer, W., Magyarosy, I., Gall, H., Manert, W., Kleinschmidt, J., Drexel, H. u. U. Dirnagl*: Die Beeinflussung der peripheren Durchblutung durch Kombination elektrotherapeutischer Stromformen. Z. f. Phys. Med. 10 (1981) 276–282

7 Niederfrequente Elektrotherapie (einschl. der zugehörigen Elektrodiagnostik)

R. G. A. Liebermeister

Die Anwendung elektrischer Impulse von einer Frequenz bis hinauf zu etwa 1000 Hertz wird als niederfrequente Elektrotherapie zusammengefaßt, weil diese Ströme die physiologische Eigenschaft haben, Reizströme zu sein. Solche Reizströme erzeugen impulssynchron ab einer bestimmten Schwellenintensität im motorischen System Muskelkontraktionen und im sensiblen System prickelnde, brennende Mißempfindungen, die als »Stromgefühl« bezeichnet werden.

Stromformen

Die historische Entwicklung der Elektrotherapie bedingt eine Reihe von Stromformen, die mehr aus technischen als aus physiologischen Überlegungen heraus entstanden sind. Heutzutage können alle gewünschten Formen von Amplitude, Impuls- und Pausendauer, Steilheit des Anstiegs und Abfalls und von symmetrischer oder asymmetrischer Verteilung des Stromes auf beide Polaritäten erzeugt werden. Für die differentialtherapeutische Anwendung sind jedoch nur wenige Variationen bedeutsam:

▸ der neofaradische Strom
▸ der diadynamische Strom
▸ unidirektionale (monopolare, monophasische) Stromformen
▸ bidirektionale (biphasische, bipolare) Stromformen
▸ der *Träbert*sche Ultrareizstrom
▸ stochastische Ströme
▸ Hochvolttherapie

Der *neofaradische Strom* besteht aus unidirektionalen Rechteckimpulsen von einer Millisekunde Dauer mit einer Pause von 19 Millisekunden, die Frequenz beträgt demnach 50 Hertz. Dieser Strom hat bei geringeren Intensitäten deutlichere Reizwirkungen als ein sinusförmiger Strom derselben Frequenz, es entstehen aber Elektrolyseprodukte unter den Elektroden. Der neofaradische Strom dient vor allem zur raschen Orientierung über die elektrische Erregbarkeit eines Muskels, da die sog. faradische Erregbarkeit nach Denervation verloren geht. Genauere Auskünfte gibt die I/t-Kurve (*s. S. 102*).

Eine zweite historisch begründete, aber häufig angewandte Stromform ist der *diadynamische Strom* nach dem französischen Zahnarzt *Bernard* (*1*). Es handelt sich um einweg- (monophasé fixe, MF) oder zweiweggleichgerichteten (diphasé fixe, DF), sinusförmigen Wechselstrom der Ausgangsfrequenz 50 Hertz plus einem überlagerten Gleichstrom (galvanische Basis). Die beiden Grundformen kommen einzeln oder in unterschiedlicher Kombination zur Anwendung (LP und CP) (*Abb. 1*).

Eigenschaften und Nutzen der diadynamischen Ströme sind mehrfach untersucht und werden weiter unten ausführlich besprochen.

Mit weiterer technischer Entwicklung wurden in Impuls- und Pausenlänge sowie in der Anstiegssteilheit variable, *unidirektionale* (*monopolare, monophasische*) Stromformen zu therapeutischen Zwecken zur Verfügung gestellt. Das ermöglichte eine gezielte Diagnostik mit dem Vergleich von elektrischer Erregbarkeit auf langsam ansteigende (Dreiecks-) Impulse (*Abb. 2 a, b*) und steil ansteigende (Rechtecks-) Impulse (*Abb. 2 c*). Die Variabilität der Parameter Stromstärke, Impulsdauer, Pausendauer und Anstiegssteilheit ist die Voraussetzung für eine gezielte, der individuellen Erregbarkeit angepaßte Elektrostimula-

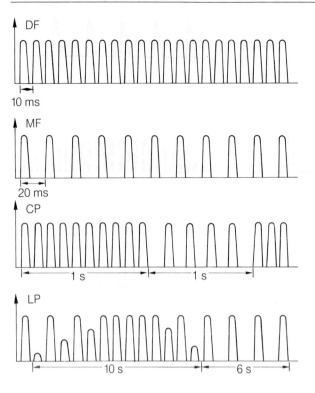

Abb. 1 Diadynamische Ströme nach Bernard (aus Edel (2)).
DF = diphasé fixe
MF = monophasé fixe
CP = courte période
LP = longue période

tion denervierter Muskeln (s. unten). Die genannten Impulse können einzeln oder in Serien abgegeben werden. Wenn eine Serie z. B. neofaradischer Impulse mit an- und abschwellender Amplitude von einer Pause gefolgt wird, bezeichnet man diese Stromform als »Schwellstrom«, welcher insbesondere bei Inaktivitätsatrophie von Muskeln Anwendung findet (*Abb. 2 d*).

Neuere Entwicklungen überstanden die historisch bedingte Abneigung gegen nullliniensymmetrische Wechselströme und führten zu *bidirektionalen* (*bipolaren, biphasischen*) Stromformen (*Abb. 2 e, f*), die keine Gefahr der Elektrolyse an den Elektroden mehr aufweisen, ohne auf die reizwirksame Form des Impulses zu verzichten. So bewährte sich z. B. ein schmaler Rechteckimpuls gefolgt von einem breiten, niedrigen Impuls in der Gegenrichtung ohne motorische Reizwirkung (*Abb. 2 f*). Die noch näher zu besprechenden Geräte zur Behandlung mittels transkutaner elektrischer Nervenstimulation (TENS) bedienen sich solcher Stromformen. Zur Muskelstimulation gedachte moderne Geräte verwenden auch nulliniensymmetrische, gleichgeformte Impulse jeweils als Doppelimpuls gekoppelt.

Der *Träbertsche Ultrareizstrom* wird wie die TENS-Behandlung zur Schmerzlinderung eingesetzt, jedoch nicht von Taschengeräten abgegeben. Es handelt sich um Rechteckimpulse von zwei Millisekunden Dauer mit fünf Millisekunden Pause, also insgesamt eine Frequenz von etwa 140 Hertz. Aus historischen Gründen und weil sie an den meisten älteren Niederfrequenzgeräten vorhanden ist, wird diese Stromform noch verwendet.

Um den Gewöhnungseffekt zu vermindern, der sich bei jeder länger anhaltenden Stromzufuhr mit regelmäßig eintreffenden Impulsen einstellt, wurden Impulsgeneratoren entwickelt, die nach zufälligem Muster, d. h. in nicht regelmäßiger Folge, Im-

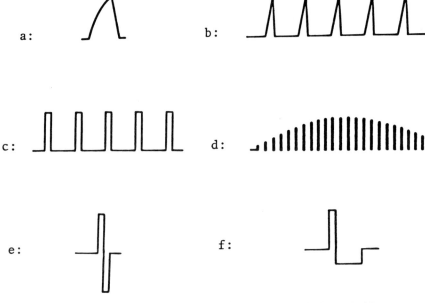

Abb. 2 Gebräuchliche Stromformen im Niederfrequenzbereich (schematisch)
a) und b) monopolare Dreieckimpulse: a) einzeln (Exponentialstrom), b) in Serie
c) Rechteckimpulse in Serie
d) Schwellstrom (Dreieckimpulse oder Rechteckimpulse)
e) und f) bipolare (bidirektionale) Rechteckimpulse
e) reizwirksam in beiden Polrichtungen
f) reizwirksam wie monopolarer Impuls, aber ohne elektrolytische Effekte

pulse abgeben, die *stochastischen Ströme*. Da diese häufig als unangenehm empfunden werden, sind sie wenig in Gebrauch.

Eine mehr durch Werbung als aus sachlichen Gründen neu herausgestellte Stromform ist die *Hochvolttherapie* (*s. S. 64*). Die in sie gesetzte Hoffnung, mit weniger Strom und damit weniger sensibler Belästigung mehr motorische Reizwirkung zu erzielen als mit konventionellen Niederfrequenzgeräten, hat sich nicht erfüllt. So gelten letztlich die gleichen Indikationsbereiche wie für andere Niederfrequenzanwendungen mit kurzen Impulsen, die z. B. keine Wirkung auf denervierte Muskeln haben.

Diadynamische Ströme

Da bei Anwendung der diadynamischen Ströme zum Teil Eigenschaften genutzt werden, die nicht für Reizströme, sondern für Gleichstrom typisch sind, sollen sie getrennt von den übrigen niederfrequenten Anwendungen besprochen werden.

Indikation

Folgende *Indikationen* der diadynamischen Ströme stehen im Vordergrund: Schmerzbehandlung, Resorptionsförderung und Verbesserung der Durchblutung.

7 Niederfrequente Elektrotherapie

Praktische Anwendung

Die empirisch gefundenen Wirkungsunterschiede von DF und MF in dem Sinne, daß MF stärker motorisch und sensibel reizend wirkt, werden in der Praxis ausgenutzt: Chronische Zustände, die eine Stoffwechselanregung vertragen, behandelt man eher mit MF (oder courte période, CP) und akute Zustände, bei denen mehr Analgesie und Resorptionsförderung erwünscht sind, eher mit DF (oder longue période, LP). Eine Erklärung für die unterschiedliche Wirkungsweise könnte von der Impulsform selbst hergeleitet werden (*Abb. 1*). Will man die analgetische Komponente der diadynamischen Ströme betonen, sollte man die höhere Frequenz (DF) wählen oder die galvanische Basis erhöhen.

Aus dem Gesagten läßt sich für die *praktische Anwendung* der diadynamischen Ströme (*s. Abb. 2*) ableiten, daß die Gefahren der Ionisierung unter den Elektroden wie beim Gleichstrom zu beachten sind und daß die Dosierung von der sensiblen und motorischen Schwelle bestimmt wird. Soll ein Bereich, z. B. ein Gelenk, quer- oder längsdurchströmt werden, sollte nach der Hälfte der Zeit umgepolt werden. Das verringert nicht nur die Verätzungsgefahr, sondern garantiert auch gleichmäßige Wirkung im durchströmten Bereich.

Bei der reinen *Schmerzbehandlung* empfiehlt es sich, eine kleinere »differente« Elektrode auf dem Schmerzpunkt oder im gleichen Segment zu plazieren. Die großflächige »indifferente« Elektrode kommt dann an einen beliebigen Körperteil. Unter der Vorstellung, einen Anelektrotonus, wie er an der Einzelzelle nachweisbar ist, auch im Gewebe erzeugen zu können, bevorzugt man als differente Elektrode die Anode. Da jedoch im Gewebe auch im Kathodenbereich virtuelle Anoden entstehen durch unterschiedliche Polarisierung der verschiedenen Gewebearten, läßt sich häufig mit der Kathode ein ebenso guter schmerzlindernder Effekt erzeugen wie mit

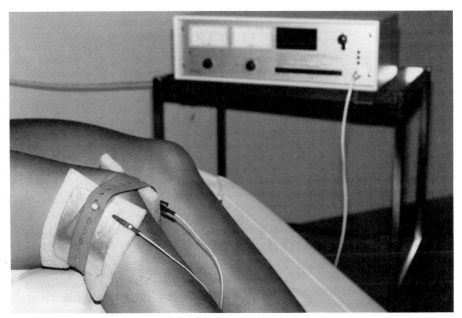

Abb. 3 Diadynamische Querdurchflutung des Kniegelenks, z. B. bei Reizerguß: Metallelektroden auf Schwämmchen, die leicht überstehen, befestigt mit einem Gummilochstreifen

der Anode. Im Zweifelsfalle sollte das Urteil des Patienten entscheiden.

Im akuten Fall wird man je nach Verträglichkeit die Intensität sensibel-schwellig bis -überschwellig wählen müssen, bei chronischen Schmerzen ist häufig eine Intensität, die gerade noch erträglich ist, am wirkungsvollsten. Ein rhythmisches Abwechseln der Stromformen, z. B. als LP oder CP, wird im allgemeinen als angenehmer empfunden als die reinen DF- oder MF-Anteile.

Steht die *Resorptionsförderung*, meist in Verbindung mit der Schmerzdämpfung, im Vordergrund des therapeutischen Interesses (s. *Abb. 3*), so z. B. nach Distorsionen, bei Gelenkergüssen oder bei Hämatomen, dann sollte der diadynamische Strom querdurchflutend mit gleich großen Elektroden an die betreffende Extremität herangebracht werden und nach der Hälfte der Zeit umgepolt werden. Wegen der unterschiedlich starken Reizwirkung der verschiedenen diadynamischen Stromformen wird empfohlen, allmählich von der Stromform DF über LP und CP nach MF überzugehen, um damit die Reizwirkung allmählich zu erhöhen und so eine, wie man annimmt, deutlichere Durchblutungsverbesserung zu erhalten. Exakte Untersuchungen zur Stützung oder Widerlegung dieser Vorstellung existieren wegen methodischer Schwierigkeiten nicht.

Eine *Durchblutungsverbesserung* der Haut mit deutlichem Erythem ist mit diadynamischen Strömen erreichbar. Soll allerdings die Muskeldurchblutung verbessert werden, so muß, wie auch bei anderen Reizströmen, die motorische Schwelle überschritten werden (*9*).

Reizstromdiagnostik

Prüfung der »faradischen Erregbarkeit«

Die Antwort von Muskeln auf niederfrequente Stromimpulse kann diagnostisch genutzt werden. Alte Tradition hat die Prüfung der »faradischen Erregbarkeit«, die zwischen denervierten und innervierten Muskeln unterscheiden läßt. Durch die Denervation geht den Muskeln die Erregbarkeit auf sehr kurze Impulse verloren, d. h. im Rahmen einer allgemeinen Schwellenanhebung der elektrischen Erregbarkeit reichen die zumutbaren oder an den Geräten einstellbaren Stromstärken zu einer motorischen Erregung schließlich nicht mehr aus.

Schwellenwertbestimmung

Eine differenziertere Diagnostik wird durch die sogenannte I/t- Kurve (*Abb. 4*)

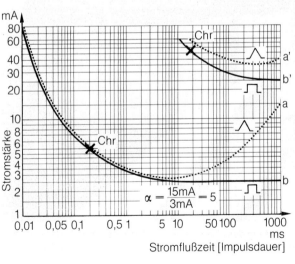

Abb. 4 Leicht schematisierte I/t-Kurven eines normal erregbaren Muskels für Rechteck- (b) und Dreieck- (a) Impulse und eines denervierten Muskels (Rechteck- b' und Dreieckimpulse a'). Chr. = Chronaxie, α = Akkommodabilitätsquotient des normal erregbaren Muskels (nach Edel (2))

ermöglicht, d. h. durch die Bestimmung der Minimalstromstärken, die bei vorgegebenen Impulsbreiten zu einer gerade sicht- und fühlbaren Kontraktion führen. In doppelt-logarithmischer Darstellung wird eine solche Kurve für Einzelimpulse von Rechteck- und Dreieckform erstellt. Drei Meßgrößen können aus ihr abgeleitet werden:

1. Die *Rheobase*. Sie ist die Minimalstromstärke für eine eben sicht- und fühlbare Kontraktion des Muskels durch Rechteckimpulse von 1 000 ms Dauer. Bei gesunder Muskulatur ist eine höhere Stromstärke meist erst bei Impulsen kürzer als 10 Millisekunden erforderlich. Die Dreieckimpulscharakteristik des gesunden Muskels zeigt jedoch nicht eine solche Basis, sondern einen ansteigenden Strombedarf für Impulse länger als etwa 100 Millisekunden (und wie bei den Rechteckimpulsen kürzer als 10 Millisekunden).
2. *Die Akkommodabilität*. So wird die Eigenschaft gesunder Muskulatur bezeichnet, sehr langsam ansteigenden Impulsen gegenüber mit geringerer Erregbarkeit zu reagieren. Sie hängt mit einer raschen Einstellung der Membrantransportmechanismen der Zellen auf den von außen zugeführten Strom zusammen. Denervierte Muskeln verlieren bald nach der Nervenschädigung diese Eigenschaft. Um die Akkomodabilität zahlenmäßig ausdrücken zu können, wird der *Quotient* gebildet aus Minimalstromstärke für einen Dreieckimpuls von 1 000 Millisekunden geteilt durch Minimalstromstärke für einen Rechteckimpuls derselben Dauer zur Erzeugung derselben gerade sicht- und fühlbaren Zuckung. Ein normaler Akkommodationsquotient liegt um 3–5, unter zwei ist Denervierung anzunehmen, bei totaler Denervierung nähert er sich eins. Für den Fall, daß die motorische Reizschwelle nur für Impulse bis 500 Millisekunden bestimmt werden kann, weil die sensible Belästigung noch längerer Impulse nicht toleriert wird, wird als Grenze des normalen Akkommodationsquotienten bei 500 Millisekunden 1,5 angenommen (nach *Jantsch* wird dafür die Bezeichnung »Reizungsdivisor« empfohlen).
3. Die *Chronaxie*. Darunter versteht man die zur Minimalkontraktion notwendige Impulsbreite bei doppelter Rheobasenstärke. Beträgt z. B. die Rheobase drei Milliampere, dann wird die Rechteckimpulsbreite bestimmt, die bei einer Stromstärke von sechs Milliampere nötig ist zur Erzeugung einer gerade sicht- und fühlbaren Muskelkontraktion. Die Chronaxie gilt als pathologisch über eine Millisekunde, bei kompletter Denervierung liegt sie zwischen zehn und 100 Millisekunden, nach langer Dauer des Prozesses auch darüber.

Über die drei genannten Größen hinausgehende Informationen der I/t-Kurve, wie z. B. Unregelmäßigkeiten, »Knicke« in der Kurve, können als Hinweise auf verschieden ansprechende Muskelanteile gesehen werden, wie z. B. bei inkompletter Denervierung.

Da die Bestimmung der Minimalstromstärke für eine Zuckung sehr von der Beurteilung abhängig ist, was schon als Zuckung des Muskels interpretiert wird und was noch nicht, sollte bei wiederholten I/t-Kurven, z. B. als Verlaufskontrolle einer Elektrostimulationsbehandlung, immer derselbe Untersucher die Kurve erstellen, wobei insbesondere auf gleiche Elektrodengröße und -position zu achten ist. Die genannten Schwierigkeiten schränken die Anwendung der I/t-Kurve bei wissenschaftlichen Fragestellungen ein.

Angesichts der heute allgemein gebräuchlichen EMG-Diagnostik hat die Bedeutung der I/t-Kurve nachgelassen, zumal nicht selten Diskrepanzen der beiden Methoden festgestellt werden. Jedenfalls erlaubt die I/t-Kurve eine Aussage über die Reizbarkeit der Muskulatur und ist damit die Grundlage für eine genaue Applikationsform der Reizstromtherapie (s. unten). Insbesondere eignet sich die I/t-Kurve zur Verlaufskontrolle während einer Elektrostimulationstherapie, da der elektrotherapeutisch Behandelnde ohne Weiterleitung an eine andere Person diese Kontrollen durchführen kann. Schließlich ist sie dann wertvoll, wenn ein Patient durch mangelnde Mitarbeit oder starke Schmerzreaktion eine exakte EMG-Diagnostik unmöglich macht.

Elektrostimulation des neuromuskulären Systems

Ein wesentliches Anwendungsgebiet niederfrequenter Ströme ist die Elektrostimulation von neuromuskulären Strukturen, insbesondere die Stimulation peripher denervierter Muskeln, sowie spastisch gelähmter Muskeln, nicht gelähmter Muskeln und glattmuskulärer Organe.

Denervierte Muskulatur

Trotz umfangreicher tierexperimenteller und klinischer wissenschaftlicher Arbeit hat sich bis heute die Frage nicht eindeutig klären lassen, ob eine Elektrostimulationsbehandlung denervierter Muskulatur vor Atrophie und schließlich irreversibler Schädigung der Myofibrillen bewahren kann. Eine Atrophieverzögerung wurde bei verschiedenen Tierspezies mit relativ hochdosierten Stromintensitäten, sehr langen Stimulationszeiten und meist nur über eingepflanzte Elektroden erreicht. Die wenigen klinischen Arbeiten in der Weltliteratur, die eine Atrophieverzögerung nachzuweisen scheinen, sind methodisch angreifbar. Andererseits konnte aber auch keine Schädlichkeit der Elektrostimulation bislang bewiesen werden. Eine Beeinflussung der Reinnervation selbst ist für Elektrostimulationsverfahren, die beim Menschen angewendet werden, weder in fördernder noch hemmender Richtung belegt. Trotz dieser kritischen Vorbemerkungen sollen die gebräuchlichen Methoden zur Elektrostimulation denervierter Muskeln besprochen werden.

Indikation. Diese stellen wir nach entsprechender EMG-Diagnostik für solche denervierten Muskeln, die prinzipiell Anschluß an reinnervierende Nerven bekommen können, aber noch keine solchen Willküraktionen aufweisen, daß über Oberflächen-EMG genügend hohe Amplituden zur Anwendung des Myofeedback-Verfahrens (*Kap. 12*) ableitbar sind. Sobald aktive Bewegungsübungen mit oder ohne Myofeedback möglich werden, beenden wir die Elektrostimulation. Bei Fazialisparesen entscheiden wir uns kaum je zu einer vorübergehenden Stimulation, da durch Reizstromtherapie an der nicht knöchern inserierenden mimischen Muskulatur unerwünschten Kontrakturen Vorschub geleistet werden kann.

Technik. Größere denervierte Muskeln werden im allgemeinen längs durchströmt (*Abb. 5*). Bei kleineren Muskeln, z. B. im Gesichtsbereich, wird eine kugelförmige Schwammelektrode auf den betreffenden Muskelbauch aufgesetzt, während die wesentlich größere Gegenelektrode beliebig angebracht werden kann. Ansonsten kommen Metallelektroden aus Aluminiumblech in meist rechteckiger Form und in verschiedenen Abmessungen zur Anwendung. Unter diese wird ein etwas größeres Schwämmchen gelegt, damit die Elektrode nirgends direkt an die Haut grenzt. Die während der Behandlung im Schwämmchen angesammelten Elektrolyseprodukte (bei unidirektionalen Stromformen) können nach jeder Behandlung ausgewaschen werden. Elektrode und Schwämmchen lassen sich mit einem gelochten Gummistreifen gut befestigen (*Abb. 5*).

Nach Untersuchungen an Einzelzellen und aus theoretischen Überlegungen heraus wird als reizwirksame Elektrode die Kathode bevorzugt eingesetzt. Eine umgekehrte Polung kann u. a. bei lange bestehenden Lähmungen anstelle der üblichen Kathodenreizung notwendig werden.

Besondere Sorgfalt ist darauf zu verwenden, daß sich die denervierten Muskeln und nicht die innervierten Anteile oder gar andere gesunde Muskeln durch die Elektrostimulation kontrahieren. Dies gelingt meistens durch geduldig auszuprobierende

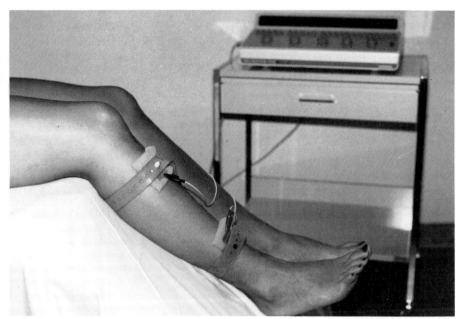

Abb. 5 *Elektrostimulation des M. tibialis anterior bei peripherer Peronaeusparese, Beispiel der Elektrodenanlage*

Plazierung der Elektroden und Wahl der Impuls- und Pausendauer entsprechend der I/t-Kurve. In einem bestimmten Zeitraum nach der Denervierung kann es zweckmäßig sein (23), sehr lange Dreiecksimpulse zu verwenden, um über die Akkommodabilität der innervierten benachbarten Muskulatur diese noch nicht, die denervierte Muskulatur aber schon zu einer Kontraktion zu bringen. Im weiteren Verlauf werden, wie Abb. 4 zeigt, die I/t-Kurven der denervierten Muskeln soweit von den normalen I/t-Kurven der benachbarten Muskeln entfernt liegen (zu höheren Impulszeiten und Stromstärken hin), daß keine selektive Reizung der denervierten Muskulatur mehr möglich ist. Wenn bei sachgerechter Erprobung keine Kontraktion der denervierten Muskeln ohne Durchschlagen anderer Muskeln erreichbar ist, sollte auf Elektrostimulation verzichtet werden.

Neben der Anlage der Elektroden und richtigen Wahl von Impulsbreite und Pausendauer hängt der Erfolg einer Elektrostimulation auch von der Stärke der Kontraktion sowie von der Häufigkeit und Dauer der Stimulationsbehandlung ab. In Anlehnung an die Trainingsphysiologie werden Kontraktionsstärken im submaximalen Bereich bevorzugt. Zu beachten ist aber die sehr viel raschere Ermüdbarkeit denervierter gegenüber innervierten Muskeln, deshalb sollten die Pausen zwischen den Impulsen lang genug sein. Bei Übertraining ist auch im Rahmen der Elektrostimulation mit Verschlechterung und Leistungsabfall zu rechnen, Zellschädigungen sind dabei auch nicht auszuschließen.

Nach tierexperimentellen Befunden scheint eine möglichst häufige Elektrostimulation optimal zu sein. Dies ist beim Menschen jedoch in der üblichen therapeutischen Situation, z.B. eine Behandlung zwei- bis dreimal pro Woche, nicht gegeben. Deshalb ist die Anwendung eines Heimgerätes, in dessen Gebrauch der Patient eingewiesen ist, eine mögliche Alternative. Jedoch erfordert eine solche Behandlung günstige Voraussetzungen, d. h. technisches Verständnis und Motivation auf seiten des Patienten und gute selektive Stimulierbarkeit der zu behandelnden Muskeln. Schließlich ist bei der Auswahl des Gerätes darauf zu achten, daß dieses genügend lange Impulse (bis 500 oder 1 000 Millisekunden Breite) abzugeben in der Lage ist.

Spastisch gelähmte Muskulatur

Auch für spastisch gelähmte Muskeln kommen Elektrostimulationsverfahren zur Anwendung, allerdings gelten hier andere Gesichtspunkte. Es geht nicht um die Erhaltung von denervierter Muskulatur, die Atrophie bei spastischen Paresen geht sehr viel langsamer vor sich und gefährdet nicht das eigentliche kontraktile Substrat im Sinne einer »Entartungsreaktion«. Deshalb sagt auch die I/t-Kurve hier nichts aus. Eine therapeutische Aufgabe liegt in der Verminderung der Spastik, dieser Tonuserhöhung wechselnden Ausmaßes, die sich passiver und kontrollierter aktiver Bewegung entgegenstellt und Sehnenreflexe pathologisch steigert. Eine andere Aufgabe der Elektrotherapie ist der Ersatz der willkürlichen Ansteuerung spastisch gelähmter Muskeln mit Hilfe »funktioneller Elektrostimulation« (s. unten).

Zur Verminderung der Spastik wird mit

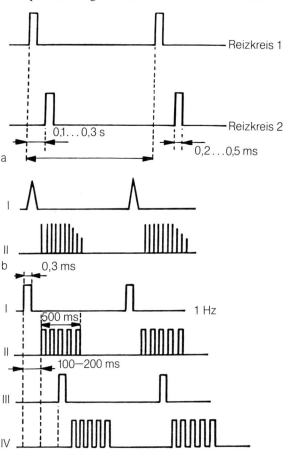

Abb. 6 Reizstromtherapie der Spastik
a nach Hufschmidt (3):
Regelkreis 1 zur Ermüdung des spastischen Antagonisten
Regelkreis 2 zur Stimulation des geschwächten Agonisten
b und c Variationen:
b nach Jantsch (4): statt Einzelimpulsen Serienimpulse auf den Agonisten, c nach Edel (2): 2 mal 2 Reizkreise dieser Art (aus Edel (2))

zum Teil nachhaltigem Effekt ein von *Hufschmidt* angegebenes Verfahren angewandt. Eine zweianalige Reizung (*Abb. 5 a*) wird so geschaltet, daß zunächst der spastische Antagonist (z. B. Unterarmbeuger) ermüdend stimuliert wird, dann der zu trainierende Agonist (z. B. Unterarmstrecker) elektrisch stimuliert wird. Variationen dieses Verfahrens wurden von *Jantsch* (*8*) und *Edel* (*2*) in die Therapie eingeführt (*Abb. 6 b, 6 c*). Leider ist auch bei serieller Anwendung ein über mehrere Tage andauernder spastikmindernder Effekt im allgemeinen nicht erreichbar.

Eine Herausforderung für die elektronische Regeltechnik stellt die *funktionelle Elektrostimulation* dar, die mit Hilfe aufgesetzter oder meist eingepflanzter Elektroden einen willkürlichen Bewegungsablauf simuliert.

Das einfachste Beispiel ist die Reizung des M. tibialis anterior beim Abheben des Fußes vom Boden, um das Hängen der Fußspitze des gelähmten Hemiplegikerbeines zu vermeiden. Sehr viel komplizierter wird die Ausstattung, wenn bei einem querschnittgelähmten Patienten eine Bewegungsfolge (z. B. Fahrradfahren oder gar Gehen) mit Hilfe der vorhandenen, zentral gelähmten Muskulatur ausgeführt werden soll (*12*). Diese Behandlungsformen sind insgesamt noch in der Erprobung, stehen also nicht der Allgemeinheit zur Verfügung. Auch ist die Verträglichkeit und Haltbarkeit der eingepflanzten Elektroden noch problematisch.

Intakte Muskulatur

Auch intakte, weder peripher noch zentral gelähmte Muskulatur kann aus therapeutischen Gründen elektrisch gereizt werden. Niederfrequente Ströme eignen sich z. B. zur Verhinderung einer Inaktivitätsatrophie etwa bei Ruhigstellung einer Extremität im Gipsverband (*6*). Als Stromform ist der Schwellstrom zu bevorzugen, eine gute Alternative stellt amplitudenmodulierter mittelfrequenter Strom dar.

Wird eine solche Stimulation in Verbindung mit gymnastischen Übungen durchgeführt, so kann damit die bewußte Einbeziehung von entweder wenig beachteten Muskeln (z. B. am Beckenboden) oder bislang ruhiggestellter Muskeln in den Bewegungsablauf gefördert werden (sog. Elektrogymnastik). Auch bei in Reinnervation begriffenen peripheren Paresen ist dieses Verfahren anwendbar.

In Ergänzung zur Krankengymnastik wird Stimulation einzelner Muskelgruppen, z. B. des Vastus medialis nach Knieoperationen, empfohlen. Ob der gelegentlich nachgewiesene zusätzliche Effekt wirklich mit der Elektrostimulation selbst oder aber über eine Motivationssteigerung zustande kommt, ist ungeklärt. Auch ist nicht belegt, ob eine elektrische Muskelstimulation während der Trainingspausen beim Hochleistungssportler Verbesserungen von Muskelkraft und -ausdauer bringt.

Glattmuskuläre Organe

Die Elektrostimulation glattmuskulärer Organe kann auf verschiedenen Wegen versucht werden. Über Elektroden auf der Haut ist selbst bei langen Impulsen kaum mit einer Reizung z. B. von Darm oder Blase zu rechnen. Jedoch bringen in die Blasenwand eingepflanzte Elektroden die Stromimpulse direkt an die glatte Muskulatur, so daß sich auf diese Weise Kontraktionen über einen externen Sender auslösen lassen. In einzelnen Fällen neurogener Blasenstörungen, insbesondere autonomer Blase oder deefferenzierter Blase, kann eine solche Versorgung die einzige Möglichkeit sein, einen Dauerkatheter mit allen seinen Komplikationen zu vermeiden. Ein anderer Zugangsweg wäre über Stimulation der zuführenden Nerven oder gar des betreffenden Rückenmarkabschnittes. Dies sind Behandlungsformen, die noch keine breite Anwendung gefunden haben.

Elektrostimulation zur Schmerzbekämpfung

Am Beispiel der diadynamischen Ströme wurde bereits über Schmerzbekämpfung berichtet, ebenso über den *Träbert*schen Ultrareizstrom. Insgesamt eignen sich kurze Impulse in Serien für diesen Zweck besonders. Aufgrund von Einzelzelluntersuchungen (Anelektrotonus) und Feststellung einer Verminderung der Nervenleitgeschwindigkeit unter der Anode bei Querdurchflutung eines peripheren Nerven (*14*) in vivo wird bevorzugt die Anode im Bereich der Schmerzlokalisation, im zugehörigen Segment oder über einem zugeordneten Trigger point (*Abb. 7*) angebracht. Häufig ist aber bei Umpolung der Effekt nicht unterschiedlich.

Zur Deutung des schmerzlindernden Effekts kann die Weiterverarbeitung des sensiblen, epikritischen Impulses im Rückenmark (gate control theory nach *Melzack u. Wall* (*7*)) oder im Gehirn (Verdeckungseffekt nach *Lullies* (*5*)) oder aber die Ausschüttung von Endorphinen unter Elektrostimulation herangezogen werden.

Transkutane elektrische Nervenstimulation (TENS)

In den letzten Jahren sind Taschengeräte zur Schmerzbehandlung entwickelt worden, d. h. ein- oder zweikanalige, in Intensität und oft auch Stromform variable Geräte, die über Klebeelektroden Impulse kontinuierlich oder intermittierend in Gruppen abgeben. Dieses Verfahren wird

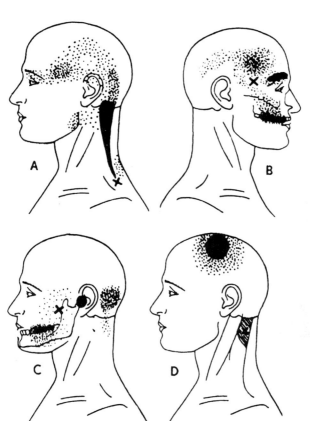

Abb. 7 Beispiele von trigger points im Kopf- und Nackenbereich: a) M. trapezius, b) M. temporalis, c) M. masseter, d) M. splenius capitis (nach Travell u. Rinzler (13))

als *t*ranskutane *e*lektrische *N*ervenstimulation (TENS) bezeichnet. Einzelne Geräte sind mit einer Abschaltautomatik ausgestattet, um z. B. das Einschlafen mit den Stromimpulsen zu erleichtern, ohne daß die Stimulation die ganze Nacht anhält.

In der praktischen Durchführung hat es sich bewährt, zunächst verschiedene Elektrodenanlagen zu erproben, z. B. im zugehörigen Hautsegment (*Head*sche Zone), über einem Trigger point oder einfach über der Schmerzlokalisation. Dann ist Stromform und Intensität auf beste Wirkung zu testen. Nach dieser Erprobung kann dem Patienten ein TENS-Gerät für den Hausgebrauch zur Verfügung gestellt werden.

Initial sprechen etwa die Hälfte bis zwei Drittel der Patienten auf die TENS-Behandlung an, zumindest mit deutlicher Reduktion des Schmerzmittelverbrauches. Über die Zeit eines Monats hinaus ist diese Behandlungsform nur noch bei einem Viertel bis einem Drittel der Patienten wirksam. Bei der völligen Unschädlichkeit des Verfahrens (nulliniensymmetrische Stromformen) stellt es eine wichtige Alternative zur Pharmakotherapie des Schmerzes dar.

Elektrotherapie mit Akupunktur

Ebenfalls zur Schmerzbehandlung wird die Elektrotherapie in Verbindung mit Akupunktur eingesetzt, die der chinesischen traditionellen Medizin entstammt. Dabei wird entweder über die eingestochenen Nadeln Strom appliziert oder aber die Nadeln werden durch Elektroden ersetzt.

Zu unterscheiden ist bei der Elektroakupunktur einerseits die akute Schmerzunterdrückung, wie sie z. B. für einen operativen Eingriff erforderlich ist, andererseits die Behandlung von Schmerzzuständen verschiedener Ätiologie.

Was die Reizpunkte angeht, so sind sie in traditionellen chinesischen Quellen topographisch definiert. Eine naturwissenschaftliche Begründung fehlt, teilweise fallen sie aber in die *Head*schen Zonen für die

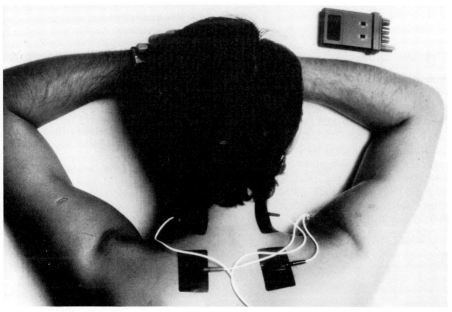

Abb. 8 Beispiel der Anlage eines TENS-Gerätes mit zwei Kanälen zur Behandlung des vertebragenen Kopfschmerzes

entsprechenden Organe. Der Ausdruck »Elektroakupunktur« für elektrische Stimulation an Hautstellen mit vermindertem elektrischem Widerstand gegenüber der Umgebung ist nicht gerechtfertigt, eine Konstanz solcher Punkte konnte bei Nachprüfungen auch nicht erwiesen werden.

Insgesamt gelten für die Elektroakupunktur die gleichen Bewertungskriterien wie für die Akupunktur überhaupt: allgemeine vegetative und psychische Wirkungen sind unumstritten, bezüglich der Spezifität der Reizpunkte sind die Meinungen jedoch geteilt.

Implantierte Elektroden

Einen Schritt weiter in der Invasivität ist die Schmerzbehandlung mit implantierten Elektroden, die entweder im Bereich der Hinterstränge (*10*) oder im Gehirn selbst liegen, und zwar dort vor allem im zentralen Höhlengrau des Mittelhirns und im medialen Thalamusbereich (*8*). Die Hinterstrangstimulation stellt inzwischen vor allem bei Tumorpatienten eine gebräuchliche und sehr hilfreiche Behandlungsform dar.

Elektroschlaftherapie

Eine nicht invasive Therapie im Hirnbereich, die sog. Elektroschlaftherapie, wird vor allem in der UdSSR propagiert (*2*). Niederfrequente Ströme werden längs durch den Kopf geschickt, z. B. von einer Brillenelektrode zu einer Hinterhauptelektrode. Dabei dürfte der größte Stromanteil über die Kopfschwarte oder zumindest über die Diploe, sicherlich nur sehr wenig direkt durch das Gehirn fließen. Ob die Wirkungen über einen suggestiven Effekt hinausgehen, ist bisher nicht belegt.

Literatur

1. *Bernard, P. D.*: La Thérapie diadynamique. Paris 1960
2. *Edel, H.*: Fibel der Elektrodiagnostik und Elektrotherapie. 5. Aufl. Müller & Steinicke, München (1983)
3. *Hufschmidt, H. I.*: Die Elektrotherapie der Spastik. Med. Welt 19 (1968) 2613–2626
4. *Jantsch, H. u. F. Schuhfried*: Niederfrequente Ströme zur Diagnostik und Therapie. Wien 1974
5. *Lullies, H. u. D. Trincker*: Taschenbuch der Physiologie, Bd. I u. II. Fischer, Jena 1970
6. *Magyarosy, I.*: Niederfrequente Elektrostimulation bei Immobilisationstherapie. Fortschr. Med. 41 (1984) 1050
7. *Melzack, R. u. P. D. Wall*: Pain Mechanisms: A New Theory. Science 150 (1965) 3699, 971–919
8. *Mundinger, F.*: Die Behandlung chronischer Schmerzen mit Hirnstimulatoren. Dtsch. Med. Wschr. 102 (1977) 1724–1729
9. *Schnizer, W., Magyarosy, I., Gall, H., Manert, W., Kleinschmidt, J., Drexel, H. u. K. Dirnagl*: Die Beeinflussung der peripheren Durchblutung durch Kombination elektrotherapeutischer Stromformen. Z. f. Phys. Med. 10 (1981) 276–282
10. *Shealy, C. N., Mortimer, J. T. u. J. B. Reswick*: Electrical inhibition of pain by stimulation of the dorsal column. Anesth. and Analg. 46 (1967) 489–491
11. *Thom, H.*: Physikalische Therapie. In: Lehrbuch der Krankengymnastik, Bd. III. Stuttgart 1963
12. *Thoma, H., Frey, M., Gruber, H., Halle, J., Kern, H., Reiner, E., Schwanda, G. u. H. Stöhr*: First Implantation of a 16-Channel Electric Stimulation Device in the Human Body. Transactions Am. Soc. Artif. Intern. Organs 29 (1983) 301–305
13. *Travell, J. u. S. H. Rinzler*: Myofascial genesis of pain. Postgrad. Med. 11 (1952) 425–434
14. *Trnavsky, G.*: Änderung der maximalen motorischen Nervenleitgeschwindigkeit durch konstante Quergalvanisation. Z. f. Phys. Med. 10 (1981) 256–261

8 Niederfrequente Magnetfeldtherapie

P. Kröling, W. Schnizer

Physikalische Grundlagen

Magnetismus und Elektrizität

Ein Zusammenhang zwischen Magnetismus und Elektrizität wurde lange Zeit vermutet, bis es schließlich *Maxwell* gelang, ihn eindeutig zu formulieren: Demnach verursacht jeder Stromfluß durch einen elektrischen Leiter ein kreisförmiges Magnetfeld um diesen Leiter. Umgekehrt induziert jede Änderung der magnetischen Flußdichte eine elektrische Spannung in einem vorhandenen Leiter. Die Höhe der induzierten Spannung ist direkt proportional der magnetischen Flußdichte B (diese ist ein Maß der magnetischen Feldstärke) und deren Änderungsgeschwindigkeit:

$$U_{ind} \sim {}^{dB}\!/_{dt}$$

(D. h.: Bei fester Feldstärke und Impulsform ist die induzierte Spannung direkt proportional der Frequenz des Magnetfeldes.)

Abhängig von der Stromstärke und dem Widerstand des Leiters wird dabei Wärme erzeugt. Um relevante Wärmemengen im menschlichen Organismus (Leiter 2. Ordnung) zu erzeugen, bedarf es allerdings hoher Feldstärken und/oder Frequenzen.

Auch statische Magnetfelder von Permanentmagneten entstehen letztlich durch die Bewegung von Elektronen; ihre Kreisbahnen um die Atomkerne eines geeigneten Stoffes sind hier nicht zufällig verteilt, sondern nehmen eine bevorzugte Richtung im Raum ein.

Statische Felder besitzen keine Kraftwirkung auf ruhende Ladungsträger, induzieren also keine elektrische Spannung. Bewegte elektrische Ladungsträger (Elektronen oder Ionen) werden im statischen Magnetfeld auf kreisförmige Bahnen gezwungen, sodaß lokale Wirbelströme im leitenden Medium entstehen.

Technische Erzeugung von Magnetfeldern

Um Magnetfelder technisch zu erzeugen, verwendet man stromdurchflossene Spulen, in deren Innern – abhängig von ihrer geometrischen Form – ein relativ homogenes Magnetfeld herrscht. Als Maßeinheit der magnetischen Feldstärke (genauer gesagt, der Flußdichte; beide Größen sind jedoch proportional zueinander) dient das Tesla (T). Oft verwendet wird auch das Gauß, der 10 000ste Teil des Teslas (1 Gauß = 0,1 mT).

Als »schwache« Magnetfelder bezeichnet man solche bis zu einigen 100 Gauß, als »starke« etwa ab 1 000 Gauß. Zum Vergleich: Das Magnetfeld der Erde hat in unseren Breitengraden eine Stärke von ca. 0,5 Gauß; moderne Kernspintomografen arbeiten mit Feldstärken von über 10 Kilogauß.

Versucht man, durch einen starken Strom in einer Spule ein kräftiges Magnetfeld zu erzeugen, so erfolgt der Aufbau des Feldes zeitverzögert. Umgekehrt wird ein Magnetfeld nach Abschaltung der Stromzufuhr ebenfalls mit einer gewissen Verzögerung abgebaut. Ursache dieses Phänomens ist die Eigeninduktivität von Spulen, die jeder schnellen Änderung der Flußdichte eine Gegenkraft entgegensetzt.

Die Magnetfeldwirkung auf den Menschen

In der modernen Umwelt ist der Mensch vor allem wegen der Netzversorgung mit 50 Hz Wechselstrom häufig Magnetfeldern dieser Frequenz mit Feldstärken von einigen Milligauß bis ca. 50 Gauß ausgesetzt; in besonderen Tätigkeitsbereichen (Hochspannungsmasten, Elektroöfen, Teilchenbeschleuniger etc.) kann die Feldbelastung noch erheblich höher sein. Zahlreiche Studien in den letzten Jahren haben allerdings keine Anhaltspunkte für gesundheitliche Auswirkungen technischer Magnetfelder ergeben (6). Auch theoretisch sind neben den beschriebenen Induktionsvorgängen und einigen dadurch bedingten Effekten höherer Ordnung (z. B. *Hall*-Effekt) keine unmittelbaren, »nonthermalen« Magnetfeldwirkungen auf biologischer Ebene zu erwarten.

Die erstaunlichen Orientierungsleistungen von manchen Mikroorganismen, Fischen und Vögeln im irdischen Magnetfeld sind an das Vorhandensein ferromagnetischer Partikel im Organismus gebunden; es handelt sich hier also nicht um unmittelbare Magnetfeldwirkungen, sondern um mechanisch vermittelte Sinnesleistungen. Einige Arten von Mikroorganismen enthalten sogar soviel magnetisches Material, daß sie auch im abgestorbenen Zustand noch wie Kompaßnadeln im Erdmagnetfeld ausgerichtet bleiben.

Die einzig gesicherte nonthermale Magnetfeldwirkung am Menschen besteht in der Auslösung sog. Magnetophosphene; das sind Lichtwahrnehmungen, die in etwa mit Flimmerskotomen vergleichbar sind. Sie entstehen in den Photorezeptoren der Netzhaut, die auch auf die elektrischen Ladungsverschiebungen, die von magnetischen Wechselfeldern erzeugt werden, reagieren (Schwelle: ca. 100–300 Gauß bei ca. 10–50 Hz; Optimum bei 20 Hz). Es handelt sich hierbei also ebenfalls nicht um eine unmittelbare, sondern um eine durch elektrische Phänomene vermittelte Magnetfeldwirkung.

Zeitliche Entwicklung

Die guten Ergebnisse der im nächsten Abschnitt beschriebenen magnetisch induzierten Elektro-Osteostimulation gaben Anlaß zu der Vermutung, daß das Magnetfeld, dem zunächst lediglich eine Vehikelfunktion zur Übertragung der elektrischen Energie zugedacht war, unmittelbar selbst heilwirksame Kräfte im Gewebe entfaltet. Man ging deshalb bei einem Teil der Patienten zu einer nur äußerlichen Magnetfeldbehandlung über und dehnte die Indikation auf weitere Erkrankungen aus. Die Therapieerfolge dieser »konservativen« (d. h. nicht invasiven) Magnetfeldtherapie sind allerdings umstritten.

Die verbale Verquickung relativ gut gesicherter invasiver Elektrotherapie mit mangelhaft begründeter konservativer Magnetfeldtherapie führte in den vergangenen Jahren zu erheblichen Mißverständnissen. Sie gipfelten schließlich 1982 in der (vorbehaltlichen) Anerkennung als »zweckmäßiges und ausreichendes« Heilmittel durch die Kassenärztliche Bundesvereinigung (KBV):

»Nach Auffassung des Ausschusses sind für die Magnetfeldtherapie bzw. für die Behandlung mit elektrodynamischen Potentialen bei verzögerter Knochenbruchheilung, Pseudoarthrosen, Endoprothesenlockerung und idiopathischer Hüftkopfnekrose die Voraussetzungen nach § 368 e RVO als erfüllt anzusehen.«

Da die Magnetfeldtherapie von der KBV nicht auf ein bestimmtes invasives oder konservatives Verfahren festgeschrieben wurde, folgte eine rasche Ausbreitung verschiedenster, ausschließlich konservativer Behandlungsmethoden. Hieraus entstanden i.w. folgende Probleme:

Es bestehen begründete Zweifel, ob von statischen oder niederfrequenten Magnetfeldern überhaupt nonthermale biologische Wirkungen erwartet werden dürfen, und, wenn ja, ob sie therapeutisch nutzbar und frei von schädlichen Nebenwirkungen sind. Die Problematik unterscheidet sich damit grundsätzlich von anderen elektrotherapeutischen Verfahren, bei denen Dosis-Wirkung-Beziehungen als bekannt vorausgesetzt werden können.

Zahlreiche Fragestellungen ergeben sich u. a. bezüglich Indikationsbereich, Frequenz, Feldstärke, Feldcharakteristik, Behandlungsdauer und Applikationsregime. Allerdings ist eine Untersuchung dieser Fragen erst dann sinnvoll, wenn überhaupt biologisch relevante Magnetfeldwirkungen zu erwarten sind. (Nennenswerte thermische Wirkungen treten bei den diskutierten Feldstärken erst im Hochfrequenzbereich auf und können hier vernachlässigt werden. Vgl. hierzu Spulenfeldmethode der Kurzwelle, S. 77).

Anwendungsformen

Statische Magnetfelder (Permanentmagnete)

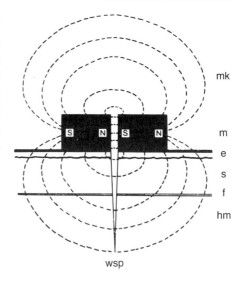

Abb. 1 Magnetischer Wundverschluß nach Mühlbauer (9). Die aufgesetzten Permanentmagnete adaptieren die Wundränder, das magnetische Feld soll die Wundheilung verbessern und beschleunigen:
mK = magnet. Kraftfeld, m = Magnet,
e = Epidermis, s = Subkutis, f = Muskelfaszie, hm = Hautmuskel, wsp = Wundspalt

Über Möglichkeiten, durch den Einsatz von Permanentmagneten Wundheilung zu beschleunigen und Keloidbildung zu verhindern, berichtete 1974 *Mühlbauer* (9). Er entwickelte einen nahtlosen Wundverschluß mit Strontium-Ferrit-Magneten und verglich die Wundheilung mit konventionellen Nahtverfahren. Bei Verwendung dieses »magnetischen Reißverschlusses« beobachtete er eine geringere Neigung zu Keloidbildungen, weiterhin eine größere Heilungstendenz schlecht heilender Wunden und trophischer Ulzera.

Weder *Mühlbauer* selbst noch andere Autoren konnten die zunächst vielversprechende Methode in weiterführenden Untersuchungen bestätigen. Sie wurde deshalb inzwischen wieder aufgegeben. Zahlreiche Tierversuche mit Permanentmagnetimplantaten, u. a. an Epiphysenfugen von Jungtieren, verliefen ebenfalls ergebnislos.

In der Grauzone zwischen Außenseitermedizin und Scharlatanerie finden seit langem magnetische Halsketten, Armbänder und flexible Magnetfolien Anwendung. Als Indikationen werden u. a. Durchblutungsstörungen, Schwellungen, Hämatome, Narbenkeloide, Lumbalgien, Ischialgien, Muskelhartspann und sonstige rheumatische Beschwerden genannt. *Senn* et al. (13) überprüften im Rahmen einer Blindstudie einige Indikationsbehauptungen an Patienten mit chronischem zervikovertebralem Syndrom. Ein statistisch signifikanter Unterschied zwischen Verum- und Plazebohalsketten konnte dabei nicht gefunden werden.

Insgesamt ist bei Wertung der einschlägigen Literatur festzustellen, daß Permanentmagnete keine biologisch relevanten, medizinisch nutzbare Wirkungen besitzen (6, 7).

Invasives Verfahren nach *Kraus* und *Lechner*: magnetisch induzierte Elektro-Osteostimulation

Die Wirksamkeit schwacher elektrischer Gleichströme als Stimulans der Osteogenese wurde bereits in den 50er Jahren beschrieben. Mittlerweile liegen hierzu zahlreiche experimentelle und klinische Befunde vor, sodaß die Provokation vermehrter Kallusbildung – sowohl durch Gleich- als auch durch Wechselströme – als gesichert gelten kann.

Zu Beginn der 70er Jahre entwickelte der Physiker *Kraus* in Zusammenarbeit mit dem orthopädischen Chirurgen *Lechner* ein Verfahren, elektrischen Strom am chirurgisch versorgten Knochenbruchspalt verfügbar zu machen. Hierbei wird intraoperativ eine Spule (der sog. Übertrager) an das metallische Osteosynthesematerial angeschlossen (Abb. 2). Postoperativ wird das betreffende Körperteil einem niederfrequenten Magnetfeld ausgesetzt, welches in der implantierten Spule eine Wechselspannung induziert; hierdurch entsteht ein schwacher Stromfluß im Bruchspaltbereich, der die Kallusbildung anregen und dadurch den Heilungsprozeß fördern soll. Es handelt sich also um ein Verfahren zur invasiven, magnetisch induzierten Elektro-Osteostimulation.

Das Verfahren stellt eine elegante Möglichkeit dar, im Rahmen der stabilen Osteosynthese elektrische Potentiale am knöchernen Defekt zu erhalten, ohne auf eine interne oder externe Stromquelle angewiesen zu sein. Die Elektroden sind entweder sogenannte Elektroschrauben als integrierter Bestandteil der stabilen Osteosynthese oder liegen an einem AO-Nagel an, der in seinem Lumen die Sekundärinduktivität trägt. Die elektrische Feldstärke beträgt im Durchschnitt 100 mV/cm und bewirkt eine Stromdichte von 0.2–0.3 mA/cm^2 in der Nähe der Elektroden. Die verwendeten Frequenzen liegen zwischen ca. 2 und 30 Hz, die mittlere Magnetfeldstärke beträgt ca. 30 Gauß (8).

Lechner gibt seine postoperative Erfolgsquote bei Pseudoathrosen (ossärer Durchbau, Stabilisation) mit über 90 % an.

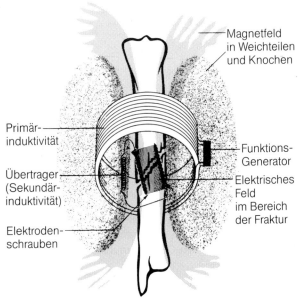

Knochenbruch-Behandlung im magnetischen und elektrischen Feld nach Kraus und Lechner

Abb. 2 Schematische Darstellung der invasiven, magnetisch induzierten Elektro-Osteo-Stimulation (Verfahren nach Kraus und Lechner) Prinzip: Ein Funktionsgenerator liefert einen sinusförmigen Wechselstrom (2–20 Hz). Das in der äußeren Spule (Primärinduktivität) entstehende Magnetfeld (bis 100 Gauß) induziert im inplantierten Übertrager (Sekundärinduktivität) eine entsprechende Wechselspannung, die an Elektrodenschrauben oder anderen AO-Materialien anliegt. Hierdurch kann die Kallusbildung angeregt und die Knochenheilung beschleunigt werden. Darüberhinaus soll nach Ansicht von Kraus das Magnetfeld unmittelbar in Weichteilen und Knochen Heilwirkungen entfalten können. (nach 7, verändert)

Die Ergebnisse wurden mittlerweile durch andere Untersucher bestätigt. Allerdings steht der endgültige Nachweis noch aus, daß die Heilerfolge tatsächlich auf die magnetisch induzierte Elektro-Osteostimulation beruhen, da vergleichende Untersuchungen des Verfahrens mit inaktiven Kontrollimplantaten bisher fehlen.

Konservative Magnetfeldtherapie nach Kraus

Kraus vermutete im niederfrequenten Magnetfeld eine unmittelbar biologisch wirksame Kraft, die nicht auf der Vermittlung von Elektrizität oder Wärme beruht. Er versuchte die Erfolge des invasiven Verfahrens mit Ergebnissen der konservativen Magnetfeldtherapie zu verknüpfen und postulierte ein konservatives Vorgehen *ohne* operativen Eingriff und implantierte Überträgerspule (5). Demgegenüber ist *Lechner* der Ansicht, daß von der alleinigen Magnetfeldbehandlung keine Heilung einer Pseudoarthrose oder Fraktur erwartet werden kann, insbesondere nicht ohne regelrechte Stabilisierungs-Osteosynthese.

Der »magnetische Weg« nach *Kraus* wurde von verschiedenen Autoren in kontrollierten tierexperimentellen Modellen untersucht. Bei den magnetfeldbehandelten Tieren fanden sich im Vergleich zu den Kontrollgruppen *keine* unterschiedlichen Effekte weder auf die Vaskularisation und Knochenbildung (4), noch auf die Heilung stabilisierter, mit Spongiosaplastik versehener Pseudoarthrosen (10) oder auf die Heilung und Zugfestigkeit des Bruchspaltes bei osteotomierten Rattentibiae (12, Abb. 3).

Konservative Magnetfeldtherapie nach Basset

Im angloamerikanischen Raum hat ein anderes, nichtinvasives Verfahren nach *Basset* Verbreitung gefunden, das auf einer konservativen, magnetisch induzierten Elektro-Osteostimulation beruht (Abb. 4). Wesentliche Unterschiede zur Kraus-Methode sind Art der Magnetfeldspulen sowie Impulsform und -frequenz. Angeblich entstehen dabei über die induzierten Wirbelströme dank der unterschiedlichen Leitfähigkeiten der Gewebe Feldstärken von ca. 1 mV/cm entlang der Knochenlängsachse. *Basset* berichtet von über 5000 behandelten Patienten, bei ca. 1000 vorliegenden Endresultaten gibt er die durchschnittliche Heilungsrate von schlechtheilenden Frakturen mit ca. 80 % an.

Barker überprüfte diese Angaben in einer Doppeltblind-Studie mit dem Basset-Verfahren an Patienten mit Pseudarthrosen (2). Er fand eine vergleichbar hohe Heilungsrate in Verum- und Placebo-Gruppe. Barker schließt daraus, daß die Langzeitimmobilisierung bei diesem Re-

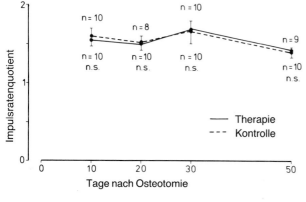

Abb. 3 Heilungsverlauf nach stabilisierter Tibia-Osteotomie (Ratte) unter der Einwirkung eines magnetischen 50-Hz-Wechselfeldes (sinusförmig, 80 Gauß; getaktet mit 25 Hz; 14 Stunden täglich) im Vergleich zu Kontrollbedingungen. Dargestellt ist der Impulsratenquotient zwischen gesunder und operierter Seite nach dreistündiger Markierung mit ^{99}Tc (Mittelwert + − SD). (nach 7)

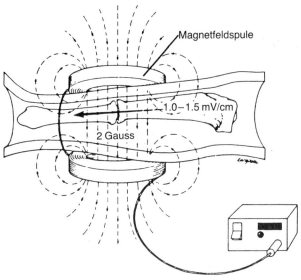

Abb. 4 Schematische Darstellung der konservativen, magnetisch induzierten Elektro-Osteostimulation (Verfahren nach Basset). Prinzip: Ein Funktionsgenerator liefert sinusförmige, steilflankige Stromimpulse an ein Doppelspulensystem. Senkrecht zu den magnetischen Feldlinien sollen in der Knochenlängsachse elektrische Feldstärken in Höhe einiger Millivolt/cm induziert werden können. Am Knochendefekt werden hierdurch nach Ansicht von Basset Heilungsvorgänge in Gang gesetzt bzw. beschleunigt. (nach 7)

gime kausal für die Heilerfolge verantwortlich sein muß.

Auch die negativen Ergebnisse kontrollierter tierexperimenteller Untersuchungen anderer Autoren bestätigen diese kritische Beurteilung des *Basset*'schen Verfahrens.

Weitere Verfahren konservativer Magnetfeldtherapie

Seit der zitierten partiellen Anerkennung durch die KBV hat eine ständig wachsende Zahl von Geräteherstellern die konservative Magnetfeldtherapie als gewinnträchtige Marktlücke entdeckt. Als vorteilhaft erweist sich dabei, daß niederfrequente Magnetfelder technisch einfach herzustellen sind und Nebenwirkungen nicht befürchtet werden müssen. Praktische Konsequenz der derzeitigen Situation: Jeder, der eine Stromquelle mit einer Spule verbinden kann, darf das Produkt als Therapiegerät anbieten, sofern er die elektrischen Sicherheitsbestimmungen beachtet.

Die Kommission der KBV erkannte frühzeitig die Gefahr der Sogwirkung ihrer Empfehlung auf den Magnetfeldgerätemarkt und stellte ergänzend fest:

»Nach allen zugänglichen ernstzunehmenden Berichten stellt das breite Spektrum der degenerativen Erkrankungen an den Stütz- und Bewegungsorganen keine auch nur als ausreichend anzusehende Indikation zur Behandlung mit dem Magnetfeld dar. ... In dem von den Herstellern verbreiteten Informationsmaterial wurde und wird auch heute noch über wahre Wunderheilungen bei Wirbelsäulenerkrankungen aller Art, degenerativen Gelenkschäden usw. berichtet. Zu unserer Enttäuschung war es leider nicht möglich, die Erfolgsmeldungen aus eigener Sicht zu bestätigen«.

Im Herbst 1986 trat die Kommission erneut zusammen. Es wurde beschlossen, die Empfehlung zur Anerkennung aller Indikationen zur konservativen Magnetfeld-Therapie zurückzuziehen (siehe ÄZ vom 5.11.86). Erhalten blieben demnach nur die Indikationen zur invasiven, magnetisch induzierten Elektro-Osteostimulation (mit implantierter Spule; *Kraus/Lechner*-Verfahren). Aufgrund eines gerichtlichen Einspruches eines Herstellers wird jedoch die offizielle Empfehlung nicht vor Herbst 1987 erwartet.

Im wesentlichen basieren die angebotenen Geräte zur konservativen allgemeinen Magnetfeldtherapie auf folgenden Prinzipien (Magnetfeldstärken ca. 10–100 Gauß):

▸ rotierende Permanentmagnete, ca. 1–100 Hz;
▸ 50 Hz Netzfrequenz, frei wählbare Intervallfrequenz (0–50 Hz) zur Erzeugung von »Impulspaketen«;
▸ 1–100 Hz Grundfrequenz (sinusförmig), frei wählbare Intervallfrequenz (0–50 Hz) zur Erzeugung von »Impulspaketen«;
▸ gepulste Magnetfelder (unterschiedliche Impulsformen), ca. 1–2000 Hz.

Sowohl die Wahl der Anwendungsprinzipien, als auch die resultierenden Therapiegeräte sind von einer bemerkenswerten Willkür gekennzeichnet. Auch die Indikationsangaben und Wirkungsbehauptungen sind dem Gutdünken jedes Herstellers überlassen. Gemeinsam ist allen lediglich, daß das Fehlen von Nebenwirkungen – sehr wahrscheinlich zu Recht – besonders hervorgehoben wird.

Zu den angeblichen Anwendungsbereichen zählen neben den vier bereits genannten anerkannten Indikationen M. Sudeck, HWS-BWS-LWS-Syndrome, Spondylitis ankylosans, Osteoporose, chronisch-rheumatische Erkrankungen, Neuralgien, Ulcus cruris, Sinusitis, Gastritis, Durchblutungsstörungen, vegetative Dystonie, Distorsionen und verzögerte Wundheilung. Nicht selten werden Kombinationsformen mit klassischen oder paramedizinischen Behandlungsmethoden empfohlen und, besonders problematisch, Heilungserfolge bei malignen Erkrankungen in Aussicht gestellt.

Unter Berücksichtigung bestehender Literatur und eigener Erfahrungen bleibt abschließend festzustellen, daß bisher weder theoretisch noch klinisch-experimentell eine ausreichende Begründung für die therapeutische Nutzung konservativ applizierter Magnetfelder gegeben ist.

Literatur

1. *Barker, A. T. u. M. J. Lunt*: The effects of pulsed magn. fields of the type used in the stimulation of bone fracture healing. Clin. Phys. Physiol. Meas., 4 (1983) 1–27
2. *Barker, A. T., Dixon, R. A., Sharrard, W. J. W. u. M. L. Sutcliffe*: Pulsed magn. field therapie for tibial non-union. Lancet, May 5 (1984) 994–996
3. *Basset, C. A. L., Mitchell, S. N. u. S. R. Gaston*: Therapie nichtgeheilter Frakturen und erfolgloser Arthrodesen mit pulsierenden elektromagnetischen Feldern. JAMA-D1, 8 (1982) 425–431
4. *Blümlein, H., Daniel, J. M. u. S. M. Perren*: Effects of the magnetic field component of the Kraus-Lechner Method on the healing of exp. nonunions in dogs. In: Electric stimulation of bone growth and repair, hrsg. v. F. Burny, E. Herbst u. M. Hinsenkamp. Springer Verlag, Berlin, Heidelberg, New York 1978
5. *Kraus, W.*: Magnetfelder und magnetisch induzierte Elektrostimulation in der Orthopädie. Orthopäde 13 (1984) 78–92
6. *Kröling, P.*: Magnetfelder in der Medizin. In: An den Grenzen der Schulmedizin. Eine Analyse umstrittener Methoden, hrsg. v. I. Oepen. D. Ärzteverlag, Köln 1985
7. *Kröling, P. u. W. Schnizer*: Zur Problematik der Magnetfeldtherapie. Z. Phys. Med. Baln. Med. Klim. 14 (1985) 177–198
8. *Lechner, F., Ascherl, R. u. G. Oeller*: Möglichkeiten und Grenzen der elektrodynamischen Therapie bei Pseudoarthrosen. Med. Klinik 73 (1978) 1238–1245
9. *Mühlbauer, W.*: Der Einfluß magnetischer Felder auf die Wundheilung. Langenbecks Arch. Chir. 337 (1974) 637–642
10. *NN*: Magnetfeld-Stimulator: kuriert keine Brüche, saniert nur die Industrie. Selecta 26 (1984) 2264
11. *Schmit-Neuerburg, K. P., Kehr, M., Ullrich, D. u. H. Hirche*: Die Wirksamkeit elektromagnetisch induzierter Wechselströme auf die Einheilung autologer Spongiosatransplantate bei atrophen Schaftpseudoarthrosen. Z. f. Unfallheilkunde 5 (1980) 195–201
12. *Schnizer, W., Meyer, G., Falter, E. W., Hellerer, O. u. H. Gall*: Untersuchung zur Objektivierung von Magnetfeldwirkungen anhand radiologischer und mechanischer Parameter, am Modell der osteotomierten Rattentibia. In: Osteogenese und Knochenwachstum, hrsg. v. M. H. Hackenbroch, H. J. Refior u. M. Jäger. Thieme, Stuttgart 1982, S. 82–89

13. *Senn, E., Baviera, B., Egli, S. u. E. Felchin*: Der Vergleich der Wirksamkeiten einer magnetischen Halskette, einer Plazebohalskette und einer individuellen physiotherapeutischen Behandlung bei Patienten mit einem chronischen zervikovertebralen Syndrom. Z. Phys. Med. Baln. Med. Klim. 14 (1985) 239–255

9 Mittelfrequenztherapie

P. Schöps

Wirkungen mittelfrequenter Ströme

Motorische Wirkung

Die maximale Reizfrequenz, mit der an Muskel- und Nervenzellen nach einer festen Reiz-Erregungsbeziehung die Erzeugung und Weiterleitung von Aktionspotentialen noch möglich ist, beträgt 200 bis 1000 Impulse/s. Dem entspricht eine Refraktärzeit von 5 bis 1 ms. Beim niederfrequenten, sinusförmigen Wechselstrom provoziert jeder Impuls ein Aktionspotential, das eine verzögert einsetzende, kurze Kontraktion der gesamten Muskelfaser verursacht. Im Gegensatz zu dieser reizimpulssynchronen Erregung beobachtet man unter dem Einfluß höherer Frequenzen (ab etwa 1 kHz) ein statistisch verteiltes Ansprechen der motorischen Einheiten, wobei die Erregungen in einem von der Reizfrequenz unabhängigen, nicht periodischen Eigenrhythmus auftreten (*Abb. 1*): Nach *Senn* (2) wird als Folge mehrerer mittelfrequenter Wechselstromhalbwellen an der einzelnen Muskelfasermembran eine Permeabilitätssteigerung für Na^+-Ionen bewirkt. Am Anfang der sich daraus entwickelnden reaktiven Depolarisation treten kurzzeitig sich fortpflanzende Aktionspotentiale auf. Sie wirken auf das Erfolgsorgan, d. h. auf die innervierte Muskelfaser als einzelner Impuls und können, sofern überschwellig, eine Aktivierung auslösen. Die sich daran anschließende plateauförmige Depolarisationsphase verhindert jede weitere spontane oder erzwungene Erregungsauslösung. Dabei soll es nicht zu einer die gesamte Muskelfaser erfassenden Kontraktion kommen, sondern lediglich der direkt der Reizung ausgesetzte Membranabschnitt verkürzt sich lokal (»local response«). Innerhalb kurzer Zeit senkt sich die Plateauphase langsam ab und bricht schließlich zusammen.

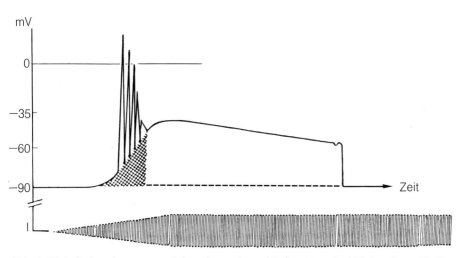

Abb. 1 Einfluß eines langsam ansteigenden und anschließend konstant bleibenden, mittelfrequenten, sinusförmigen Wechselstroms (I) auf das Membranpotential einer Muskelfaser (modifiziert nach Senn [2]). Erklärungen siehe Text

Das Membranpotential erreicht wieder seinen Ausgangswert, und ein erneuter Reiz kann wirksam werden. Die zeitlich unterschiedliche Rekrutierung der Muskelzellen führt, abhängig von der Stromintensität, zu einem Nebeneinander verkürzter und wieder erschlaffter bzw. noch nicht wieder kontrahierter Muskelanteile. Allerdings ist bei der therapeutischen Anwendung zu berücksichtigen, daß die während einer mittelfrequenten Stromdurchflutung verursachte Kontraktionskraft im Vergleich zur Reizung mit niederfrequenten Strömen gleicher effektiver Stromstärke deutlich geringer ist.

Sensible Wirkung

Durch die Einwirkung nulliniensymmetrischer, mittelfrequenter Impulsfolgen auf die sensiblen Nervenendigungen der Haut entsteht allgemein ein mit »Schwirren« und »hochfrequentem Vibrieren« charakterisiertes Gefühl, das jedoch bei therapeutischer Applikation zu keiner sensiblen Belästigung führt. Wie auch bei anderen Stromformen tritt nach einiger Zeit, trotz unveränderter Reizstromstärke, eine sensible Adaptation ein.

Hyperämisierende Wirkung

Eine direkte Beeinflussung der Gewebeperfusion ist nach wie vor umstritten. Auch im Bereich der Elektroden läßt sich ein, dem galvanischen Erythem vergleichbarer, hyperämisierender Effekt nicht nachweisen. Lediglich als Folge einer strominduzierten Muskelaktivierung ist eine verbesserte Durchblutungsrate vorstellbar.

Analgetische Wirkung

Eine der Niederfrequenz und Galvanisation vergleichbare, therapeutisch nutzbare, analgetische Wirkung und Nachwirkung, die über die Zeit der Anwendung hinaus anhält, wird durch die Mittelfrequenz nicht erreicht.

Anwendungsmethoden

Neben dem direkten Einsatz des mittelfrequenten Stromes wird dieser durch verschiedene Verfahren in einem niederfrequenten Rhythmus (etwa 1 bis 100 Hz) amplitudenmoduliert, d. h. die Stromstärke (Amplitude) ändert sich rhythmisch und erhält eine »Hüllkurve« im entsprechenden Frequenzbereich aufgeprägt. Durch Variation der Modulationsfrequenz und Kombination mit Strömen aus dem NF-Bereich werden verschiedene Anwendungsformen therapeutisch eingesetzt.

Direkte mittelfrequente Reizung

Das in Kap. 5 beschriebene mittelfrequente Reizprinzip kommt hier in Form eines konstanten oder im langsamen Rhythmus von mehreren Sekunden geschwellten, mittelfrequenten Stromes zur Anwendung.

Eine häufige Applikationsvariante ist die Kombination des motorisch überschwellig dosierten MF-Stromes mit der analgetischen Wirkung niederfrequenter Ströme. Nach einer Empfehlung von *Wyss* (3) werden die beiden Wechselströme (MF und NF) als Drehstrom (Dreiphasenstrom) gleichzeitig und unabhängig voneinander über die selben Elektroden appliziert: Ein Niederfrequenzstrom von 250 Hz wird mit einem Mittelfrequenzstrom von 11 kHz additiv überlagert und über drei Elektroden dem zu behandelnden Körperteil zugeführt. Bezüglich der Stromwirksamkeit unterscheidet sich dieses technische Prinzip nicht von dem mit zwei Elektroden, jedoch kann ein größeres Volumen durchflutet werden.

Da zur besseren motorischen Reizung und zur Förderung einer adäquaten Gewebedurchblutung der Muskelkontraktion eine angemessene Erschlaffungsphase folgen sollte, können beide Stromformen in einem vorgegebenen, sehr langsamen Rhythmus (einige Sekunden) gegensinnig amplitudenmoduliert werden: Wenn der MF-Strom sein Maximum erreicht, durchläuft der NF-Strom gerade seinen Minimalwert und umgekehrt. Der niederfrequente Strom sollte dabei sensibel-schwellig und motorisch unterschwellig dosiert sein, so daß im Minimum des motorisch überschwelligen MF-Stromes die analgetische Wirkung der NF im Vordergrund steht. Je nach Diagnose und Behandlungsziel kann die Intensität beider Stromkomponenten unabhängig voneinander eingestellt werden. Neben der Möglichkeit einer kombinierten Anwendung können beide Stromformen auch getrennt zur alleinigen niederfrequenten bzw. mittelfrequenten Therapie eingesetzt werden.

Extern amplitudenmodulierter MF-Strom

Unter Verwendung nur eines Stromkreises wird bei einem MF-Strom mit fester Trägerfrequenz (zwischen 4 und 20 kHz) die niederfrequente Modulationsfrequenz extern, d. h. im Therapiegerät, eingestellt. Die Amplitudenmodulation kann dabei kontinuierlich oder auch alternierend mit Pauseneffekten dem Behandlungsfeld zugeführt werden. Dadurch wird die eintretende Adaptation verringert und eine bessere motorische Reizung erzielt.

Bei dieser Therapieform dient der mittelfrequente Strom nur als Trägerfrequenz für die reizwirksamen, niederfrequenten Modulationsimpulse. Das eigentliche MF-Reizprinzip kommt dabei nicht zum Tragen, da die sensible und motorische Reizschwelle für MF deutlich oberhalb der von NF liegt. Die Amplitudenmodulation bewirkt damit zwar eine, den NF-Strömen vergleichbare Hautbelästigung, andererseits wird auch ein ebensoguter motorischer Reizeffekt erzielt. Auch die analgetischen und durchblutungsfördernden Wirkungen sind ähnlich denen niederfrequenter Ströme.

Interferenzstromverfahren mit zwei MF-Strömen

Zwei sinusförmige, mittelfrequente Wechselströme gleicher Amplitude, d. h. gleicher Stromstärke, aber unterschiedlicher Frequenz, werden über zwei getrennte Stromkreise unmoduliert dem Behandlungsgebiet zugeführt. Die Elektroden werden dabei so angelegt, daß es zur Überlagerung beider Ströme im Körper kommt. Die Frequenz des einen Stromkreises (z. B. 4000 Hz) ist stabil, während der Frequenzbereich des anderen frei gewählt werden kann (z. B. zwischen 3 900 und 4 000 Hz). Durch Addition oder Subtraktion der sich überlagernden Stromampliduden entsteht endogen, d. h. im Behandlungsfeld, ein amplitudenmodulierter Schwebungs- oder Interferenzstrom im niederfrequenten Intensitätsrhythmus zwischen 100 und 0 Hz (*Abb. 2*). Hat beispielsweise ein Kreis 4000 Hz, der andere 3990 Hz, so entsteht eine niederfrequente Schwebung von 10 Hz, die bezüglich ihrer Reizwirkung, wie auch bei

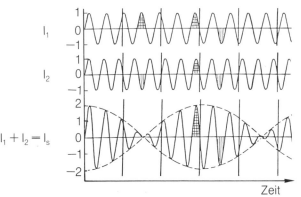

Abb. 2 Durch die punktweise Addition der sich überlagernden Einzelströme unterschiedlicher Frequenz I_1 und I_2 entsteht das Interferenzmuster I_S

den extern amplitudenmodulierten Strömen, einem niederfrequenten Strom von ebenfalls 10 Hz entspricht.

Durch die inhomogene Verteilung der Ströme im Gewebe wird jedoch nicht an jedem Ort eine maximale, d. h. reizwirksame Interferenz erreicht. In Modellversuchen an einem homogenen Medium konnte anhand oszillographischer Messungen gezeigt werden, daß nur im Diagonalbereich (45°) der sich senkrecht kreuzenden Stromkreise eine vollständige Modulation auftritt. Bei Annäherung an die Elektroden nimmt die Interferenzwirkung ab, direkt unter den Elektroden ist sie gleich Null (*Abb. 3*). Die Verhältnisse im menschlichen Körper sind jedoch durch die Inhomogenität des Gewebes wesentlich komplexer: Die Orte maximaler Interferenz sind nicht vorhersehbar, lassen sich aber oft durch eine sicht- oder palpierbare Muskelkontraktion bestimmen.

Bei einer nicht symmetrischen, beliebigen Elektrodenanordnung kann durch Änderung der Intensität nur eines Stromkreises die Region der maximalen Interferenz ohne Elektrodenverlegung verschoben werden. Damit auch ein größeres Behandlungsgebiet von der Interferenzwirkung optimal erfaßt wird, kann diese Ortsverschiebung auch periodisch erfolgen (geräteinterne, automatische Steuerung). Im Un-

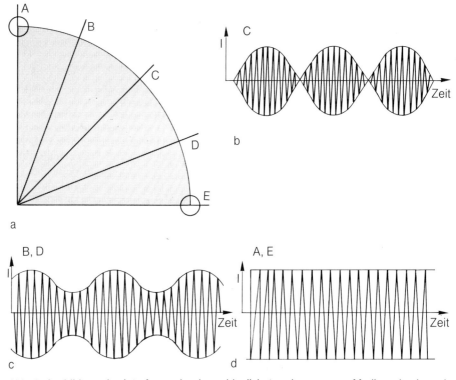

Abb. 3 Ausbildung der Interferenz in einem idealisierten, homogenen Medium durch senkrechte Kreuzung zweier mittelfrequenter Ströme (Elektroden von Kreis 1 bei A und von Kreis 2 bei E; nur ein Quadrant dargestellt).
C   : 100 % Interferenz (Abb. 3b)
B, D: 50 % Interferenz (Abb. 3c)
A, E: keine Interferenz (Abb. 3d)

terschied zum oben beschriebenen statischen Interferenzfeld bezeichnet man diese Form der endogenen Überlagerung als dynamisches Interferenzfeld.

Beim Interferenzstrom kann sowohl mit konstanter, als auch mit periodisch sich ändernder Frequenzverschiebung therapiert werden. Dabei wird das ganze Frequenzband (z. B. 100 bis 0 Hz) oder Teilbereiche davon fortgesetzt durchlaufen. Hinsichtlich der Wirkung der Modulationsfrequenz auf die erregbaren Gewebestrukturen wurde eine gewisse Bevorzugung bestimmter Frequenzbereiche empirisch ermittelt: beispielsweise liegt das Reizoptimum für die Skelettmuskulatur zwischen 50 und 25 Hz; Frequenzen unterhalb etwa 10 Hz bewirken reizimpulssynchrone Kontraktionen auch größerer Muskelgruppen.

Dem oberen Frequenzbereich zwischen 90 und 100 Hz wird vorwiegend eine sympathikusdämpfende, analgetische und hyperämisierende Wirkung zugeschrieben. Es werden zwar bestimmte Wirkungen in den einzelnen Frequenzbereichen bevorzugt erzielt, gleichzeitig tritt jedoch die gesamte Wirkungspalette in Erscheinung. Es muß ausdrücklich betont werden, daß eine direkte Zuordnung definierter Frequenzen zu den erwünschten therapeutischen Wirkungen nicht gelingt.

Interferenzstromverfahren mit drei Stromkreisen

Bei diesem Verfahren überlagern sich drei frequenz- und amplitudenkonstante, mittelfrequente Ströme, von denen zwei die motorisch wirksame Interferenz bewirken und der dritte – ebenfalls durch Interferenz – eine Ortsverschiebung des Überlagerungsfeldes verursacht. Durch eine periodische Phasenverschiebung der drei mittelfrequenten Ströme entsteht endogen der Interferenzstrom. Dabei entspricht die Frequenz der Phasenverschiebung der Modulationsfrequenz des resultierenden Interferenzstromes. Die niederfrequente Interferenzamplitude wird durch Überlagerung des dritten Stromkreises zusätzlich mit einer sehr langsamen Rhythmik zwischen 0.1 und 1 Hz verändert. Durch eine Umschaltung am Therapiegerät kann der Reizort auch mehr an die Oberfläche (elektrodennah) verlagert werden. Außerdem besteht bei den meisten Geräten die Möglichkeit, den Interferenzstrom nur über einen Stromkreis als extern amplitudenmodulierten Mittelfrequenzstrom zu applizieren.

Anwendungstechnik

Da bei den therapeutisch genutzten, nulliniensymmetrischen MF-Strömen eine Unterscheidung zwischen Kathode und Anode nicht möglich ist, sind alle Elektroden eines Stromkreises bezüglich ihrer Reizwirkung gleichberechtigt (gleiche Elektrodengröße vorausgesetzt). Man kann auch Einmalelektroden und Gummi-Graphit-Elektroden ohne Gefahr von Verätzungen in direkten Kontakt mit der Haut bringen. Oft werden spezielle, von den Geräteherstellern entwickelte, Elektroden eingesetzt.

Der Dreiphasenstrom wird gleichzeitig über drei Elektroden dem Behandlungsfeld zugeführt. Die Elektroden sind dünne, sich der jeweiligen Körperform gut anpassende, leitende Kautschukfolien unterschiedlicher Größe (*Abb. 4*). Bei gegebener Stromstärke ist auch hier die unterschiedliche Stromdichteverteilung (je kleiner die Fläche, desto größer die Stromdichte) zu berücksichtigen, bzw. gezielt therapeutisch einzusetzen. Mit den dünnen und flexiblen Elektroden besteht die Möglichkeit, immobilisierte Muskeln (z. B. unter einem Gipsverband) mit dem Ziel einer Atrophieprophylaxe zu behandeln.

Zwischen den Elektroden sollte ein minimaler Abstand von ca. 1 cm eingehalten werden: Der Stromfluß würde sich sonst direkt seinen Weg, von Elektrode zu Elektrode, entlang der Hautoberfläche suchen, ohne in die Tiefe zu gehen.

Eine unterschiedliche Verteilung der Wirkintensität kann beim Dreiphasen-

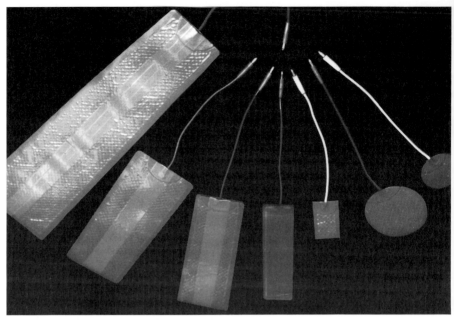

Abb. 4 Verschiedene Elektroden zur Applikation des Dreiphasenstroms

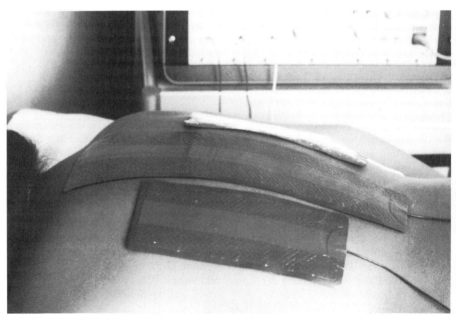

Abb. 5 Anlagebeispiel. Der Dreiphasenstrom wird über zwei aktive und eine indifferente, größere Elektrode der Behandlungsregion zugeführt

9 Mittelfrequenztherapie

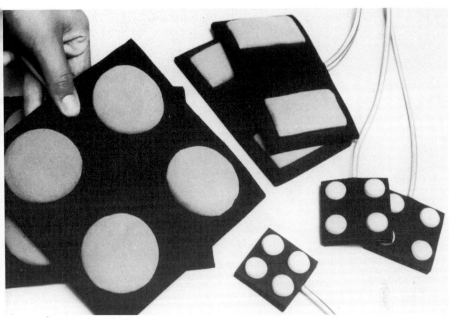

Abb. 6 Verschiedene Flachkissenelektroden zur Interferenzstrombehandlung

strom prinzipiell durch zwei verschiedene Muster der Elektrodenanordnung erreicht werden:

- mit drei gleichgroßen, damit gleichwertigen, differenten Elektroden und
- mit zwei aktiven und einer größeren, indifferenten Elektrode (*Abb. 5*).

Je nach Lokalisation erzielt man dabei mehr eine Quer- oder mehr eine Längsdurchflutung der Muskulatur. Neben den beschriebenen Applikationsformen mit drei Elektroden ist auch der Einsatz von nur zwei Elektroden (an beliebigen Apparateausgängen) möglich.

Im Bereich der Interferenzströme ist bei der Anlage der unterschiedlich ausgebildeten Elektroden (*Abb. 6*) auf die Kreuzung der Stromkreise zu achten (unterschiedliche Positionierung bei Quer- und Längsdurchflutung). Für sehr kleine Behandlungsbezirke kann eine Vierfachelektrode mit diagonal geschalteten Elektrodenpaaren eingesetzt werden.

Die Anwendung von Platten- oder Kissenelektroden kann auch mit Saug- oder »Vakuum«-elektroden kombiniert werden (*Abb. 7*). (Die Viskoseschwämme in den Saugglocken dienen bei der Mittelfrequenztherapie mit nulliniensymmetrischen Stromformen nur der Kontaktverbesserung, nicht dem Fernhalten der Elektrolyseprodukte von der Haut.) Bei Verwendung einer tetrapolaren Saugelektrode ist zu berücksichtigen, daß der größte Teil des Stromes durch den gemeinsamen Schwamm fließt und nur ein kleiner Anteil in die Haut eindringt (der Körper liegt im Nebenschluß). Das Meßinstrument am Therapiegerät zeigt dann wie auch beim Stangerbad (s. Kap. 6) einen zu hohen Wert an; die genaue, durch den Patienten fließende Stromstärke ist unbekannt (*Abb. 8 u. 9*).

Neben einem konstanten Unterdruck können intermittierend »Saugwellen« verschiedener Frequenz und Intensität verabfolgt werden. Infolge der Druckmodulation verändert sich der Elektroden-Haut-

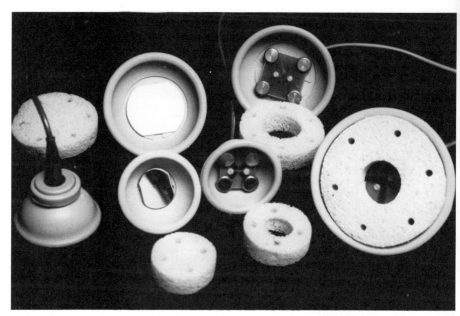

Abb. 7 Verschiedene Saugelektroden zur Interferenzstrombehandlung

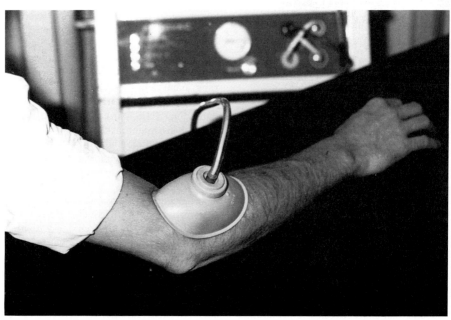

Abb. 8 Tetrapolare Saugelektrode am Beispiel der Therapie einer Epicondylopathia humeri

Abstand; dadurch wird der Übergangswiderstand R (Viskoseschwamm) kleiner und die Stromstärke I trotz gleichbleibender Spannung U nach dem *Ohm*schen Gesetz I = U/R größer: Entsprechend der Frequenz der Vakuumimpulse ändert sich rhythmisch die elektrische Reizintensität. Durch die gleichzeitige Applikation von Interferenzstrom und pulsierenden Saugelektroden kann ein zusätzlicher, vor allem hyperämisierender Effekt erzielt werden (*Abb. 10 u. 11*). Die Durchblutungsförderung bewirkt eine verbesserte Leitfähigkeit unter den Elektroden. Außerdem wird dieser Elektrodentechnik auch eine massageähnliche Wirkung mit trophikverbesserndem Charakter zugeschrieben.

Bei der »stereodynamischen« Interferenz sind zur leichteren Handhabung die sechs Elektroden der drei Stromkreise auf zwei Leitgummisets sternförmig angeordnet (*Abb. 12*). Damit sich die drei Stromkreise im gewünschten Behandlungsgebiet auch kreuzen, müssen die speziellen Applikationshinweise der Hersteller beachtet werden.

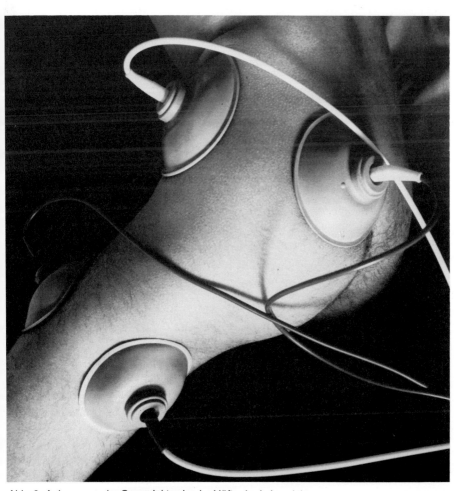

Abb. 9 Anlage von vier Saugelektroden im Hüftgelenksbereich

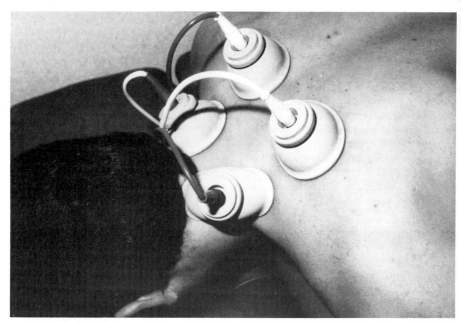

Abb. 10 Therapie der Nackenmuskulatur mit vier Saugelektroden

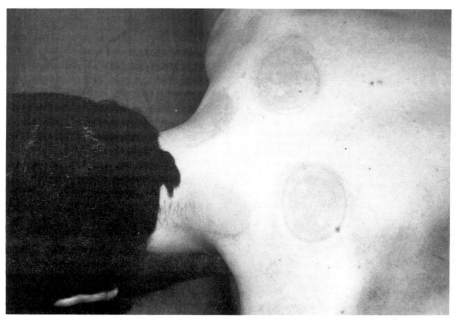

Abb. 11 Hyperämisierende Wirkung der Saugelektroden am Beispiel von Abb. 10

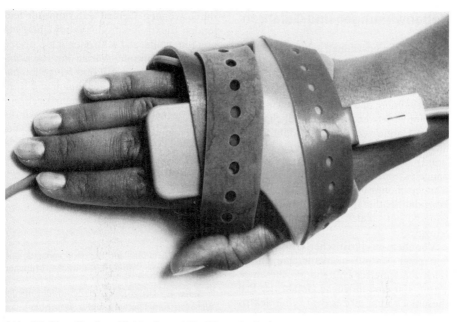

Abb. 12 Sternförmiges Elektrodenset (drei Stromkreise)

Indikationen

Wie auf S. 66 beschrieben, ist die unmodulierte Mittelfrequenz als Behandlungsform nur bedingt geeignet. Die therapeutische Anwendung mittelfrequenter Ströme wird fast ausschließlich in modifizierter Weise genutzt, d. h. als periodische Änderung der Stromstärke im niederfrequenten Intensitätsrhythmus. Das Indikationsspektrum deckt sich somit im wesentlichen mit den Wirkungen des Frequenzbereiches bis 100 Hz und umfaßt hauptsächlich Erkrankungen des rheumatischen Formenkreises, einschließlich Arthropathien, Wirbelsäulensyndrome, Insertionstendopathien und Weichteilbeschwerden. Die amplitudenmodulierte Mittelfrequenzdurchströmung kann auch bei einer isolierten Kräftigung nicht denervierter Muskulatur zur Vermeidung einer Inaktivitätsatrophie wirkungsvoll eingesetzt werden, wenn aktives, isometrisches Üben nicht möglich ist. Periphere venöse und arterielle Durchblutungsstörungen können indirekt, d. h. reflektorisch durch die Muskelaktivierung, beeinflußt werden.

Kontraindikationen

Kontraindiziert ist die Stromtherapie allgemein bei Multipler Sklerose (aufgrund der spastischen Lähmung und der Sensibilitätsstörungen), Myasthenia gravis pseudoparalytica (wegen der abnormen Ermüdbarkeit der myasthenischen Muskulatur), beim Parkinsonsyndrom (aufgrund der rigiden Tonuserhöhung der Muskulatur und des Ruhetremors), bei akuten Infektionen und entzündlichen Pozessen (z. B. Thrombophlebitis) sowie bei fieberhaften Erkrankungen und Thrombosen. Bei Gravidität und gynäkologischen Blutungen sind die Abdominal- und Lumbalregion von einer Stromdurchflutung absolut auszuschließen. Die Herzgegend und implantierte elektronische Geräte (Herzschrittmacher) dürfen ebenfalls nicht einer direkten Durchströmung ausgesetzt sein.

Nebenwirkungen und Gefahren

Beim nulliniensymmetrischen Wechselstrom (moduliert oder unmoduliert) treten zwar keine elektrolytisch bedingten Hautverätzungen auf, trotzdem sollte darauf geachtet werden, daß die Elektroden nicht direkt auf verletzten oder entzündlich veränderten Hautarealen (lokal erhöhte Stromdichte durch verminderten Hautwiderstand) liegen. Bei Verwendung von sog. Saugelektroden besteht bei Patienten mit Blutgerinnungsstörungen und unter Antikoagulantientherapie eine verstärkte Neigung zu petechialen Blutungen unter der Saugglocke.

Vor allem aus juristischen Gründen wird von einer Mittelfrequenztherapie im Bereich zementierter Hüftendoprothesen gewarnt. Für eine mögliche Gefahr der Prothesenlockerung gibt es zwar keine elektrophysiologisch begründbare Ursachen, andererseits fehlen jedoch zu diesem Thema noch verläßliche wissenschaftliche Untersuchungen.

Im Gegensatz zur Niederfrequenz stellen bei der Mittelfrequenz Metallteile im durchströmten Gebiet, aufgrund der fehlenden Elektrolyseprodukte am Übergang von Ionenleiter zu Elektronenleiter, prinzipiell keine Kontraindikation dar. Bei Kombinationsverfahren MF und NF gelten natürlich die Vorsichtsmaßnahmen und Kontraindikationen beider Frequenzbereiche.

Bei manchen Geräten besteht auch die Möglichkeit, die Halbwellen einer bestimmten Polarität zu unterdrücken (Gleichrichtung). Dadurch erhält man nullinienassymmetrische Stromformen, so daß auf die mögliche Gefährdung durch Elektrolyseprodukte zu achten ist.

Literatur

1. *Edel, H.*: Fibel der Elektrodiagnostik und Elektrotherapie. Müller u. Steinicke, München 1983
2. *Senn, E.*: Die gezielte Wiedereinführung der Wechselstrom-Therapie. Euler, Basel 1980
3. *Senn, E. u. O. A. M. Wyss*: Auf dem Weg zu einem neuen Verfahren in der Elektrotherapie. Die Mittelfrequenzdurchströmung der Skelettmuskeln. Teil II: Die Wymoton-Behandlung. Z. f. Physiotherapie 31 (1979)

10 Hochfrequenz- und Ultraschalltherapie

E. A. Zysno, S. Zilk

Therapie in hochfrequenten Feldern

E. A. Zysno

Die klassische Diathermie benutzte in ihren Anfängen Frequenzen des Lang- und Mittelwellenbereiches, die heute nicht mehr zur Behandlung verwendet werden. Die im Bereich der Kurzwellentherapie genehmigten Verfahren sollen mittels folgender Methoden die Durchwärmung in einem hochfrequenten Wechselstromfeld erreichen:

▶ Behandlung im Kondensatorfeld (elektrisches Feld) und
▶ Behandlung im Spulenfeld (magnetisches Feld).

Obwohl hierbei niemals mit Wellen bestrahlt wird, sondern eine Behandlung im elektrischen bzw. magnetischen *Feld* stattfindet, ist die Bezeichnung »Kurzwellentherapie« üblich (*vgl. S. 72*). Die gebräuchlichen Geräte arbeiten mit einer Frequenz von 27 MHz und geben eine Leistung von 300 bis 450 Watt ab.

Die *therapeutische Relevanz* der mittels Diathermie im Gewebe freigesetzten Wärme ist ein offenes Problem, da experimentelle Untersuchungen ergeben haben, daß eine Vasodilatation im Muskel erst bei Temperaturen über 44° C erfolgt. Diese Temperaturen werden bei der Therapie nicht erreicht; sie würden auch irreversible Läsionen verursachen. Daher ist eine tiefenwirksame Hyperämie des Muskels als therapeutisches Wirkprinzip nicht anzunehmen. In der Praxis hat sich erwiesen, daß die erhöhte Gewebetemperatur rasch erzielt und länger als fünf Minuten beibehalten werden muß. Im Bereich von Gelenken ist die Erwärmung für den Band- und Kapselapparat ebenso von Nutzen wie für die Sehnenansätze und den Muskelmantel.

Bei der Diathermie werden die Wärmerezeptoren relativ wenig stimuliert, da die Erwärmung im tieferen Gewebe ohne übermäßige Belastung der oberen Hautschichten stattfindet. Da die Dosierung weitgehend nach den subjektiven Angaben des Patienten erfolgt, bleibt die Forderung nach einer intakten sensiblen Innervation unbestritten, um Läsionen an Körpergewebe durch extreme Hyperthermie zu vermeiden.

Kurzwellentherapie im Kondensatorfeld

Körperregionen bzw. Körperteile können als »Dielektrikum«, d. h. als Isolator zwischen zwei elektrischen Leitern, betrachtet werden, wenn sie zur Behandlung im Kondensatorfeld zwischen den beiden Elektrodenplatten plaziert werden. Als Elektroden können runde Metallplatten (nach *Schliephake*), die in Glas oder Kunststoff gekapselt sind, verwendet werden. Daneben gibt es noch elektrisch leitende Weichgummiplatten, die, in Filztaschen gepackt und mit Gummibändern fixiert, an die Körperoberfläche angeschmiegt werden können. Eine Kombination von *Schliephake-* und Weichgummi-Elektroden empfiehlt sich, wenn Extremitätsabschnitte, wie z. B. der Unterschenkel, entlang der Längsachse im Kondensatorfeld behandelt werden sollen (*Abb. 1*).

Wie in Kap. 5 angeführt, ist infolge der Stromverteilung im Gewebe eine relativ starke Erwärmung der äußeren Hautschichten und des Unterhaut-Fettgewebes zu erwarten. Messungen am (nichtdurchbluteten) Phantom haben gezeigt, daß die tieferliegenden Muskel- und Knochengewebe zwar schwächer, aber doch durchgehend miterwärmt werden. Damit erfordert die Anwendung des Kondensatorfeldes zwar eine gute Kenntnis der Methode und der Apparateeigenschaften, ist aber dafür vielseitig einsetzbar.

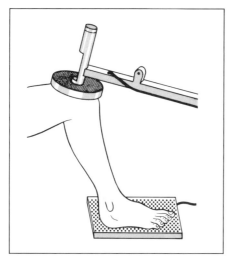

Abb. 1 Längsbehandlung im Kondensatorfeld

Die Dichte des elektrischen Feldes ist proportional der Stromliniendichte im Gewebe und damit ein direktes Maß für dessen Erwärmung. Lokale Überwärmungen werden durch eine homogene Feldverteilung vermieden, daher ist auf einen gleichmäßigen Elektroden-Hautabstand zu achten. In der Regel wird ein Abstand von 3 bis 4 cm empfohlen, jedoch ist bei der Diathermie ausgedehnter Körperbereiche ein größerer Hautabstand für die Homogenisierung des Feldes von Nutzen. Dabei ist die geringere Erwärmung durch erhöhte Leistung zu kompensieren (Abstandsregel). Den Kondensatorplatten naheliegende Körperakren, wie z. B. die Malleolen, werden aufgrund der eintretenden Feldverdichtung schneller und intensiver erwärmt. Das gleiche erfolgt auch bei Verkantung der Elektrodenplatten, was leicht geschehen kann, da die Körperoberfläche im allgemeinen nicht eben ist. Bei speziellen Anwendungsbereichen oder Indikationen kann die ungleichmäßige Erwärmung von Körperteilen durchaus erwünscht sein, so

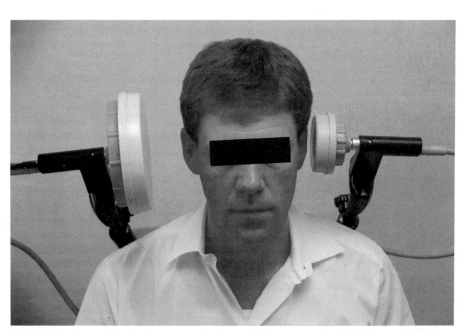

Abb. 2 Einsatz von Elektroden unterschiedlicher Größe

daß hier die Elektrodenplatten bewußt schräg zu stellen sind oder unterschiedliche Elektrodengrößen zum Einsatz kommen (*Abb. 2*).

Bei gleichzeitiger Behandlung mehrerer Körperteile in einem Kondensatorfeld, wie z. B. beider Kniegelenke, muß daran gedacht werden, daß an der Innenseite der Kniegelenke ein Filz- oder Frottee-Polster als Abstandshalter angebracht wird, da es bei punktuellem Kontakt der Knie zu lokalen Feldverdichtungen kommt und Gewebsläsionen bzw. Verbrennungen gesetzt werden können (*Abb. 3*).

Kurzwellentherapie im Spulenfeld

Bei dieser Behandlungsform wird die Erwärmung durch magnetisch induzierte Wirbelströme im Gewebe therapeutisch genutzt (*vgl. Kap. 5*). Derselbe Leistungsgenerator wie beim Kondensatorfeld kommt zum Einsatz, nur die Art des Applikators ist verschieden. Im Spulenfeld reicht ein einzelner Applikator (Spule) aus, eine Gegenelektrode wird nicht benötigt. Die induktive Übertragung hochfrequenter Energie auf den Patienten erfolgt entweder über ein Induktionskabel, das um Extremitäten oder um den ganzen Patienten gewickelt wird, oder über unterschiedliche Wirbelstrom-Applikatoren (Spulen). Geschützte Namen beziehen sich auf die Formen der Monode (*Abb. 4*), Minode (*Abb. 5*) und Diplode, die in ähnlicher Ausführung auch bei anderen Herstellern zu finden sind. Die sog. Türflügel-Elektrode oder -Diplode (*Abb. 6*) ist in einem dreiteiligen Kunststoffgehäuse flexibel eingebettet. Da der erforderliche Abstand bereits konstruktiv vorgegeben ist, kann man die Spulen mit der Isolierabdeckung dem Körper direkt aufsetzen.

Im Kurzwellen-Spulenfeld ergibt sich im Vergleich zu Kondensatorfeld und Dezimeterwelle eine mittlere Tiefenwirkung. Haut und Unterhautfettschicht werden nicht so stark erwärmt wie im Kondensatorfeld, gut durchblutete und flüssigkeitsreiche Anteile dagegen stärker. Bei An-

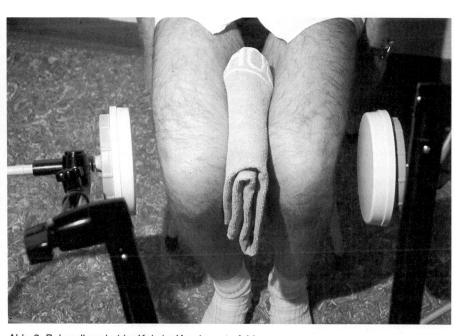

Abb. 3 Behandlung beider Knie im Kondensatorfeld

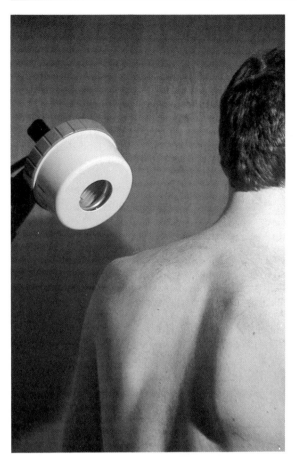

Abb. 4 Kurzwellentherapie im Spulenfeld: Monode

wendung des Induktionskabels um eine Extremität ist die Längsdurchflutung relativ gleichmäßig.

Um Unfälle durch lokale Überhitzung zu vermeiden, dürfen die zuführenden Elektrodenkabel bei beiden Formen der Kurzwellentherapie weder den Patienten noch das Gerät noch einander berühren, da in ihrer Nähe hohe Feldstärken herrschen. In diesem Zusammenhang ist die Entwicklung einer speziellen Wirbelstromelektrode, der sog. Circuplode, interessant, da sie durch ein koaxiales Hochfrequenzkabel mit geringer Energieabstrahlung, wie es auch bei der Strahlungstherapie (s. u.) verwendet wird, an das Gerät angeschlossen wird.

Indikationen und Kontraindikationen

Indiziert ist die Kurzwellentherapie in den chronischen Stadien der rheumatoiden Arthritis (chronischen Polyarthritis) sowie bei nicht aktivierten Arthrosen. Optimal ist die Hochfrequenztherapie, besonders im Verbund mit krankengymnastischer Übungstherapie, z. B. bei der Kontrakturbehandlung. Das trifft auch für das chronisch-myalgische Syndrom (besonders bei hypertoner oder verkürzter Muskulatur) und die Tendopathien oder Periarthropathien zu. Ebenso bestehen umschriebene Indikationen für chronische Erkrankungen aus den Fachgebieten der HNO- (z. B. Sinusitis), Zahn-/Mund-/Kieferheilkunde (z. B. Pul-

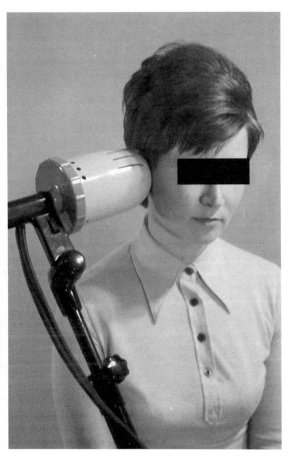

Abb. 5 Kurzwellentherapie im Spulenfeld: Minode

pitis) und Gynäkologie (z. B. Adnexitis), also für alle Prozesse, bei denen eine Erwärmung eine Besserung des Krankheitsbildes erwarten läßt.

Die extreme Hyperthermie mit Hochfrequenzverfahren zur Zerstörung von Krebszellen, z. B. bei Malignomen, befindet sich noch im Versuchsstadium (Ganzkörper- oder regionale Hyperthermie, meist in Kombination mit Zytostatika oder ionisierender Bestrahlung).

Kontraindiziert ist die Kurzwellentherapie bei akuten und infektiösen Entzündungsabläufen, besonders im Knochen, sowie akuten Neuralgien oder einer akuten Periarthrosis humero-scapularis. Auch Algodystrophien (wie z. B. *Sudeck*-Syndrom), arterielle Verschlußkrankheiten und maligne Tumore stellen eine Kontraindikation für die Kurzwellentherapie dar, ebenso wie akute Thrombosen, Hämorrhagien und Ödeme (z. B. Lymphödem nach Strahlentherapie). Auch bei bestehender Gravidität sollte der Beckenbereich nicht in das Behandlungsfeld einbezogen werden. Die Gefahren, die für Patienten mit Herzschrittmacher und Metallimplantaten bestehen, wurden schon angeführt.

Patienten mit psychischen Durchgangssyndromen, Psychosen oder zerebralen Anfallsleiden sollten wegen eventuell gestörter Wahrnehmungsfunktion der Kurzwellentherapie nicht zugeführt werden. Dies gilt auch für Kleinkinder, die mo-

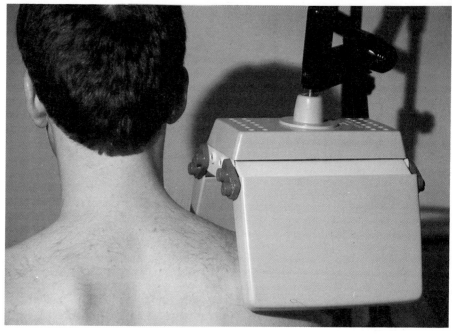

Abb. 6 *Kurzwellentherapie im Spulenfeld: Diplode*

torisch unruhig sind, und für Jugendliche, bei denen die Knochenwachstumszonen längere Zeit der Erwärmung ausgesetzt würden.

Allgemeine Hinweise

Hoch- und Niederfrequenzgeräte, die im selben Raum betrieben werden, müssen einen Abstand von mindestens 5 m aufweisen, da die Hochfrequenz-Sendeleistung die Elektronik diagnostischer und therapeutischer Geräte stören kann.

Die Behandlung sollte auf hölzernen Liegen bzw. Behandlungsbänken und Stühlen erfolgen, da es durch Feldverdichtungen an Metallen zur Überhitzung kommen kann. Im Behandlungsgebiet dürfen sich keinerlei metallische Gegenstände befinden. Das gilt besonders auch für Schmuck und Uhren, Metallimplantate wie TEP, Schrauben oder AO-Osteosynthesematerial, Hörgeräte, implantierte Elektroden zur Schmerztherapie und metallische Intrauterinpessare, ebenso für den Fixateur externe oder für im Gewebe eingeschlossene Metallsplitter. Speziell bei der Kurzwellentherapie stellen Metallteile auch in der näheren Umgebung des Behandlungsbereiches eine potentielle Gefährdung dar.

Patienten mit Herzschrittmacher sind stets von der Hochfrequenztherapie fernzuhalten. Auch wenn der Gerätetyp des Schrittmachers bekannt und der Hochfrequenz-Generator abgeschirmt sind, kann es z. B. über die Elektrodenkabel zu unberechenbaren Störungen kommen, bis hin zu Kammerflimmern und tödlichen Zwischenfällen.

Der zu behandelnde Körperteil sollte entkleidet sein. Zu vermeiden sind Feucht- bzw. Salbenverbände sowie Kleidungsstücke aus Kunststoffasern, da feuchte Haut (cave: Transpiration) eine bessere Leitfähigkeit besitzt und lokale Überwärmung verursachen kann.

Der Patient sollte nicht nur nach Herz-

schrittmachern und Metallimplantaten gefragt werden, sondern auch nach neurologischen Störungen – speziell nach sensiblen Ausfällen – und einer arteriellen Verschlußkrankheit.
Die Behandlungsdauer richtet sich nach dem Therapieziel. Man beginnt mit kurzen Behandlungszeiten, ungefähr zehn bis 15 Minuten, sowie niedriger bis mittlerer Dosisleistung (Stufe II–III) (Abb. 7). Im Verlauf der Behandlungsserie kann die Zeit bis zu 30 Minuten ausgedehnt werden. Die individuelle Dosis richtet sich nach dem subjektiven Wärmeempfinden des Patienten und nach dem Stadium der Erkrankung. Eine Behandlungsserie sollte sechs bis 12 Sitzungen umfassen. Besonders bei chronischen Krankheitsbildern aus dem rheumatischen Formenkreis werden längere Serien mit behandlungsfreien Intervallen notwendig sein.

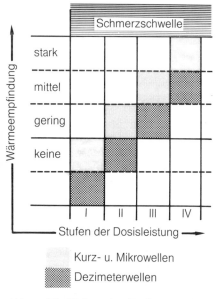

Abb. 7 (Modifiziertes) Dosierungsschema nach Schliephake

Therapie mit elektromagnetischen Wellen

E. A. Zysno

Neben der bisher dargestellten Therapie in elektrischen und magnetischen Feldern ist die Hochfrequenzbehandlung mit elektromagnetischen Wellen üblich (Dezimeter- und Mikrowelle). Nur hier kann man von einer *Bestrahlung* im eigentlichen Sinne sprechen, da eine Absorption elektromagnetischer Energie im Gewebe stattfindet (*vgl. S. 78*).

Therapie mit Dezimeterwellen

Für therapeutische Zwecke ist von der Deutschen Bundespost das 69 cm-Band (434 MHz) freigegeben worden, während in den USA die Anwendung dieses Frequenzbereiches nicht gestattet ist. Die Hochfrequenz-Energie wird über einzelne Applikatoren (Sender) als elektromagnetische Welle abgestrahlt.

Aus der Praxis wurden verschiedene Formen von Applikatoren entwickelt, die für die regionale Anwendung unter Berücksichtigung des Wärmeverteilungsspektrums differente Formen erhielten. Hier spielt besonders die Ausformung der Reflektoren hinter der Sendeantenne eine Rolle, von wo die elektromagnetischen Wellen gebündelt abgegeben und anschließend im Körper absorbiert werden. Mit einer Wellenlänge von 69 cm in Vakuum oder Luft und ca. einem Drittel, d. h. ungefähr 20 cm in Gewebe, besitzt diese Form der Hochfrequenztherapie eine gute Tiefenwirkung. Sie stellt vom Verhältnis Wirksamkeit zu Bedienungskomfort die günstigste Art der Hochfrequenztherapie dar.

Mittels des Langfeldstrahlers (*Abb. 8*) gelingt es, unter Entlastung der äußeren Haut-Fett-Schichten die angrenzenden Muskelschichten gut zu erwärmen, wie mit Hilfe von Thermoelementen und neurographischen Untersuchungen nachgewiesen werden konnte. Da aufgrund der thermi-

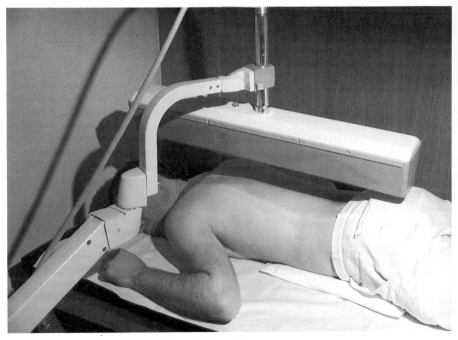

Abb. 8 Dezimeterwellentherapie: Langfeldstrahler

schen Hautentlastung die Thermorezeptoren nur wenig erregt werden, eignet sich der Langfeldstrahler besonders für die Bestrahlung von Extremitäten und Wirbelsäulenabschnitten.

Für kleine Körperregionen wurde ein Rundfeldstrahler (*Abb. 9*) konstruiert. Besonders im Bereich von Gelenken, die von keinem dicken Weichteilmantel umgeben sind, hat sich diese Applikatorform bewährt, desgleichen im Kopfbereich. Wie beim Langfeldstrahler beträgt auch beim Rundfeldstrahler die optimale Distanz zwischen Strahler und Körper ca. 8–10 cm.

Der Rechteck-Hohlleiter-Strahler (Muldenapplikator; *Abb. 10*) wurde für die Hochfrequenz-Therapie größerer Körpervolumina gebaut. Hierbei sollte der Muldenapplikator dem behandelten Körperteil direkt anliegen und so eine feste Ankopplung mit maximaler Leistungsübertragung bewirken.

Aufgrund der genannten thermischen Hautentlastung sind die Angaben des Patienten über das subjektive Wärmeempfinden bei der Dezimeterwellentherapie besonders kritisch einzustufen. Die Schwelle der Wärmeempfindung muß zwischen Dosisleistungsstufe II und III angenommen werden, nicht wie bei den übrigen Hochfrequenz-Verfahren zwischen Stufe I und II (modifiziertes *Schliephake*-Dosierungsschema). Die Stufen III und IV bedürfen besonderer Aufmerksamkeit, sie kommen nur bei Anwendung des Muldenapplikators in Frage.

Die mittlere Behandlungsdauer ist mit ca. zehn Minuten kürzer als bei der Kurzwellentherapie. Auch hier geht man davon aus, daß Hochfrequenz-Therapie meist in Kombination mit nachfolgender krankengymnastischer Übungstherapie als Serienbehandlung durchgeführt wird. Die Serie sollte aus mindestens sechs bis zehn Einzelbehandlungen – dreimal wöchentlich – bestehen, wobei Indikation und Kontraindikation analog zur Kurzwellentherapie anzunehmen sind. Nochmals sei darauf

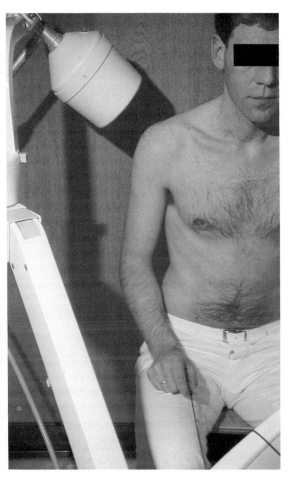

Abb. 9 Dezimeterwellentherapie: Rundfeldstrahler

verwiesen, daß floride Infektionen, neurologische Erkrankungen mit Sensibilitätsstörungen, arterielle Verschlußkrankheiten, frische Myokardinfarkte, Algodystrophien, Gravidität und Regionen mit Metallimplantaten (insbesondere Herzschrittmacher) von der Dezimeterwellenbehandlung auszuschließen sind.

Therapie mit Mikrowellen

Für die Therapie ist bei den Mikrowellen die Frequenz von 2 450 MHz (12,5 cm Wellenlänge in Luft) eingeführt und erlaubt. Da die im Körper wirksame Wellenlänge nur 3 bis 4 cm beträgt, liegt das Temperaturmaximum bei Ausbildung einer stehenden Welle in 1,5 bis 2 cm Gewebetiefe meist im subkutanen Fettgewebe.

In der Praxis sind zwei Leistungsbereiche mit unterschiedlichen Applikatoren üblich. Für die Großfeldstrahler (Distanzstrahler, empfohlener Abstand ca. 10 cm), wie z. B. Rund- und Langfeldstrahler, wird eine Generatorleistung bis etwa 200 Watt benötigt. Die kleineren Fokus- oder Kontaktstrahler sowie Körperhöhlenstrahler kommen mit einer Leistung bis 25 Watt aus. Die elektromagnetischen Schwingungen werden im Generator, dem sog. Magnetron, erzeugt und über Koaxialkabel den Strahlern zugeführt, die durch Haltearme in die ge-

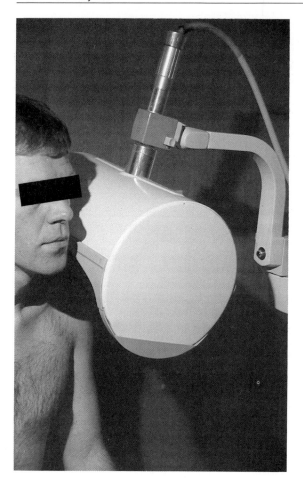

Abb. 10 Dezimeterwellentherapie: Muldenapplikator

wünschte Distanz zur Behandlungsregion gebracht werden.

Indikationen und Kontraindikationen

Da die Mikrowellen-Therapie wegen der geringen Eindringtiefe hauptsächlich für Behandlungen im Oberflächenbereich sinnvoll ist, wird sie vorwiegend bei Erkrankungen der Haut und im Kopfbereich (Erkrankungen aus dem Bereich der Zahn, Mund- und Kiefernheilkunde, Hals-, Nasen-, Ohren- und Augenheilkunde) eingesetzt. Herzschrittmacherträger müssen vom Behandlungsraum ferngehalten werden.

Allgemeine Hinweise

Wegen ihrer kürzeren Wellenlänge werden Mikrowellen von größeren metallischen Gegenständen reflektiert. Deshalb und wegen der geringen Eindringtiefe ist die Gefahr von Verbrennungen aufgrund von Metallteilen bei der Mikrowellenbehandlung niedriger als bei den übrigen Hochfrequenz-Therapieformen.

Bei Bestrahlung im Kopfbereich ist zu beachten, daß für die Augenlinse die Gefahr eines Mikrowellen-Katarakts besteht, ähnlich dem durch übermäßige Infrarot-Strahlung verursachten Glasbläserstar. Es ist daher erforderlich, bei Behandlung in

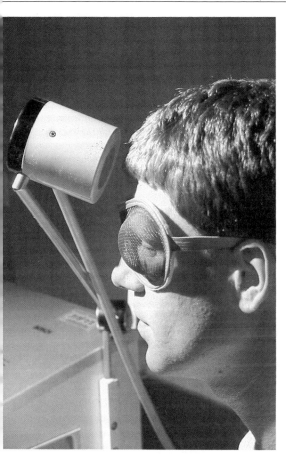

Abb. 11 Mikrowellentherapie mit Schutzbrille

Augennähe sog. Mikrowellen-Schutzbrillen zu tragen (*Abb. 11*). Zusätzlich sollten hier die Leistungsstufen so niedrig wie möglich gewählt werden. Die erwähnte Schutzbrille besteht üblicherweise aus einem engmaschigen Drahtgeflecht (Maschengröße kleiner als die Wellenlänge), so daß die Leistungsdichte für senkrechten und tangentialen Einfall der Mikrowellen durch Reflexion deutlich herabgesetzt wird. Das Tragen dieser Schutzbrille wäre bei anderen Hochfrequenz-Therapieverfahren nicht nur sinnlos, sondern wegen der Feldverdichtung in Metallnähe gefährlich.

Die Dosierung kann sich wegen des guten Ansprechens der Thermorezeptoren in der Haut wie bei der Kurzwellentherapie nach dem subjektiven Wärmeempfinden des Patienten richten. Sie sollte unter Beachtung des Schemas nach *Schliephake* (bzw. dessen Modifikation bei der Dezimeterwelle) individuell erfolgen und muß neben dem Therapieziel, der Art der Erkrankung und dem Behandlungsplan in der ärztlichen Verordnung schriftlich dokumentiert sein. Änderungen in der Verträglichkeit oder im Wärmeempfinden des Patienten müssen ebenfalls im Behandlungsprotokoll bzw. Verlaufsbogen schriftlich fixiert werden. Jede Verordnung muß die Unterschrift des Arztes tragen, jedes schriftliche Behandlungsprotokoll die des Therapeuten. Dies dient nicht nur zur Ab-

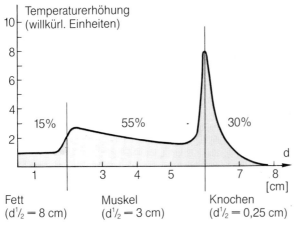

Abb. 12 Qualitatives Erwärmungsmuster bei Beschallung eines Phantoms. Angegeben sind die Halbwertsdicken d ½ (bei f = 800 kHz) der verschiedenen Gewebetypen und die in den entsprechenden Schichtdicken umgesetzte Wärmemenge in Prozent. (Vgl. auch das Erwärmungsmuster bei dickerer Muskelschicht, Kap. 5, Abb. 24)

grenzung der Verantwortungsbereiche, sondern eventuell auch später zu forensischen Zwecken. Es ist daran zu erinnern, daß die Patienten auf jeden Fall *vor* Beginn der Hochfrequenztherapie über Art und Wirkungen der angewandten Methoden aufzuklären sind und auch über eventuelle Nebenwirkungen in Kenntnis gesetzt werden. Für Notfälle sind die Patienten mit dem Zugschalter vertraut zu machen. Nur so sind Vertrauen und Sicherheit für Patienten und Behandler aufzubauen und Komplikationsrisiken auf ein Minimum zu beschränken.

Ultraschalltherapie

S. Zilk

Definition des Ultraschalls

Beim Ultraschall handelt es sich um mechanische, an Materie gebundene Wellen. Für die Therapie mit Ultraschall wird der Frequenzbereich von etwa 800–1000 kHz genutzt (*vgl. S. 72*).

Physiologische Wirkungsweise

Die Ultraschalltherapie ist im wesentlichen eine Wärmetherapie, die sich von anderen Wärmetherapieformen vor allem durch die Möglichkeit einer lokal begrenzten, tiefenwirksamen Applikation unterscheidet. Die bei der Ausbreitung der Ultraschallwellen entstehende Wärme kommt durch Absorption zustande und hängt von der Frequenz und dem beschallten Medium ab (*vgl. S. 81*).

Außer der thermischen gibt es eine mechanische Wirkung der Ultraschallwellen auf den Körper. Der schnelle Wechsel von Zug und Druck setzt Zellelemente in Bewegung. Ein therapeutischer Nutzen dieser mechanischen Wirkung ist bisher nicht bewiesen. Die früher vielfach beobachteten Kavitationsphänomene mit Gewebsnekrosen treten bei den heute üblichen Dosierungen bis maximal 3 Watt/cm^2 (dynamische Applikation) nicht mehr auf.

Die thermischen und mechanischen Effekte können wiederum physiko-chemische Gewebsveränderungen induzieren. U. a. wird von manchen Autoren eine Zunahme der Durchblutung, Steigerung der Zellpermeabilität sowie eine Beschleunigung von Stoffwechselvorgängen angegeben.

Anwendungsformen und -techniken

Beschallungsort. Am häufigsten wird die *lokale* Beschallung des Schmerzgebietes und dessen Umgebung praktiziert. Dabei werden die beteiligten sensiblen Hautfelder, die umgebenden Muskelansätze und Gelenke evtl. auch die Periostzone erfaßt. Die Schallabsorption der verschiedenen Gewebearten ist unterschiedlich; an Grenzschichten zwischen Medien unterschiedlicher Schallgeschwindigkeit kann eine erhebliche Überwärmung auftreten. Man sollte daher das Behandlungsfeld nicht zu eng wählen und mit bewegtem Schallkopf aus verschiedenen Richtungen zu beschallen versuchen.

Die *segmental-paravertebrale Beschallung* wird vor allem dann angewandt, wenn das Geschehen am Krankheitsherd noch so akut ist, daß eine lokale Beschallung nicht möglich ist. Häufig wird sie mit der örtlichen Beschallung kombiniert. Bei der segmental-paravertebralen Beschallung wird die Funktionseinheit, die entwicklungsgeschichtlich innerhalb eines Segments besteht, genutzt.

Beschallungsform. Die Therapie mit *Dauerschall* (*Gleichschall*) ist die üblicherweise angewandte Betriebsart. Dabei wirkt die Energie der im Zeitverlauf nicht unterbrochenen Schallwelle kontinuierlich auf das beschallte Medium ein, d. h. also, daß eine Applikation mit gleichbleibender Intensität erfolgt. Um die hierdurch erzeugte Gefahr von stehenden Wellen mit Intensitätsmaxima zu vermeiden, sollte der Schallkopf gleitend über das beschallte Medium geführt werden.

Beim *Impulsschall* werden die Schallfrequenzen durch rhythmische Pausen unterbrochen. Durch die Abschwächung der wirksamen Dosis wird beim Impulsschall die Wärmeeinwirkung reduziert und in den Schallpausen Wärme abtransportiert. Bei vielen Geräten ist der Impulsbetrieb wählbar (z. B. Tastverhältnis 1:2, 1:5, 1:10).

Impulsschall findet vor allem bei Radikulopathien und bei Erkrankungen, wo eine stärkere Erwärmung des Gewebes (z. B. subakut entzündliche Bereiche) vermieden werden sollte, Anwendung.

Ankopplungstechniken. Die einwandfreie Ankopplung des Schallkopfes ist von grundlegender Bedeutung. Jede dünne Luftschicht zwischen Schallkopf und Medium reflektiert den Schall und verhindert so das Eindringen ins Gewebe. Der Schallkopf muß mit der ganzen Fläche auf das Medium aufgesetzt werden (nicht »verkanten«) und sollte nur mit niedrigem Anpreßdruck geführt werden. Bei manchen Gerätetypen läuft die Zeituhr nur bei einwandfreiem Kontakt zwischen Schallkopf und Medium.

Bei großen, glatten Flächen wähle man einen großen, für unebene oder kleine Beschallungsfelder einen kleinen Schallkopf.

Die *dynamische* Beschallung wird mit bewegtem Schallkopf durchgeführt. Sie erfolgt mit gleichmäßig kreisenden, leicht hin- und herstreichenden Bewegungen. Man erreicht damit eine besonders homogene Ausbreitung der Energie vom Schallkopf in das Gewebe unter Vermeidung stehender Wellen. Sie ist die am häufigsten angewandte Beschallungsform.

Die *statische* Beschallung wird mit ruhendem Schallkopf durchgeführt. Obwohl hierbei lokal eine genauere Dosierung erreicht werden könnte, wird sie wegen der Gefahr der Temperatursteigerung im Gewebe und mit evtl. daraus resultierenden thermischen Schäden durch stehende Wellen kaum angewandt. Bei relativ kleinem Schallkopf mit hohen Schalldichten kann es zu einer so starken Erwärmung des Schallkopfes kommen, daß u. U. im Bereich sensibler Störungen, evtl. auch bei älteren Menschen, oberflächliche thermische Gewebeschädigungen auftreten können.

Bei der *semistatischen* Beschallung wird der Schallkopf mit nur sehr geringen, kreisenden Bewegungen um kleinste Behandlungsfelder geführt (z. B. über Kalkeinlagerungen an Sehnen oder zur Beschallung von sog. Triggerpoints).

Ankopplungsmittel. Sie müssen einen dem Weichteilgewebe vergleichbaren Schallwiderstand aufweisen.

Bei der *Ölankopplung* (Abb. 13) findet meist Vaseline oder das preiswerte Paraffinum liquidum Verwendung. Auch kann im allgemeinen von den Herstellerfirmen der Apparate ein preiswertes Gel als Ankopplungsmittel bezogen werden. Ist ein

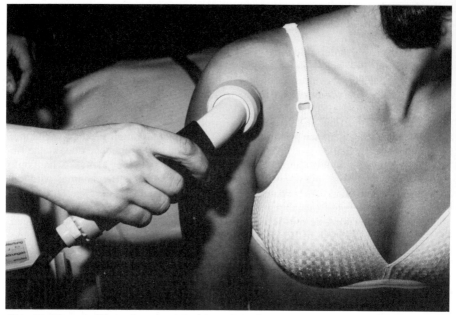

Abb. 13 Ultraschalltherapie mit gleitendem Schallkopf am Beispiel der Periarthropathia humero-scapularis

Verkanten an unebenen Körperflächen bei dieser Kopplungsart jedoch nicht zu vermeiden, wendet man die subaquale Methode an.

Bei der *Beschallung im Wasserbad* (*Abb. 14*) wird der Schallkopf in erwärmtem Leitungswasser (ca. 36–37° C) in ca. 1 bis 2 cm Entfernung über das zu beschallende Medium geführt. Luftbläschen an behaarten Körperstellen sind abzustreifen. Ein langstieliger Schallkopfhalter ist dabei empfehlenswert.

Ein spezieller therapeutischer Effekt soll durch *Ultrasonophorese* erzielt werden. Hierbei verspricht man sich ein mechanisch gefördertes Einbringen von Medikamenten, die in einer Ankopplungssubstanz gelöst sind, jedoch ist der Beweis einer gesteigerten Resorptionsrate oder eine Zunahme des therapeutischen Effekts bislang nicht eindeutig erbracht.

Eine Fülle von Medikamenten ist zur Sonophorese geeignet (z. B. Analgetika, Antiphlogistika, Kortikoide, Lokalanästhetika etc.). Eine von uns häufig geübte Methode: Der mit Ultraschall zu behandelnde Bereich wird vor der Ultraschalltherapie mit einem Enzympräparat oder einem Lokalanästhetikum bzw. einer Mischung aus beidem eingerieben.

Dosierungsparameter. Die Dosierung ist abhängig von Intensität, Frequenz und Behandlungsdauer.

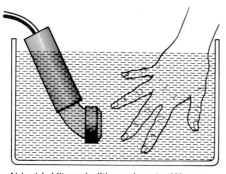

Abb. 14 Ultraschalltherapie unter Wasser

Wie bei anderen physikalischen Anwendungen ist grundsätzlich zu beachten: Je akuter der Krankheitsprozeß, umso niedriger die Intensität, umso kürzer die Behandlungsdauer und umso kürzer die Einzelbehandlungsintervalle.

Dosierungsbereiche bezüglich der *Intensität* sind die Bereiche I und II: bis 0,5 W/cm^2 bzw. 0,5 bis 2 W/cm^2. Die Tendenz geht in letzter Zeit zu »optimalen Minimaldosen«, nicht mehr zu Bereichen hoher Intensität.

Die *Frequenz* ist in den handelsüblichen Geräten meist vorgegeben und bewegt sich bei etwa 800 bis 850 kHz.

Für die *Behandlungsdauer* werden in der Literatur unterschiedliche Dosisbereiche (von 1 bis 30 Minuten) angegeben; wir bevorzugen bei Therapieformen mit Wärmewirkung längere Behandlungszeiten bei nicht ganz so hoher Dosierung.

Bei der statischen Beschallung soll die Behandlungsdauer zwei Minuten nicht überschreiten.

Eine *Behandlungsserie* soll etwa zehn Behandlungen umfassen. Bei chronischen Krankheitsbildern sind meist 15 Behandlungen und mehr erforderlich. Bei akuten Beschwerden sollte nach ca. sechs Behandlungen ein therapeutischer Effekt erzielt sein. Der ganz akute Zustand stellt allerdings keine Indikation für die Ultraschallbehandlung dar.

Die Behandlung erfolgt etwa dreimal pro Woche. Tägliche Behandlung soll nur in Ausnahmefällen durchgeführt werden (z. B. Kontrakturen und nach unseren Erfahrungen bei schmerzhaften Tendinosen).

Bei *Überdosierung* bzw. *Nebenwirkungen aufgrund individueller Disposition* gibt der Patient meist Schmerzen während oder nach der Behandlung an, selten auch Ermüdungserscheinungen, Kopfschmerzen, Kreislaufstörungen, Hauterscheinungen. In solchen Fällen soll eine Behandlungspause von einigen Tagen eingelegt oder die Behandlung ganz abgebrochen werden.

Therapeutisch eingesetzte Ultraschallgeräte

Allgemeine Daten. Die Erzeugung der Ultraschall-Energie beruht auf dem Prinzip des (umgekehrten) piezoelektrischen Effektes: Eine hochfrequente elektrische Spannung bewirkt die mechanische Deformation eines geeigneten Piezoelementes (früher Quarzkristall, heute Barium-Titanat). Diese mechanischen Schwingungen werden auf die metallische Schallkopffläche übertragen, die als Schallgeber Wellen abgeben kann. Hochfrequente Schallwellen werden an der Grenze zwischen Schallquelle und Luft weitgehend reflektiert; zur Übertragung auf das Gewebe ist daher ein Ankopplungsmedium notwendig.

Technische Daten gängiger, in der BRD vertriebener Geräte:
Schallintensität max. ca. 3 W/cm^2, meist nur 1,5 W/cm^2; Schallkopffläche (häufig 2 Schallköpfe pro Gerät) ca. 1,5 bis 6 cm $\varnothing$.

Kombinationsgerät Ultraschall/Reizstrom. Ultraschall kann u. a. auch in Verbindung mit den verschiedensten Reizstromformen verabreicht werden. Die Applikation kann nacheinander oder im sog. Simultanverfahren erfolgen. Diese Therapieform wird bei myofaszialen Erkrankungen empfohlen, wobei Aufspüren und Therapie sog. Triggerpoints (maximale Schmerzpunkte) möglich sein soll.

Ultraschall-Aerosolgeräte. Sie werden zur Behandlung von Atemwegserkrankungen benutzt. Häufig finden sie bei beatmeten Patienten in der Intensivmedizin Verwendung. Sie werden vorwiegend zur Befeuchtung der Atemwege aber auch zum »Vernebeln« von Medikamenten eingesetzt.

Ultraschall-Aerosolgeräte sind als Einzelinhalationsgeräte und als Geräte zur Rauminhalation auf dem Markt.

Indikationen und Kontraindikationen

Indikationen. Die Ultraschalltherapie bewirkt Schmerzdämpfung, häufig auch Beschwerdefreiheit. Sie umfaßt ein breites Indikationsspektrum, wobei die Behandlung von Arthrosen, weichteilrheumatischen Erkrankungen und posttraumatischen Funktionsstörungen im Vordergrund steht. Gute Behandlungsergebnisse sind zu verzeichnen bei Epikondylitis, Schultergelenksaffektionen, Tendopathien und Tendinosen, Narbenkeloiden und Sklerodermie. Gelegentlich haben wir gute Heilungserfolge bei der *Dupuytren*schen Kontraktur zu verzeichnen. Die Zahl der Anwendungen liegt allerdings sehr hoch (bis zu 60). Das Ulcus cruris, dessen erfolgreiche Behandlung mit Ultraschall häufig in der Literatur genannt wird, spricht nach unseren Erfahrungen besser auf andere physikalisch-medizinische Maßnahmen (Lagerung, Kompression, CO_2-Gasbad) an.

Absolute *Kontraindikationen* sind (wie bei allen physikalischen Anwendungen): akute, hochentzündliche oder fieberhafte Erkrankungen, tuberkulöse Prozesse, Anwendungen im lokalen Bereich von Gefäßerkrankungen wie Thrombophlebitiden und Thrombosen, hämorrhagische Diathese, sowie schwere arterielle Verschlußkrankheit.

Vorsicht ist aus Gründen einer möglichen Überwärmung geboten in Bereichen gestörter Sensibilität, über Laminektomienarben (wegen der geringen Gewebedeckung über dem Rückenmark), im oberen HWS-Gebiet (Medulla-oblongata-Bereich), in der Umgebung von Herz-Schrittmachern sowie im Bereich der Keimdrüsen.

Ebenso sollte man bei Kindern, bei Patienten mit schweren Herz-Kreislauf-Erkrankungen und bei Schwangeren die Indikation zur Ultraschalltherapie sehr eng stellen; hier spielen weniger medizinische als, im Falle von Komplikationen, juristische Gründe eine Rolle. Es ist anzumerken, daß bei der Ultraschalldiagnostik des graviden Uterus, soweit uns bekannt, keine Schäden entstehen können.

Literatur

1. *Edel, H.*: Fibel der Elektrodiagnostik und Elektrotherapie. Müller u. Steinicke, München 1983
2. *Gierlich, K. u. A. Jung.*: Die kombinierte Anwendung von Ultraschall und Reizströmen. Physikalische Medizin und Rehabilitation Heft 9/68
3. *Gillert, O.*: Elektrotherapie. Pflaum, München 1981
4. *Günther, R. u. H. Jantsch*: Physikalische Medizin. Springer, Berlin, Heidelberg, New York 1982
5. *Knoch, H.-G. u. K. Knauth*: Therapie mit Ultraschall. VEB Gustav Fischer, Jena 1977
6. *Rusch, D. u. E. A. Zysno*: Elektrotherapie. Ther. Woche 21 (1971) 293
7. *Rusch, D. u. E. A. Zysno*: Wirkungsmechanismen der Hochfrequenztherapie. In: Zur Wirkungsweise unspezifischer Heilverfahren, hrsg. v. B. Lüderitz, Hippokrates-Verlag, Stuttgart 1972
8. *Zysno, E. A. u. H. E. Reichenmiller*: Änderung der Nervenleitgeschwindigkeit unter exogener Temperatureinwirkung. Arch. physik. Ther. 20 (1968) 465
9. *Zysno, E. A. u. H. E. Reichenmiller*: Differente Wärmeapplikation und das Verhalten der Nervenleitgeschwindigkeit. Med. Welt 20 (1969) 55
10. *Zysno, E. A. u. C. Mucha*: Elektrotherapie bei Sportverletzungen. In: Sportverletzungen in der Praxis, hrsg. v. Jäger, M., Keyl, W. u. C. J. Wirth, Thieme-Verlag, Stuttgart, New York 1982
11. *Zysno, E. A.*: Physikalische Medizin und Rehabilitation. In: Chirurgie, hrsg. v. Heberer, G., Köle, W. u. H. Tscherne. 5. Aufl., Springer-Verlag, Berlin, Heidelberg, New York 1986

11 Phototherapie

R. Becker-Casademont

Bei der Behandlung mit Licht werden Therapieformen mit infraroter (ultraroter), sichtbarer und ultravioletter Strahlung sowie mit dem gesamten Sonnenspektrum (Heliotherapie) unterschieden.

Infrarote Strahlung (IR-Strahlung)

Bei der Infrarottherapie kommt elektromagnetische Strahlung mit Wellenlängen oberhalb 780 nm zur Anwendung. Grundsätzlich werden dabei drei Bereiche unterschieden: Infrarot A (IRA) mit 780 bis 1400 nm, Infrarot B (IRB) mit 1400 bis 3000 nm und Infrarot C (IRC) mit mehr als 3000 nm Wellenlänge. Die therapeutischen Einsatzmöglichkeiten dieser drei Bereiche sind ähnlich, in der Regel werden IRA-Strahler bevorzugt.

Infrarote Strahlung wird in den oberen Schichten der Haut durch Absorption nahezu vollständig in thermische Energie umgewandelt, nur ein geringer Teil wird reflektiert (*vgl. Kap. 5, S. 82*). Die Infrarottherapie stellt somit, ähnlich wie die Hochfrequenzstrahlung (*s. Kap. 10*), eine spezielle Form der Thermotherapie dar, wobei eine Erwärmung der Gewebe ohne Kontakt zu einem Trägermedium wie Wasser, Moorerde, Fango o. ä. stattfindet.

Wirkung

Die Effekte der Wärmetherapie sollen an dieser Stelle nicht im einzelnen erörtert werden. Im wesentlichen bewirkt eine Infrarot- (Wärme-) Behandlung eine Durchblutungssteigerung der Haut (Wärme-Erythem) sowie eine Minderung der Ansprechrate oberflächlicher Schmerzrezeptoren.

Bei länger anhaltender Behandlung breitet sich die Wärme von der Haut in tiefere Gewebsschichten aus. Die Erwärmung der Haut kann darüberhinaus über reflektorische Zusammenhänge zur Detonisierung und damit zur Schmerzlinderung tieferer Strukturen, z. B. der Muskeln, beitragen.

Anwendung

Bei der Durchführung der Infrarottherapie muß wie bei allen Formen der Lichttherapie auf einen definierten, meist konstanten Abstand des Bestrahlungsobjektes von der Energiequelle geachtet werden, da die Lichtintensität mit der Entfernung abnimmt. Im Gegensatz zu anderen Behandlungsformen mit elektromagnetischen Wellen erfolgt bei der Lichttherapie die Intensitätsregelung üblicherweise nicht am Gerät, daher muß die gewünschte Dosis über den Abstand oder die Behandlungszeit eingestellt werden.

Technisch können sogenannte helle (d. h. im Emissionsspektrum sind Anteile des sichtbaren Bereiches enthalten) von dunklen Strahlern unterschieden werden.

Bei der Applikation sind Überdosierungen, die zu Verbrennungen führen können, sorgfältig zu vermeiden. Im Bestrahlungsfeld sollten sich keine Kleidungsstücke oder ähnliches befinden, die sich übermäßig erwärmen können. Wärmeempfindlich sind auch Augenlinsen, die sich bei anhaltender, z. B. beruflicher Exposition gegenüber langwelligem Infrarot trüben können (Infrarot-Katarakt bei Glasbläsern, Hochofenarbeitern).

Indikationen

Indikationen zur Behandlung sind oberflächlich-entzündliche Prozesse wie Furunkel, Abszesse usw., die durch Wärme zur Reifung gebracht werden sollen, sowie schmerzhafte Zustände tieferer Gewebsschichten wie Myalgien, Arthralgien, bei denen die Zielsetzung in der Ausnutzung einer reflektorischen Beeinflussung liegt; gelegentlich lassen sich auch Neuralgien durch Wärme günstig beeinflussen. Bei Entzündungen im Nasen-, Nasennebenhöhlen-, Ohrbereich können sogenannte Kopflichtkästen für lokale Infrarotbehandlungen verwendet werden. Auch hier werden zumindest bei den tiefergelegenen Prozessen in den Nasennebenhöhlen nicht die direkten, sondern die indirekten Wärmewirkungen ausgenutzt. (Kopf-)Lichtkästen entsprechen oft nicht mehr den strengen Sicherheitsvorschriften, wenn z. B. bei einem Bersten einer Glühlampe der Patient den heißen Glassplittern schutzlos ausgesetzt ist.

Kontraindikationen

Kontraindikationen stellen alle Krankheiten dar, die sich durch eine Wärmeexposition verschlimmern, sowie alle Zustände, bei denen eine Dosierung nach subjektiven Kriterien nicht möglich ist (Sensibilitätsstörungen etc.).

Eine Infrarottherapie zur Einleitung einer Massage erscheint wenig sinnvoll, da die Massage selbst einen ähnlichen Hautreiz wie die Vorwärme erzeugen kann, außerdem oberflächliche Erwärmung die Haut über eine Anregung der Perspiratio verquellen läßt und in der Folge eine genaue Palpation tieferer Gewebsschichten als Voraussetzung jeder gezielten Massage nicht mehr zuläßt. Eine Infrarottherapie im Anschluß an eine Massage zur Ausnutzung des allgemein entspannenden Effektes einer Wärmetherapie kann jedoch hilfreich sein.

Sichtbares Licht

Die Behandlung mit bestimmten Wellenlängenbereichen (»Farben«) des sichtbaren Spektrums (Chromotherapie) hat neben psychologischen Aspekten (z. B. wirken ja auch rote Tabletten deutlich besser als andersfarbige) nur für das Blaulicht eine klinische Relevanz erhalten. Blaulicht (um 450 nm) bewirkt durch Photo-Oxidation eine Senkung des Bilirubins im Serum, das unabhängig von der Glukuronidierung in wasserlösliche, nicht-toxische Spaltprodukte zersetzt wird und damit über die Nie-

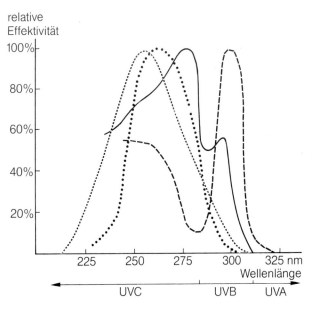

Abb. 1 *Relative Effektivität des UV-Lichtes in Abhängigkeit von der Frequenz (mod. n. B. O. Scott in [6]*

- - - - - -*-Koagulation von Albumin*

.... *bakterizider Effekt für E. coli*

──────── *Absorption durch Ergosterol*

– – – –*Erythem-Wirksamkeit*

ren ausgeschieden werden kann. Dieser Effekt wird vor allem zur Therapie des Icterus neonatorum eingesetzt und verlangt je nach Ausprägung des Icterus mehrstündige Anwendungen täglich. Nebenwirkungen sind nicht bekannt.

Ultraviolettes Licht (UV-Licht)

Ultraviolettes Licht wird in die drei Bereiche UVA (400–315 nm), UVB (315–280 nm) und das zwar im Sonnenspektrum vorhandene, jedoch in der Ozonschicht der Erdatmosphäre herausgefilterte UVC-Licht (280–200 nm) unterteilt.

Wirkung

Es kann eine Vielzahl von Wirkungen des UV-Lichtes aufgezählt werden, die auf die hohe Energie der Lichtquanten mit der Fähigkeit zur Ionisierung von Atomen und Molekülen zurückzuführen sind. Dabei weisen in der Regel relativ schmale Frequenzbänder ein Maximum der Wirksamkeit für jeden Effekt auf (*Abb. 1*). UV-Licht wird zum größten Teil in den oberen Hornhautschichten absorbiert, maximal 10 % (in Abhängigkeit von der Frequenz) erreichen die basalen Zellen der Epidermis in ca. 0,08 mm Tiefe (*s. Tab. 1*).

Das bekannte UV-Erythem wird bevorzugt durch UVB hervorgerufen. Es ist kein Wärme-Erythem wie bei Infrarotexposition, sondern beruht auf einer Hautreizung oder – bei entsprechender Dosierung – Hautentzündung (mit interzellulärem Ödem und Leukozyteninfiltraten) sowie auf einer Freisetzung vasodilatatorischer Substanzen. Es tritt mit einer Latenz von mehreren Stunden auf (Maximum des UV-Erythems nach ca. acht Stunden), ist streng auf das exponierte Areal begrenzt und klingt erst nach mehreren Tagen wieder ab. Durch UVB-Einstrahlung kommt es nach ca. zwei bis drei Tagen zu einer (Sekundär-)Pigmentierung der Haut durch Umwandlung von Tyrosin in Melanin, während UVA-Einwirkung in ausreichend hoher Dosis eine »Sofortpigmentierung« (nach ca. 15 bis 30 Minuten) hervorruft. Ein Erythem durch UVA-Licht ist nur nach sehr intensiver Einwirkung zu erwarten.

UV-Licht kann die Nukleinsäure im Zellkern zerstören, die Mitoserate der Basalzellschicht der Haut vermindern, Enzymsysteme, besonders das Redoxsystem, aktivieren und Eiweiß denaturieren. Auf dem letztgenannten Effekt beruht die keimtötende, desinfizierende Wirkung des UV-Lichtes.

Darüberhinaus ist vor allem eine anregende, aber auch normalisierende Wirkung auf das autonome System bekannt. Während einmalige UV-Exposition keine kreislaufwirksamen Effekte zeigt, stellen sich nach serieller UVB- (nicht UVA-) Exposition Umstellungen der vegetativen Kreislaufregulation wie nach körperlichem Training ein. Unter anderem sind Ruhe- und Belastungspuls erniedrigt (*1*).

Tabelle 1 Transmission elektromagnetischer Strahlung durch menschliche Haut (in %) (nach *Bochem u. Reed* 1930, in [2])

Zellschicht	Dicke der Zellschicht [mm]	Wellenlänge [nm]						
		200	250	280	300	400	550	750
Hornschicht	0,03	0	19	15	34	80	87	78
lebende Epidermis	0,05	0	11	9	16	57	77	65
Dermis	2,0	0	0	0	0	1	5	21
		UVC		UVB		UVA	sichtb. Licht	

Vegetative Umstimmungen werden auch durch großflächige, lichtinduzierte Hautreizungen bewirkt, wodurch allerdings auch chronisch schlummernde Prozesse im Körper zum Aufblühen gebracht werden können. Auch die Psyche wird bei vegetativen Dystonien im Sinne einer Normalisierung beeinflußt.

Eine wichtige Wirkung des UV-Lichtes ist die Synthese von Vitamin D aus seinen Vorstufen in der Haut.

Sekundäre Wirkungen der UV-Exposition sind die Stimulierung der Hypophyse mit Beeinflussung der gonadotropen Hormone, Stimulierung der weißen Blutkörperchen mit Erhöhung der Lymphozytenzahl und Steigerung der Phagozytosefähigkeit der Granulozyten und damit eine Veränderung des Immunsystems. Klinisch kann darüberhinaus eine Erhöhung der Juckreizschwelle beobachtet werden, die besonders bei niereninsuffizienten Patienten eintritt. Dieser Effekt ist nicht nur lokal am Bestrahlungsort, sondern auch systemisch nachweisbar und wird bevorzugt bei UVB-Anwendung wirksam. Die reaktiv eintretende Pigmentierung der Haut stellt einen Schutz gegen weitere UV-Einwirkungen dar. Nach drei bis vier Wochen intensiver Bestrahlung bildet sich über eine Hyperkeratose mit Verdickung der Hornschicht eine Lichtschwiele, die die Unterbrechung einer seriellen Applikation verlangt, da mit einer therapeutisch nutzbaren UV-Wirkung nicht mehr gerechnet werden kann; eine 100 μm dicke Hornschicht liefert einen praktisch vollkommenen UV-Schutz.

Anwendung

Es gibt mehrere technische Verfahren zur Erzeugung von UV-Licht; verbreitet sind die Quecksilber-Hochdrucklampen. Es können zwar UVA- und UVB-Strahler unterschieden werden, wobei aber in der Regel nicht die Geräte selektive Strahlungsquellen darstellen, sondern über Filter bestimmte Wellenlängen absorbiert werden. Dabei ist die spektrale Verteilung des emittierten Lichtes je nach Technik der UV-Lichterzeugung (z. B. Hochdruck- oder Niederdrucklampen) unterschiedlich. Da normales Glas für UV-Licht undurchlässig ist, wird bei den Strahlern Quarzglas verwendet.

Vor Beginn jeder Therapie muß zunächst die individuelle Lichtempfindlichkeit geprüft werden, die von verschiedenen Faktoren, u. a. der Hornschichtdicke, abhängig ist. Dazu wird eine sogenannte Lichttreppe angelegt, d. h. einzelne Bezirke mit steigender Zeitdauer (z. B. ein bis fünf Minuten) werden bestrahlt und die Reaktion nach 24 Stunden bewertet (*Abb. 2*).

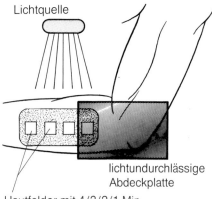

Hautfelder mit 4/3/2/1 Min. (oder 4/2/1/0,5 Min.) Belichtung

Abb. 2 Testung der UV-Empfindlichkeit mit der Lichttreppe. (Die einzelnen Hautfelder können mit linear oder exponentiell steigender Zeitdauer bestrahlt werden. Das absolute Zeitmaß richtet sich nach Abstand und Leistung der Strahlungsquelle sowie individuellen Merkmalen.)

Die Dosis wird bestimmt, die ein minimales Erythem hervorgerufen hat (Erythemschwellendosis, minimale Erythemdosis = MED). Gleichzeitig muß auf eine phototoxische Reaktion geachtet werden. Zur Planung der Therapie muß zunächst das Therapieziel festgelegt werden. Danach richtet es sich, ob unterschwellig (suberythematös, sedativ), schwellig oder mit höheren Dosen zur Provozierung eines kräftigen Erythems (Reizdosis) gearbeitet wird. Bei konstantem Strahlungsabstand wird also über die Dauer der Bestrahlungszeit die Dosis festgelegt, dabei ist auf die individuell sehr variable Erythem-Schwelle sowie auf die unterschiedliche UV-Empfindlichkeit verschiedener Körperabschnitte zu achten.

So sind die Beugeseiten der Extremitäten empfindlicher als die Streckseiten, das Gesicht weniger empfindlich als der Rücken. Nasse Haut entwickelt wegen einer erhöhten UV-Durchlässigkeit der obersten Hornhautschichten schon bei kleineren Dosen ein UV-Erythem als trockene Haut. Auch bestehen jahreszeitliche Schwankungen der UV-Empfindlichkeit.

Bei Ganzkörperbestrahlung wird mit kurzer Bestrahlungszeit begonnen; bei guter Verträglichkeit kann die tägliche Dosis gesteigert werden. Das absolute Zeitmaß richtet sich nach der Leistungsfähigkeit der Strahlungsquelle, ihrem Abstand von der Haut und der subjektiven Empfindlichkeit, doch sollte, auch bei schwachen Strahlern, eine maximale Expositionszeit von einer Stunde nicht überschritten werden. Bei serieller Applikation muß aufgrund der Entwicklung einer Lichtschwiele (s. o.) mit verminderter Lichtempfindlichkeit die Behandlungszeit entsprechend angepaßt werden.

In der Dermatologie wird häufig mit photosensibilisierenden Medikamenten gearbeitet, die eine deutliche Herabsetzung der MED bewirkt. Ähnliche Effekte sind auch in der Natur zu beobachten: photosensibilisierende Substanzen kommen in manchen Wiesengräsern vor.

Indikationen

Eine Reihe von Indikationen zur UV-Lichttherapie bestehen im dermatologischen Bereich, wobei u. a. über Cignolin oder 8-Methoxypsoralen (Psoralen + UVA = PUVA) eine Photosensibilisierung therapeutisch ausgenutzt wird. Zur Vermeidung von Nebenwirkungen muß hier die minimale phototoxische Dosis beachtet werden. Indikationen aus dem dermatologischen Bereich sind u. a. Psoriasis, Akne, Pityriasis, Alopezie, Mycosis fungoides, Hauttuberkulose sowie Ekzeme verschiedener Genese. Auch oberflächliche Ulzera können mit UV-Licht behandelt werden, wobei vermutlich vor allem der keimtötende Effekt wirksam wird. Die Dermatologie kennt auch den diagnostischen Einsatz von UV-Licht (Wood-Licht) bei Mikrosporie und Erythrasma.

Indikationen für eine unterschwellige, sedierende Therapie sind insbesondere der (nephrogene) Pruritus und die Neurodermitis.

Reiztherapie mit segmentaler Anordnung des Bestrahlungsfeldes können bei radikulären Schmerzsymptomen sowie vegetativen, radikulär oder pseudoradikulär begrenzten Störungen eingesetzt werden (Methode der Gegenirritation).

Allgemeine Indikationen für die UV-Therapie in je nach Zielsetzung verschiedener Dosis (auch Ganzkörperbestrahlung) zwischen sedierend und stark reizend sind Rachitis und Rachitisprophylaxe, Rekonvaleszenz, Infektanfälligkeit, Umstimmung bei vegetativen Regulationsstörungen. Diese Indikationen werden in der Praxis jedoch kaum gestellt, obwohl die Therapieform leicht anwendbar, wenig belastend und nebenwirkungsarm ist.

Kontraindikationen

Kontraindiziert ist UV-Therapie bei florider Lungen-Tbc oder anderen floriden Prozessen, Hyperthyreose, Ulcus ventriculi oder duodeni (vermehrte Säuresekretion), Lupus erythematodes sowie bei chronischen Leberentzündungen. Vorsicht ist geboten bei unkontrollierten Lichtsensibilisierungen, die durch eine Vielzahl von Medikamenten möglich sind (*Tab. 2*). Die Augen dürfen der UV-Strahlung nicht exponiert werden, um eine UV-Konjunktivitis (Photophthalmie, Schneeblindheit) oder UV-Keratitis zu vermeiden.

Tabelle 2 Photosensibilisierende Arzneimittel (nach [9])

Sulfonamide und Derivate (Antibiotika, Antidiabetika, Diuretika)
Phenothiazine
Tetrazyclin-Derivate
halogenierte Salizylsäure-Derivate (in Seifen und Antimykotika)
Antihistaminika (abgeleitet von Paraminobenzoesäure)
Rivanol

selten:
Östrogen   Nalixidinsäure
Progesteron   Laxantien
Griseofulvin   u. a.
Methotrexat

Heliotherapie

Bei der Behandlung mit Sonnenlicht wird das gesamte Frequenzspektrum, das die Erdoberfläche nach Filterung durch die Atmosphäre erreicht, als therapeutisches Mittel verwendet.

Wirkung

In mehr oder minder großem Ausmaß kommen alle bislang abgehandelten Effekte zur Wirkung, wobei neben der Wärme des Infrarots vor allem der hochenergetische UV-Anteil mit seinen biologischen Wirkungen bedeutsam ist. Sonnenlicht hat darüberhinaus ein hohes psychologisches Moment; Licht und Wärme bedeuten Leben, lange Episoden der Menschheitsgeschichte hindurch wurde die Sonne als Gott verehrt. Auch heute noch gilt trotz des Wissens um die Gefahren übermäßiger Lichtexposition die Sonnenbräune als Zeichen von Gesundheit und Erholung.

Sonnenlicht wird schon lange therapeutisch eingesetzt; so war um die Jahrhundertwende die Heliotherapie einziges und auch probates Mittel bei Hauttuberkulose. Die Rachitis ist eine weitere bekannte Indikation; die zwar gesteigerte, aber unspezifische Abwehrreaktion gegen Infekte stellt eine nicht morphologisch erfaßte Folge der Sonnenlichteinwirkung dar.

Anwendung

Bei der Sonnenexposition gelten bezüglich der Expositionszeit und des gewünschten Erythemgrades zwar im Prinzip die Regeln der UV-Therapie, doch sind einige wichtige Fakten zusätzlich zu beachten.

So ist die Lichtdosis (speziell die UV-Dosis) abhängig von Tages- und Jahreszeit, geographischer Breite, Höhe über dem Meeresspiegel (Zunahme des UV-Anteils im Sonnenspektrum mit steigender Höhe d. h. abnehmender atmosphärischer Schichtdicke), der Freiheit des Horizontes (ungehinderte Einwirkung von Streustrahlung), Dunst- und Bewölkungsgrad (Abnahme der UVB-Strahlung um 50 % bei bewölktem Himmel), Reflexion (Schnee: 80 %, weißer Sand: 30 %), Auftreffwinkel auf die Körperoberfläche (max. Dosis bei senkrechtem Einfall).

Indikationen

Indikationen für eine Heliotherapie, die oft mit einer Klimatherapie im Hochgebirge oder an der See verbunden wird, sind wie bei der UV-Therapie Hautkrankheiten wie

Psoriasis, Ichthyosis, Akne, aber auch Formen der extrapulmonalen Tuberkulose oder vegetative Regulationsstörungen. Solebäder (z. B. auch Meerwasserbäder) können die Empfindlichkeit der Haut gegenüber Sonnenlicht deutlich steigern und lassen sich so sinnvoll kombinieren. Bekannt ist die Behandlung der Psoriasis vulgaris am Toten Meer (hoher Salzgehalt des Wassers, hohe Lichtintensität). Grundsätzlich kann der therapeutische Effekt der Sonnenstrahlung schon mit Dosen unterhalb der Erythemschwelle erzielt werden. Auch eine Hautbräunung braucht nicht erreicht werden.

Andere Formen der Phototherapie

In der Behandlung mit »athermischem« Laser-Licht (sog. Soft-Laser) wurde bislang bei kontrollierten Studien keine Wirksamkeit nachgewiesen, die über den Effekt einer Plazebo-Therapie hinausging, womit immerhin eine mittlere Schmerzreduktion von bis zu 30 % erreicht werden konnte. Daher kann zur Zeit keine spezifische Indikation für eine Therapie mit athermischem Laser-Licht angegeben werden.

Eine spezielle Form der Phototherapie stellt auch die Röntgenbestrahlung dar, die jedoch per definitionem nicht zur Physikalischen Medizin gehört.

Nebenwirkungen und Gefahren

Akute Lichtschäden

Bei den akuten Lichtschäden ist der Sonnenbrand als Erythem ersten oder gar zweiten Grades die bekannteste Erscheinung, wobei über mehrere Zwischenstufen freigesetzte Prostaglandine als Mediatoren gelten. Da es sich im wesentlichen um ein UVB-Erythem handelt, ist das Maximum der entzündlichen Reaktion (wie oben angeführt) nach ca. acht Stunden zu erwarten.

Der Hitzekollaps als Versagen der Kreislaufregulation ist ebenso wie der Sonnenstich als zentral-nervös bedingte Erscheinung bevorzugt durch die thermische Wirkung des Lichtes bedingt. Als Prophylaxe zum Schutz gegen die pralle Sonne gelten eine Kopfbedeckung bzw. das Aufsuchen eines schattigen Platzes.

Chronische Lichtschäden

Die chronischen Lichtschäden wie Elastose der Haut durch Schädigung des Bindegewebes, Atrophien, Depigmentierungen, Keratosen bis hin zu Basaliomen und Spinaliomen entwickeln sich aus einer Summierung vieler einzelner, oft unbemerkter Lichtinsulte. Diese Schäden entsprechen im Prinzip einer vorzeitigen Alterung der Haut. Bekannt sind hierzu die Landmanns- oder Seemannshaut, an unbedeckten Hautarealen auftretend.

Für das maligne Melanom wird ein Zusammenhang mit der Lichteinwirkung angenommen, doch spielen hier eine Reihe weiterer Faktoren eine wichtige Rolle.

Eine Gefahr systemischer Art nach übermäßiger (UV-) Lichteinwirkung besteht in der Exazerbation von Krankheiten im subakuten oder chronischen Stadium wie LE, Lungen-Tbc, Hepatitiden. Solche Erkrankungen stellen daher eine Kontraindikation zur Lichttherapie dar.

Phototoxische und photoallergische Reaktionen

Eine Reihe von Stoffen, speziell Medikamente wie Tetrazycline, Resorcin oder Phenothiazine wirken wie auch therapeutisch zur Lichtbehandlung eingesetzte Teerprodukte sowie Psoralen als Photosensibilatoren. Die zur Erzeugung einer bestimmten Wirkung erforderliche Lichtdosis kann dadurch um einen beträchtlichen Teil vermindert werden. Die Gefahr von Lichtnebenwirkungen und Lichtschäden ist dabei natürlich gleichermaßen erhöht. Auch Pflanzen enthalten Lichtsensibilatoren, so der Wiesenkerbel, die Sellerie oder der

Wiesenbärenklau. Die phototoxische Reaktion nach Kontakt mit solchen Pflanzen und anschließender Sonnenexposition wird auch Wiesendermatitis genannt.

Photoallergische Reaktionen beruhen auf einem immunologischen Geschehen und entsprechen in ihrem klinischen Bild dem allergischen Kontaktekzem.

Literatur

1 *Bühring, M., Bozionek, P., Schulz-Amling, W., Kemmerer, K., Wolff, F. u. K. Pirlet*: Unterschiedliche Effekte einer Bestrahlung mit UVA und UVB. Kreislauffunktionswerte und Vigilanz nach einmaliger und nach serieller Exposition.
Strahlentherapie 158 (1982) 490–497
2 *Diffey, B. L.*: Ultraviolet radiation in medicine. A. Hilger, Bristol 1982
3 *Gilchrest, B. A., Rowe, J. W., Brown, R. S., Steinmann, T. I. u. K. A. Arndt*: Ultraviolet phototherapy of uremic pruritus: Long term results and possible mechanism of action.
Ann. intern. Med. 9 (1979) 17–21
4 *Jungmann, H.*: Naturgemäße Heilmethoden. Steinkopff, Darmstadt 1985
5 *Kiefer, J.*: Ultraviolette Strahlen.
W. de Gruyter, Berlin 1977
6 *Licht, S.*: Therapeutic electricity and ultraviolet radiation.
E. Licht, New Haven 1967
7 *Lischka, G. u. E. G. Jung*: Lichtkrankheiten der Haut.
Perimed, Erlangen 1982
8 *Rollier, A.*: Heliotherapie.
Urban & Schwarzenberg, München 1951
9 *Steigleder, G. K.*: Dermatologie und Venerologie.
Thieme, Stuttgart 1975

12 Myofeedback

R. G. A. Liebermeister

Das Myofeedback erfordert zwar elektronische Apparate, stellt aber keine Elektrotherapie dar. Trotzdem soll es an diesem Ort besprochen werden, zumal es nicht selten seinen Platz zwischen Elektrotherapie und Krankengymnastik einnimmt.

Prinzipien

Jegliche biologische Größe bedarf der Regelung innerhalb einer der momentanen Situation angepaßten Regelspanne. Solcher Regulation ist auch die willkürlich innervierte, quergestreifte Muskulatur unterworfen, sowohl in Halte- und Stabilisationsfunktion als auch bei jeder Bewegung. Willkürliches Eingreifen in diese Regelung ist bei vielen Körperfunktionen schwer zu erlernen und erfordert bei der sog. Willkürmuskulatur oft einen längerfristigen Lernvorgang. Dies trifft insbesondere zu, wenn es um den Wiedergewinn verlorengegangener Funktionen (Regeneration nach peripheren Lähmungen, Wiedereinsatz nach langer Ruhigstellung oder Schmerzhemmung) oder um fehlgesteuerte Muskelaktivität geht (Spastik, Dystonien, Muskelverspannung). Besonders erschwert ist ein solcher Lernvorgang dann, wenn der afferente Schenkel des Regelkreises, z. B. die Tiefensensibilität, nicht oder nur unvollständig zur Verfügung steht, d. h. über die zu regelnde Größe nicht genügend Rückmeldung (feedback) erhalten wird. Hier kann mit Hilfe einer Biofeedback-Apparatur bzw. des – Muskeln betreffenden – Myofeedback dem Patienten eine »künstliche Tiefensensibilität« (*1*) geliefert werden. Verstärkte, gleichgerichtete und integrierte Summenpotentiale des Oberflächen-EMG einer bestimmten Muskelgruppe dienen zur Steuerung einer optischen Anzeige oder eines akustischen Signals. So wird dem Patienten der augenblickliche Kontraktionszustand der betreffenden Muskeln gemeldet und er kann willkürlich versuchen, die Anspannung zu erhöhen oder zu verringern (*Abb. 1*). Den Erfolg seiner Bemühungen zeigt ihm das Myofeedback-Gerät dann an, so daß ein systematisches Training ermöglicht wird.

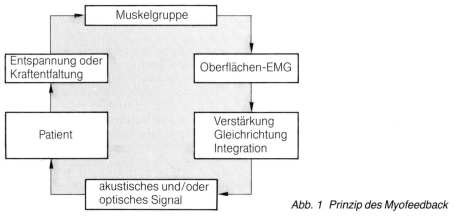

Abb. 1 Prinzip des Myofeedback

Technische Voraussetzungen

An ein Myofeedback-Gerät sowie seine Anwendung müssen bestimmte technische Forderungen gestellt werden, damit es seinen Zweck gut erfüllt.

Bei der Abnahme des Oberflächen-EMG ist besonderer Wert auf eine gute Ankopplung der Elektroden an die Haut zu legen. Dies setzt sorgfältige Hautentfettung, Rasieren von Haaren und sicheres Befestigen der Elektroden voraus. Als Kontaktmedium wird ein elektrolythaltiges Gel verwendet, als metallische Kontaktfläche dient eine Silberelektrode.

Für die Registrierung der niedrigen Signale (teilweise unter $100\,\mu V$ Spannung) ist eine hohe Empfindlichkeit des gesamten Systems notwendig, die häufig nicht in wünschenswertem Umfang erreicht wird. Um eine artefaktarme Ableitung zu erhalten, ist einerseits eine gute Auflösung des Gerätes erforderlich, andererseits sind Dämpfungsverluste entlang der Leitung zu berücksichtigen und äußere Störfelder (z. B. Netzbrumm) möglichst gut abzuschirmen. So ist es empfehlenswert, eine (etwa zehnfache) Vorverstärkung möglichst elektrodennah vorzunehmen.

An beliebiger Stelle wird vom Patienten das Referenzpotential, die Erdung, mit Hilfe eines in Leitungswasser getränkten Bandes abgeleitet. Eine zusätzliche Abschirmung mittels eines *Faraday*schen Käfigs kann gelegentlich nötig sein.

Um eine verläßliche Regelgröße »Muskelspannung« zu erhalten, werden gewöhnlich die verstärkten EMG-Summenpotentiale gleichgerichtet und integriert. Nicht geeignet ist z. B. die Zählung der über eine Schwelle hinausgehenden Einzelspitzen (»spikes«), da diese von der vorgegebenen Schwelle und von der direkten Nachbarschaft einer oder mehrerer motorischer Einheiten zu den Elektroden abhängt. Die Wahl der Integrationszeit kann eine Rolle spielen, da kurzfristige Änderungen bei kurzen Integrationszeiten eher sichtbar werden, während länger andauernde Anspannungen, wie z. B. ein pathologisch erhöhter Muskeltonus, adäquater mit langen Integrationszeiten darstellbar sind.

Wegen der großen Bandbreite (drei bis vier Größenordnungen) der EMG-Summenpotentiale ist die Aufteilung in Meßbereiche notwendig. Dabei sollten die Sprünge von einem Meßbereich zum anderen nicht zu weit sein, vor allem zwischen 50 und $500\,\mu V$.

In Anlehnung an biologische Regelvorgänge läßt sich das akustische bzw. optische Myofeedback so einstellen, daß es erst ab einer vorgegebenen Schwelle Meldung gibt. Gelegentlich ist auch noch die Empfindlichkeit der Reaktion auf die Steuerimpulse veränderlich.

Mit den genannten Variationsmöglichkeiten moderner Myofeedback-Geräte läßt sich für jede Indikation eine geeignete Einstellung finden, soweit die Empfindlichkeit des Gesamt-Systems ausreicht. Manche Patienten sind in der Lage, die Einstellung den täglichen Erfordernissen anzupassen – eine Grundvoraussetzung für den Einsatz zu Hause.

Praktische Durchführung

Diagnostik

Vor jeder Myofeedback-Behandlung sollte eine *Oberflächen-EMG-Ableitung* durchgeführt werden, einerseits zur Klärung der Indikation und zur Festlegung der praktischen Durchführung des Myofeedbacks, andererseits zur Dokumentation und zur Verlaufskontrolle. Häufig läßt sich ein Seitenvergleich mit der nicht gelähmten oder nicht spastischen Seite anstellen, wobei dann unter gleichen Bedingungen beidseitig abgeleitete EMG-Kurven bei symmetrischer oder rhytmisch wechselnder Anspannung verglichen werden können. Nur sehr deutliche Amplitudenunterschiede sind dabei auswertbar. Eine exakte Quantifizierung erfordert es, so viele Bedingungen gleich zu halten, daß sie für die praktische Durchführung zu aufwendig sind.

Die diagnostische Oberflächen-EMG-Ableitung umfaßt beim Torticollis spasticus die Registrierung einer gleichmäßigen Drehbewegung des Kopfes aus der Neutralposition in die rechte und linke Extremposition hinein, außerdem die subjektiv bequemste und die möglichst korrigierte Kopfstellung. Dabei werden die geringsten Aktivitäten im allgemeinen in der korrigierten Stellung angetroffen. Die hyperton reagierenden Muskeln, vor allem der Sternocleidomastoideus und der kontralaterale Splenius capitis, zeigen bei der Drehbewegung, die ihrer natürlichen Funktion entspricht, deutlich höhere Amplituden als die gegenseitigen Muskeln bei der umgekehrten Bewegung.

Die Registrierung vor Beginn der Therapie erfolgt beim Schreibkrampf in normaler Schreibhaltung und mit der Aufgabe, eine DIN-A-4-Seite vollzuschreiben. Die fortschreitende Zunahme der Anspannung und Verkrampfung zeigt sich in zunehmenden Amplituden des EMG und Verlängerungen der Anspannungszeiten der für das Schreiben verantwortlichen Muskelgruppen

Therapie

Die *Behandlungen* (*Abb. 2*) sollten in einem ruhigen, von anderen Einflüssen möglichst freien Raum durchgeführt werden. Jede Störung behindert die Konzentration und erschwert die Entspannung. Nach der EMG-Ableitung werden die Muskelgruppen entsprechend dem Ziel der Behandlung ausgewählt. Bei zweikanaligen Geräten lassen sich die Kanäle einzeln, als Summe oder Differenz schalten. Bei der Elektrodenanlage ist auf sorgfältige Hautvorbereitung und möglichst von Sitzung zu

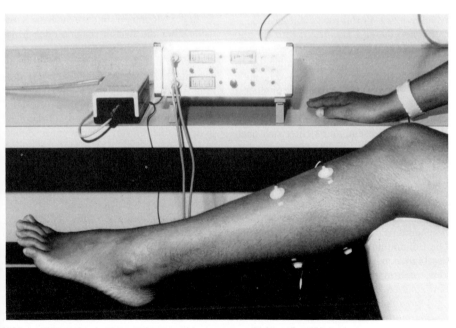

Abb. 2 Praktisches Beispiel einer Myofeedback-Behandlung bei Peronaeusparese: In der Mitte das Myofeedback-Gerät mit Netzanschluß, am Arm die Erdung, Elektroden über dem Triceps surae für den anderen Kanal. In der Übungssituation entweder Feedback über Kanal 1 oder als Differenz Kanal 1 minus Kanal 2 (zur Vermeidung der Mitkontraktion des Antagonisten)

Sitzung gleiche Anlage zu achten. Eine sinnvolle Lagerung und die Erdung werden kontrolliert. Es erfolgt eine Erläuterung des Prinzips des Myofeedbacks und ein spielerisches Ausprobieren durch den Patienten, anschließend Besprechen des momentanen individuellen Zieles und ein kontrolliertes Durchführen der richtigen Anspannung oder Entspannung.

Bei den ersten Sitzungen ist der Therapeut zugegen. Danach genügt es meist, wenn er in erreichbarer Nähe bleibt, also nur das Anlegen und Abhängen durchführt. Manche Patienten können in das Verfahren so eingeführt werden, daß eine Behandlung mit einem geliehenen oder gekauften Gerät selbständig möglich ist. Die Behandlung zu Hause ist besonders bei Patienten mit peripheren Lähmungen sinnvoll, vor allem bei größeren Entfernungen zum nächsten Behandlungszentrum. Zur Begleitung einer solchen Therapie ist es wünschenswert, daß den Hausärzten das Myofeedback-Verfahren geläufig ist.

Bei *peripheren Lähmungen* wird vor und neben der krankengymnastischen Übungsbehandlung Myofeedback durchgeführt. Dabei soll die betreffende Muskelgruppe der gut gelagerten Extremität möglichst sechs bis sieben Sekunden angespannt werden, danach erfolgt eine wesentlich längere Pause. Die Pausendauer richtet sich nach der Ermüdbarkeit, die bei sehr ausgeprägten Paresen die Übungsbehandlung in enge Grenzen weist. Eine Sitzung dauert zunächst nur 15, später dann 30 Minuten. Wieviele Sitzungen nötig sind, hängt von der anatomischen Region, der Reinnervationstendenz und dem Alter der Parese ab. Die Behandlung zu Hause hat den Vorteil des täglichen Einsatzes und der Möglichkeit, mehrmals täglich kurz statt einmal lang zu üben.

Myofeedbacksitzungen zur *allgemeinen Entspannung* sollten nur unterstützend zu anderen Entspannungstechniken erfolgen, um das Erspüren der Entspannung zu erleichtern. Ziel muß es ja sein, daß der Patient selbst in die Lage versetzt wird, sich nötigenfalls gut zu entspannen.

Bei *spastischen Lähmungen* versucht man, Agonisten und Antagonisten gegeneinander zu schalten, wozu es gelegentlich notwendig ist, die Empfindlichkeit der beiden Kanäle getrennt zu regeln, was bei den meisten Geräten nicht vorgesehen ist. Als Ziele sind sowohl Kraftentfaltung im Agonisten, z. B. Fingerstrecker, als auch Entspannung im spastischen Antagonisten, z. B. Fingerbeuger, gleichzeitig vorgebbar.

Patienten mit *Torticollis spasticus* werden bei uns so behandelt: Nach Einüben einer guten Korrektur der Kopfstellung mit Myofeedback und Spiegel werden langsame Drehbewegungen des Kopfes von der Mitte nach links und nach rechts rhythmisch ausgeführt mit der Vorgabe, daß die abgeleitete, zu vermehrter Anspannung neigende Muskulatur EMG-Potentiale mit möglichst geringer Amplitude hervorbringen soll, d. h. daß das akustische Feedback möglichst leise sein soll. So ist das Ziel also nicht nur die korrigierte Haltung des Kopfes in der Medianen sondern auch die Kontrolle über die dyston reagierenden Muskeln bei Gebrauchsbewegungen.

Ebenso auf die praktische Anwendung gerichtet wird die Myofeedback-Behandlung beim *Schreibkrampf* durchgeführt. Zunächst wird mit großbogigen Vorübungen begonnen: Sinusformen, Girlanden, später Zahlenmuster, jeweils ganze Zeilen lang. Dabei soll die EMG-Aktivität in den abgeleiteten Muskeln möglichst gering gehalten werden. Von den Vorübungen kann allmählich zum eigentlichen Schreiben übergegangen werden. Wenn die verringerte Anspannung auch ohne Feedback erreichbar ist, kann der Patient selbst weiterüben. Natürlich sollten begleitende oder auslösende psychische Konfliktsituationen möglichst angegangen werden.

Indikationen

Für das Myofeedback gibt es naturgemäß zwei hauptsächliche Indikationsbereiche:
▶ Vermehrung von Kraft und Ausdauer bei geschwächten Muskeln, z. B. durch

Paresen, Inaktivität, sowie Stoffwechselstörungen des Muskels;
▸ Verminderung der Muskelanspannung, d. h. Training zur allgemeinen Entspannung, zur Verringerung von spastischer Tonuserhöhung oder vermehrter Muskelanspannung bei dystonen Syndromen.

Ein dritter Bereich, der sich der beiden ersten bedient, kann als Schulung der Koordination herausgegriffen werden.
Kraft- und Ausdauertraining. Mit Hilfe des Myofeedbacks ist es prinzipiell bei allen geschwächten Muskeln anwendbar, soweit die Empfindlichkeit des Gerätes ausreicht und die Muskelgruppe über einen Abgriff des Oberflächen-EMG gut erreichbar ist. Mit Hilfe zweikanaliger Geräte, die als Feedback-Signal die Differenz von EMG-Integralen zweier Muskelgruppen zu wählen erlauben, kann das Anspannen der Agonisten und die gleichzeitige Entspannung der Antagonisten geübt werden. Abb. 2 zeigt eine solche Behandlung am Beispiel der Peronaeus-Lähmung: hier wird als Agonist der tibialis anterior, als Antagonist der triceps surae abgeleitet. So wird von vornherein eine falsche Koordination mit gleichzeitiger Anspannung beider antagonistisch wirkender Muskeln vermieden.

In praxi steht die Anwendung des Kraft- und Ausdauertrainings bei der Behandlung von *peripheren Paresen* im Vordergrund, weil bei peripheren Nervenläsionen oder -erkrankungen meistens auch die propriozeptive Sensibilität in dem Bewegungssegment beeinträchtigt oder gar aufgehoben ist. So springt hier das Myofeedback für die fehlende Rückmeldung über das körpereigene System ein, dient also als Ersatz für das Muskelgefühl. Bei inkompletten Lähmungen oder in Reinnervation befindlichen Paresen ist das Myofeedback dann die einzige Trainingsmöglichkeit, wenn (noch) keine sicht- oder fühlbaren Kontraktionen bei Willkürinnervation vorhanden sind, jedoch die willkürlichen EMG-Summenpotentiale zur Ansteuerung des Myofeedback-Gerätes (schon) ausreichen. Eine solche aktive Therapie mache dann die Elektrostimulation überflüssig, die jeweils recht unphysiologische, möglicherweise traumatisierende Kontraktionen erzwingt. Denervierte Muskelfasern sind allerdings nur der elektrischen Reizung zugänglich. Ob die Aussprossung von intakten Nervenendigungen und der Anschluß bis dahin denervierter Muskelfasern an die Sprossen der motorischen Einheit durch das sehr frühe Einsetzen der aktiven Übungstherapie gefördert werden kann, ist bislang nicht belegt, aber vorstellbar.

Im weiteren Verlauf der Erholung einer peripheren Parese sollte die Myofeedback-Behandlung mit *Krankengymnastik* kombiniert, später zugunsten letzterer aufgegeben werden.

Bei allen anderen Formen von verminderter Muskelkraft und -ausdauer ohne Tonuserhöhung kann das Myofeedback ergänzend und zur Motivationssteigerung eingesetzt werden.

Bei der allgemeinen Entspannungsbehandlung (6,3) stellt sich die Frage nach einer repräsentativen Muskelgruppe, die auch leicht zugänglich sein sollte für den Abgriff des Oberflächen-EMG. Gebräuchlich ist vor allem der M.frontalis, insbesondere bei der Behandlung durch Psychologen. Eine genaue Überprüfung des Verhältnisses von Einzeltonus zu Gesamttonus einer großen Zahl von oberflächlich liegenden Muskelgruppen brachte aber eine schlechte Repräsentanz des Stirnmuskels, dagegen eine sehr gute der Oberarmbeugemuskeln. Diese Erkenntnis sollte man sich bei der Wahl der Ableitung zunutze machen.

Versuche, einen in der Haltemuskulatur *lokal verstärkten Muskeltonus* statt wie bisher durch Massagen, Wärme, Elektrotherapie einerseits oder krankengymnastische Spannungs- und Entspannungsübungen andererseits nun mit Myofeedback anzugehen, blieben ohne Erfolg. Der Grund dafür ist wohl, daß der Tonus der eigentlich verspannten, tiefer liegenden Haltemuskulatur nicht über Oberflächenelektroden ableitbar ist. Eigene Untersuchungen zeigten dementsprechend keine im Oberflächen-EMG meßbare Tonuserhöhung bei tendomyotisch bedingtem palpatorischem Hypertonus, so auch keine überzeugende Verminderung des meßbaren Tonus durch verschiedene Massagegriffe. Eine kurzfristige reaktive Erhöhung des Tonus oberflächlich liegender Muskeln durch die Handgriffe des Masseurs sind dagegen nachweisbar.

Lokale Tonuserhöhungen bei *spastischen Lähmungen* wurden von verschiedenen Arbeitsgruppen mit Myofeedback angegangen. Zwei kontrollierte Studien derselben Arbeitsgruppe beschrieben zum einen eine Funktionsverbesserung von Hemiplegikerarmen (*2*), zum anderen bei denselben Patienten keine Änderung in neurophysiologisch charakterisierbaren Meßgrößen (*4*). Trotz weiterer positiver Berichte auch in neueren Arbeiten (*7,5*) sind die eigenen Erfahrungen mit dieser Indikation eher entmutigend. Eine Kontraktion der spastisch-paretischen Muskulatur ist zwar willkürlich erreichbar, die Kontraktion der kräftigeren Antagonisten aber kaum zu verringern. Myofeedback-Entspannungsübungen ergaben bei unseren spastisch gelähmten Patienten keine wesentlich anderen Ergebnisse als psychisch beruhigende Umgebung alleine.

Erfolgreich ist nach eigener Erfahrung der Einsatz des Myofeedbacks bei Patienten mit *dystonen Syndromen*, insbesondere beim *Torticollis spasticus* und beim *Schreibkrampf*. Trotz anderslautender Berichte in der Literatur konnten wir keine Beseitigung eines Torticollis spasticus erreichen, jedoch bei etwa der Hälfte der Patienten eine wesentlich bessere Kontrolle der Kopfhaltung und einen gelasseneren Umgang mit der Störung. Ähnlich liegen die Verhältnisse beim Schreibkrampf. Hier war gelegentlich ein Wechsel der Schreibhand wirksamer als alle Behandlungen. Die Bewußtmachung der Anspannung beim Schreiben ermöglichte einem Teil der Patienten, die Verkrampfung zu überwinden.

Verbesserung von Koordinationsleistungen. Insbesondere nach Verpflanzungen von Sehnen und Muskeln oder z. B. von Fingern kann in Ergänzung zur Ergotherapie und anderen Feedback-Verfahren auch das Myofeedback angewandt werden. Es erleichtert den bewußten Einsatz der Muskeln in neuer Anordnung (*1*).

Grenzen der Myofeedback-Behandlung

Die Anwendung von Myofeedback hat technische und menschliche Grenzen: das Auflösungsvermögen der Geräte einschließlich der Zuleitungen und die Differenzierbarkeit von benachbarten Muskelgruppen mit EMG-Summenpotentialen ganz verschiedener Größenordnung einerseits, die sachkundige Betreuung des Patienten, die Motivation und das technische Verständnis des Patienten (insbesondere bei selbständiger Benutzung) andererseits. Schließlich ist auch die Verfügbarkeit dieser Behandlungsform begrenzt, da sich (zumindest in Deutschland) nur wenige Zentren damit beschäftigen. Erwähnt werden muß aber auch, daß eine gezielte Krankengymnastik oder Ergotherapie durch das Myofeedback nicht ersetzt, sondern nur ergänzt werden kann.

Literatur

1 *Basmajian, J. V.*: Biofeedback – Principles and practice for clinicians. Williams & Wilkins Co., Baltimore 1979
2 *Basmajian, J. V., Kukulka, C. G., Narayan, M. G. u. K. Takebe*: Biofeedback treatment of footdrop after stroke compared with standard rehabilitation technique: Effects on voluntary control of strength.
Arch. Phys. Med. Rehabil. 56, (1975) 231–236
3 *Jessup, B. A., Neufeld, R. W. J. u. H. Merskey*: Biofeedback therapy for headache and other pain: an evaluative review. Pain 7 (1979) 225–270
4 *Takebe, K., Kukulka, C. G. u. M. G. Narayan*: Biofeedback treatment of footdrop after stroke compared with standard rehabilitation technique (part 2): Effects on nerve conduction velocity and spasticity.
Arch. Phys. Med. Rehabil. 57 (1976) 9–11

5 *Turczynski, B. E., Hartje W. u. W. Sturm*: Electromyographic Feedback of Chronic Hemiparesis: An Attempt to Quantify Treatment Effects.
Arch. Phys. Med. Rehabil. 65 (1984) 526–528

6 *de Vries, H. A., Burke, R. K., Hopper, R. T. u. J. H. Sloan*: Efficacy of EMG biofeedback in relaxation training
Am. J. Phys. Med. 56 (1972) 75–81

7 *Wolf, S. L. u. S. A. Binder-Macleod*: Electromyographic Biofeedback Applications to the Hemiplegic Patient.
Phys. Ther. 63 (1983) 1393–1403

13 Aspekte zur Sicherheit und Haftung

N. Seichert

Seit dem 1. Januar 1986 gilt die neue »Verordnung über die Sicherheit medizinisch-technischer Geräte« (Medizingeräteverordnung, MedGV). Damit werden an den Betreiber von Elektrotherapiegeräten hohe Anforderungen betreffs Ausbildung und Sicherheitsvorkehrungen gestellt, da alle »Geräte zur Stimulation von Nerven und Muskeln für Diagnose und Therapie«[*] in die Gefahrenklasse 1, also die Kategorie mit dem höchsten Gefährdungspotential, eingestuft wurden. Dabei wird zwischen netz- und batteriebetriebenen Geräten nicht unterschieden.

Von seiten des Herstellers (bzw. Importeurs) und des Vertreibers sind genaue Vorschriften einzuhalten. Sie betreffen die elektrische Sicherheit, Arbeitsschutz- und Unfallverhütungsvorschriften, Bauartzulassung (nach vorausgehender Prüfung durch eine Prüfstelle) und Inhalt und Form der Gebrauchsanleitung. Generell wird von den Herstellern elektrotherapeutischer Geräte ein hohes Maß an passiver und aktiver Sicherheit eingehalten.

Das größte Gefährdungspotential für den Patienten geht vom Betreiber der Geräte aus: Laut Angaben des Bundesministeriums für Arbeit und Sozialordnung beruhen etwa 15 bis 20 Prozent aller gemeldeten Störfälle auf Bedienungsfehlern, weitere rund 65 bis 70 Prozent sind auf einen schlechten Gerätezustand (z. B. Verschleiß, mangelnde Instandhaltung, nicht erkannte Defekte etc.) zurückzuführen, der ebenfalls überwiegend in den Verantwortungsbereich des Betreibers fällt.

Angesichts dieser Tatsache wird in der MedGV besonderes Gewicht auf die Pflichten des Betreibers gelegt, insbesondere auf eine genaue Einweisung des Personals und die Durchführung regelmäßiger sicherheitstechnischer Kontrollen. So hat der Betreiber für jedes medizinisch-technische Gerät der Gruppe 1 ein Gerätebuch zu führen, das unter anderem folgende Eintragungen enthalten muß:

▸ Zeitpunkt der Funktionsprüfung vor der erstmaligen Inbetriebnahme
▸ Zeitpunkt der Einweisungen sowie Namen der eingewiesenen Personen
▸ Zeitpunkt der sicherheitstechnischen Kontrollen und Name der durchführenden Person oder Firma
▸ Zeitpunkt, Art und Folgen von Funktionsstörungen und Bedienungsfehlern.

Neben den in den vorangehenden Kapiteln dieses Bandes besprochenen Grundlagen und praktischen Hinweisen zur Elektrotherapie soll in diesem Abschnitt auf wichtige Fragen zu Sicherheit und Haftung kurz eingegangen werden, um dem Betreiber dieser Geräte die Erfüllung seiner Pflichten zu ermöglichen und zu erleichtern.

Schutzklassen elektrischer Geräte

Die geräteseitigen Sicherheitsmaßnahmen dienen in erster Linie dem Schutz des Behandlers und insbesondere des Patienten vor einem »elektrischen Schlag«, d. h. vor der Durchströmung des Körpers mit unkontrollierter Stromstärke. Diese kann bei hoher Stromdichte zu thermischer Gewebezerstörung führen, im Bereich des Oberkörpers auch zum Tod durch Kammerflimmern.

---
[*] Diese Formulierung bezieht sich in Strenge nur auf Geräte zur Reizstromtherapie, Elektrodiagnostik (Erstellung von I/t-Kurven) und transkutane elektrische Nervenstimulation (TENS). Die Zuordnung weiterer elektrotherapeutischer Anwendungsformen wie Hochfrequenz- und Ultraschalltherapie, hydroelektrische Bäder etc. ist damit nicht eindeutig abgeklärt. Diesbezüglich ist eine nachträgliche Präzisierung der Verordnung erforderlich.

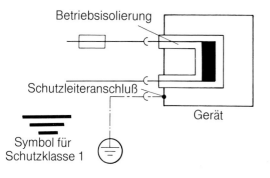
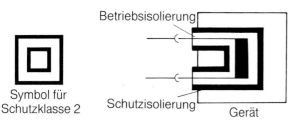

Abb. 1 Schematische Darstellung und Symbole der Schutzklassen elektrischer Geräte

Zum Einsatz am Patienten sind Elektrotherapiegeräte folgender Schutzklassen zugelassen (vgl. Abb. 1; die zugehörigen Symbole müssen gut sichtbar am Gerät angebracht sein):

▶ *Geräte der Schutzklasse 1*. Sie besitzen einen Schutzkontakt-(Schuko)-Stecker, der bei Verbindung mit einer Steckdose zwangsweise einen Kontakt mit dem Schutzleiter des Versorgungsnetzes herstellt. Alle berührbaren Metallteile des Gerätes (im wesentlichen das Gehäuse) sind mit diesem Schutzleiter verbunden. Kommt aufgrund eines technischen Defekts ein spannungsführendes Teil mit einem berührbaren Metallteil in Verbindung, dann fließt die Ladung über den Schutzleiter ab: es kann sich keine Berührungsspannung aufbauen. Bei Überschreiten einer bestimmten Stromstärke wird die Netzsicherung ausgelöst und dadurch die Spannungszufuhr unterbrochen.

▶ *Geräte der Schutzklasse 2*. Bei diesen ist die doppelte Isolierung aller spannungsführenden Teile vorgeschrieben. Dies wird auch im Symbol dieser Schutzklasse durch zwei ineinandergeschachtelte Quadrate angedeutet (vgl. Abb. 1). Die zusätzliche Schutzisolierung soll bei Defekten an der Betriebsisolierung eine Berührung spannungsführender Teile verhindern. Geräte der Schutzklasse 2 sind mit einem Netzstecker ohne Schutzkontakt (Euro-Stecker) ausgestattet. In den meisten Fällen sind sie auch an ihrem Kunststoffgehäuse zu erkennen, während Geräte der Schutzklasse 1 meistens metallische Gehäuse oder -teile besitzen.

Fehlerstrom – (FI-)Schutzschalter

Die Geräte der genannten Schutzklassen sind zugelassen, um in geeigneten, trockenen Räumen am Patienten eingesetzt zu werden. Zur weiteren Erhöhung der Sicherheit empfiehlt sich jedoch eine einfache, zusätzliche Sicherheitsvorkehrung: Die Ausstattung der Netzversorgung im Behandlungszimmer mit sog. Fehlerstrom – (FI) Schutzschaltern. Diese können entweder vom Fachmann direkt am Installationsnetz angebracht (empfehlenswert bei größerem Gerätepark) oder ohne Installationsarbeiten einfach zwischen Steckdose und Therapiegerät zwischengeschaltet werden.

Ihre Funktion ist aus Abb. 2 ersichtlich: Der über die zuführende Phase in das Gerät fließende Strom wird permanent mit dem über den Nulleiter herausfließenden verglichen. Überschreitet der Differenzstrom einen festgesetzten Wert (z. B. 10 mA), wird die Spannungsversorgung des Gerätes innerhalb kürzester Zeit (unter 200 ms) unterbrochen. Ein Differenzstrom tritt nur bei technischen Defekten auf, z. B. bei elektrischem Nebenschluß über den Patienten.

FI-Schutzschalter sind sehr empfindlich und reagieren schnell; sie bringen daher ein hohes, zusätzliches Maß an Sicherheit. Da die Anschaffungskosten gering sind, ist der Einsatz dieser Sicherheitsmaßnahme unbedingt zu empfehlen.

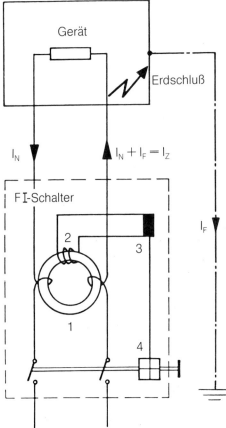

Abb. 2 Schema eines Fehlerstromschutzschalters (mod. nach [2]). Bei Auftreten eines Fehlerstromes (I_F) ist der zufließende Strom (I_Z) ungleich dem abfließenden (I_N). Dadurch wird im Summenstromwandler 1 eine Spannung an der Spule 2 induziert, die bei Überschreitung eines einstellbaren Grenzwertes über eine Abschaltvorrichtung (3 und 4) die Spannungszufuhr unterbricht.

Störungen durch Hochfrequenz-(HF-)Therapiegeräte

In Westdeutschland kommen HF-Therapiegeräte der Frequenzen $f = 27$ MHz, 434 MHz und 2450 MHz zum Einsatz (vgl. S. 72ff.). Diese Frequenzbereiche sind von der Post für die technische und medizinische Anwendung freigegeben, die Grenzwerte der Streustrahlung und die Abschirmvorschriften der Räume wurden großzügig festgelegt. (Dies ist für den therapeutischen Einsatz auch notwendig, da hier eine gute Ankopplung zwischen Strahler und Patient nicht sicher gewährleistet werden kann). Die unter Umständen hohe Streustrahlung ist für den Einsatz von HF-Geräten in der Praxis von Bedeutung: Neben der möglichen Gefährdung von Herzschrittmacherträgern im Umkreis der Geräte (Passanten!) können andere elektronische Geräte (EKG-Monitore, NF- Therapiegeräte, etc.) in ihrer Funktion beeinträchtigt werden. Oft wird ein Sicherheitsabstand von ca. 5 m zwischen HF-Gerät und benachbarten Apparaten empfohlen. Die Reichweite der Streustrahlung hängt jedoch empfindlich von der Geometrie des Strahlers und der Umgebung (Einrichtung des Zimmers) ab, so daß im Einzelfall auch weiter entfernte Geräte gestört werden können.

Unter diesem Aspekt ist es unbedingt empfehlenswert, einen eigenen, abgeschlossenen Raum für die HF-Therapie einzurichten. Dieser Raum muß innerhalb der Reichweite von Therapeut und Patient frei von Metallteilen sein (auch die Patientenliege!). Generell empfiehlt es sich, bei der Anschaffung medizintechnischer Geräte auf deren gute Abschirmung gegen HF-Streustrahlung zu achten, um unkontrollierte Fehlfunktionen und deren unter Umständen schwerwiegenden Folgen möglichst zu vermeiden.

Haftungsprobleme

Im zwischenmenschlichem Umgang gilt generell die »allgemeine Verhaltensnorm«: Jedermann hat sich so zu verhalten, daß er durch sein Tun oder pflichtwidriges Unterlassen die geschützten Rechtsgüter Dritter, insbesondere deren Leben und Gesundheit, nicht verletzt.

Bei eventuellen gesundheitlichen Folgen für den Patienten ist zur Frage des Verschuldens die Unterscheidung in »vorsätzlich« oder »fahrlässig« zu treffen. Fahrlässig handelt, wer die zur Behandlung »lege artis« erforderliche (nicht: übliche!) Sorgfalt mißachtet.

In diesem Sinne und belegt durch Beispiele aus der Rechtsprechung muß jeder Arzt, der sich mit Elektrotherapie befaßt, über die elementaren Regeln der Elektrizitätslehre Bescheid wissen. Auch wenn er mit der Funktionsweise komplizierter technischer Geräte nicht generell vertraut sein kann, muß er doch die Bedienungsanleitung peinlich genau beachten.

Des weiteren unterscheidet man juristisch zwischen »Vertragshaftung« (bei Schlechterfüllung eines Vertrages, z. B. dem zwischen Arzt und Patient geschlossenen), und »deliktrechtlicher Haftung«, die bei unerlaubten Handlungen (Behandlungsfehler, Aufklärungsfehler etc.) gilt. Die Zuordnung in eine dieser Haftungsklassen und die sich daraus ergebenden Konsequenzen sind von der Beurteilung des Einzelfalls abhängig.

Literatur

1 *Krebs, A.* (Hg.): Verordnung über die Sicherheit medizinisch-technischer Geräte. Bibliomed – Med. Verlagsgesellschaft mbH, Melsungen 1985
2 *Hermes, G.* (Hg.): Sicherheit medizintechnischer Geräte im Krankenhaus. Bibliomed – Med. Verlagsgesellschaft mbH, Melsungen 1981

14 Berufsrechtliche Fragen und Probleme in der Physikalischen Medizin

K. Widmer

Die Physikalische Medizin ist in Verbindung mit der Rehabilitation definiert als ein Zweig der Heilkunde, der physikalische Faktoren – mit Ausnahme ionisierender Strahlen – zu diagnostischen, therapeutischen und rehabilitativen Zwecken verwendet.

Im Gesamtumfang ärztlicher Behandlungen hat die Physikalische Medizin einen hohen Stellenwert. Wissenschaftliche Forschungsergebnisse und praktische Erfahrungen haben die Indikationsstellung in allen medizinischen Gebieten erheblich erweitert.

Physikalisch-medizinische Leistungen werden nahezu in jeder ärztlichen Praxis ausgeführt. Teilbereiche der Physikalischen Medizin werden von Ärzten mit der Zusatzbezeichnung »Kurarzt«/»Badearzt« oder »Naturheilverfahren« praktiziert. Einen besonders hohen Behandlungsanteil haben die klassischen Formen physikalischer Therapie (Massage und Bewegungstherapie, Hydro-, Wärme-, Licht- und Elektrotherapie) in der orthopädischen und internistischen Fachpraxis.

Der freiberuflich tätige Arzt führt die physikalische Therapie als ärztliche Leistung in der eigenen Praxis aus. Wenn der Hausarzt die erforderlichen physikalisch-therapeutischen Einrichtungen nicht selbst besitzt, die ärztliche Durchführung und Aufsicht der notwendigen Maßnahmen aber in bestimmten Fällen für unerläßlich hält, überweist er seinen Patienten einem auf diesem Gebiet erfahrenen Kollegen zur Mitbehandlung. Der Überweisungsschein leitet eine spezialärztliche Tätigkeit ein.

Überweisungen von Kranken gibt es also nur unter Ärzten, nicht aber vom Arzt an Angehörige der medizinischen Assistenzberufe in eigenen Praxen. Die Verantwortung, ggfs. die Haftpflicht, geht bei der Überweisung vom überweisenden Arzt auf den die Behandlung ausführenden Arzt über, der Art und Umfang der physikalischen Maßnahmen bestimmt.

Bei der *Verordnung* von Behandlungen zur Durchführung bei Krankengymnasten, Masseuren oder in Badebetrieben bleibt die Verantwortung, die Überwachung der Wirksamkeit der verordneten Maßnahmen und ggfs. die Haftpflicht bei dem verordnenden Arzt, soweit es sich nicht um Verstöße gegen die Regeln der Berufsausübung bei »Heilhilfspersonen« handelt. So wird die *verordnete* Physikalische Therapie versicherungsrechtlich und auch begrifflich zum *Heilmittel*, festgelegt in der Heilmittelverordnung.

Wenn auch ein Teil der Physikalischen Therapie durch freiberuflich tätige Heilhilfspersonen auf Grund selbständig abgeschlossener Tarife mit den Krankenkassen erbracht und verrechnet wird, so stellt doch die gesamte Physikalische Therapie eines der Hauptgebiete ärztlicher therapeutischer Möglichkeiten dar. Sie bleibt als ärztliche Leistung erhalten, auch wenn der Arzt sich teilweise des Krankengymnasten bzw. des Masseurs bedient, wie er in der Diagnostik medizinisch-technische Assistenten zu seiner Hilfe heranzieht, ohne daß dadurch Laborleistungen zu nichtärztlichen Leistungen werden. Der Arzt hat auch zu entscheiden, ob verordnete Therapien beim Krankengymnasten oder beim Masseur durchgeführt werden sollen.

Wie in allen Fachgebieten bilden Diagnostik und Therapie auch in der Physikalischen Medizin eine nicht zu trennende Einheit: die Massagetherapie baut auf dem Palpationsbefund auf und beachtet die nervös-reflektorischen Beziehungen der Peripherie zu inneren Organen. Die Bewegungstherapie stützt sich auf Kenntnisse des Zustandes der Muskel- Gelenk-Funktion. Die Präambel der Weiterbildungs-Richtlinien gliedert daher in diagnostische und therapeutische Leistungen der Physikalischen Medizin.

Eine physikalische Therapie ohne physikalisch-diagnostische Grundlagen ist somit aus ärztlicher Sicht nicht vertretbar. Sie muß auch als wissenschaftlich fundierter Zweig der Heilkunde gekennzeichnet sein. Nur so ist eine Abgrenzung zu den heute florierenden alternativen Heilmethoden in der Medizin und die Weiterentwicklung in der modernen Medizin möglich.

- Elektrotherapie mit Gleichstrom, mit nieder-, mittel- und hochfrequenten Strömen
- Ultraschalltherapie
- Lichttherapie (Infrarot, sichtbares Licht und UV-Licht)
- Aerosol- und Pneumotherapie
- Klimakammer.

Im diagnostischen Bereich werden die zum Einsatz dieser physikalischen Maßnahmen notwendigen und methodisch dazugehörigen Untersuchungsverfahren mit einbezogen.

Zusatzbezeichnung »Physikalische Therapie«

Die physikalisch-medizinische Gebietspraxis wäre geeignet, eine Lücke in der ärztlichen Berufs- und Zulassungsordnung zu schließen. Durch die Zusatzbezeichnung »Physikalische Therapie« als einer Bereichsbezeichnung ist jetzt die gebietsspezifische Entwicklung gebahnt. Da diese Zusatzbezeichnung grundsätzlich allen Gebietsärzten zugänglich ist, kann erwartet werden, daß die »gebietsbezogene« Physikalische Therapie einen qualitativen Auftrieb erfährt.

Das Recht zum Führen der Zusatzbezeichnung »Physikalische Therapie« ist verbunden mit der Forderung des Ausweises von mindestens sechs Therapieformen mit ausreichenden Behandlungsmöglichkeiten, entsprechender räumlicher und apparativer Ausstattung sowie qualifizierter personeller Besetzung.

Im therapeutischen Bereich gehören im einzelnen dazu:
- Bewegungstherapie (Krankengymnastik)
- Arbeits- und Beschäftigungstherapie (Ergotherapie)
- Massage und andere mechanische Verfahren
- Thermotherapie, einschließlich Kryo- und Hydrotherapie, Balneotherapie

Abrechnung physikalisch-therapeutischer Leistungen

Die Abrechnungsweisen physikalisch-medizinischer Leistungen in der Kassenarztpraxis und bei Privatliquidation, die vor allem für den Krankenhausarzt von Bedeutung ist, stehen gegenwärtig unter dem Druck der Kostendämpfungsmaßnahmen im Gesundheitswesen. Die Prüfinstanz der Kassenärztlichen Vereinigung (KV) berücksichtigt im Abrechnungsverfahren ärztlicher Leistungen die Besonderheit einer Praxiseinrichtung, wie sie z. B. bei Schwerpunktbildung in der Physikalischen Therapie gegeben ist. Eine indikationsbedingte Langzeitbehandlung wird anerkannt. Zu beachten ist das Wirtschaftlichkeitsgebot in der Kassenpraxis. Ein höherer Fachgruppendurchschnitt wird dann berücksichtigt, wenn in einem anderen in ursächlichem Zusammenhang bestehenden Bereich – z. B. auch in der Medikamentenversorgung – entsprechende Einsparungen vorliegen. Zunehmend wird von den Krankenkassen die Pauschalvergütung für Kassenärzte gefordert. Hierbei spielt die Mengenausweitung im Laborbereich eine gewichtige Rolle, insgesamt die Zunahme der sog. technischen Leistungen, zu denen ja auch die physikalisch-medizinischen Leistungen zählen.

Das führt zu Überlegungen, die technischen Leistungen nach den Abschnitten A,

E, M und O im Gebührensatz des (BMÄ) Bewertungsmaßstabes für kassenärztliche Leistungen zu senken. Dies hätte Auswirkungen auf die Ersatzkassen-Gebührenordnung (E-GO) und sicher auch auf die Gebührenordnung für Ärzte (GOÄ) 82.

Tatsächlich hat die Bundesregierung für 1987 eine Strukturreform der Kassenärztlichen Gebührenordnung angekündigt mit dem Ziel, die technischen Leistungen zugunsten der spezifisch ärztlichen Leistungen wie Untersuchung, Beratung, Hausbesuch etc. zu senken. Die primär ärztlichen – »zuwendungsintensiven« – Leistungen sollen angehoben werden. Das käme dem »Hausarztmodell« der Kassenärztlichen Vereinigung entgegen.

Die Leistungen nach Abschnitt E der Ärztlichen Gebührenordnung sind in Teilbereichen unterbewertet auf Grund der Nichtberücksichtigung des Kostenfaktors der physikalisch-medizinischen Anwendungen. Die bessere Honorierung der Physikalischen Therapie als Heilmittel in der niedergelassenen Praxis medizinischer Assistenzberufe und in den Bäderbetrieben berücksichtigt diesen hohen Kostenfaktor.

Nach dem BMÄ 78 werden über die KV die gesetzlichen Krankenkassen (RVO-Kassen) und sonstige Kostenträger wie Sozialhilfeträger, Bundesgrenzschutz, Bundeswehr u. a. abgerechnet, nach der Ersatzkassen-Gebührenordnung (E-GO) die Angestellten- und Arbeiterersatzkassen, nach der GOÄ die privaten Krankenkassen.

Die GOÄ betrifft auch die Selbstzahler und Wahlleistungspatienten im Krankenhaus.

Gemeinsam ist den drei Gebührenordnungen BMÄ, E-GO und GOÄ, daß der Arzt Vergütungen nur für Leistungen berechnen darf, die er selbst erbracht hat oder durch Personen hat erbringen lassen, die seiner *Aufsicht und Weisung* unterstehen.

§1 der E-GO fordert in den allgemeinen vertraglichen Bestimmungen die Qualifikation der nicht-ärztlichen Mitarbeiter bei der Erbringung der Leistungen.

Dem Gebot der Qualitätssicherung in der Physikalischen Medizin entspricht die Bestimmung der WBO unter Ziffer 10 Abs. 2, wenn für die Bereichspraxis »Physikalische Therapie« eine qualifizierte personelle Besetzung verlangt wird. Neuerdings rechnen Kassenärztliche Vereinigungen nur dann Krankengymnastik- und Massageleistungen für die gesetzlichen Krankenkassen ab, wenn diese in der ärztlichen Praxis von staatlich geprüften Krankengymnasten und Masseuren ausgeführt wurden.

Für den Krankenhaussektor sind folgende in der E-GO aufgeführten Passagen von grundsätzlicher Bedeutung:
▸ Laborleistungen sowie *physikalisch-medizinische* Leistungen, die ein Krankenhaus als Auftragsleistung durchführt, dürfen von einem Vertragsarzt nicht abgerechnet werden.
▸ Die aus einer allgemeinen Aufsichtspflicht des Vertragsarztes für das ihm unterstellte Personal herrührende ärztliche Verantwortung (z. B. eines Krankenhaus-Chefarztes oder Institutsleiters) für die von diesem Personal ausgeführten ärztlichen Leistungen charakterisiert diese nicht als Vertragsleistungen.

Auf die Grundsätzlichkeit dieser kassenärztlichen Vertragsbestimmungen wird hingewiesen, weil die GOÄ 82 Vertragsregelungen aus dem Kassenarztrecht übernommen hat und die Privatversicherer (Privatkassen) verschiedentlich Krankenhausärzten im Bereich der Physikalischen Medizin das Liquidationsrecht bestritten haben. In einem Gegengutachten wird ausdrücklich auf das Liquidationsrecht der Krankenhausärzte nach §1 Abs. 2 der GOÄ verwiesen.

In diesem Gutachten wird aber auch festgestellt, daß für die Anerkennung als ärztliche Leistung folgende Kriterien gelten:
▸ eine spezifische Qualifikation des Arztes in der Physikalischen Medizin und
▸ eine Überprüfung der Wirkung jeder einzelnen physikalisch-medizinischen Behandlungsmaßnahme durch persönliche Untersuchung des Patienten bzw. persönliche Rücksprache mit dem Krankengymnasten oder Masseur und konti-

nuierliche Überprüfung der Tätigkeit der dem Arzt *fachlich* unterstellten Krankengymnasten bzw. Masseure und medizinischen Bademeister.

Unter dem Gesichtspunkt der ärztlichen Leistung in der Physikalischen Medizin können wir die in §1 Abs. 2 der GOÄ festgeschriebenen Begriffe »Aufsicht« und »Weisung« definieren:

Weisung ist zu verstehen als individuelle differenzierte Anordnung physikalischmedizinischer Leistungen an weisungsgebundenes, qualifiziertes Personal bei Beachtung von Kontraindikationen;

Aufsicht bedeutet eine angemessene und regelmäßige Überwachung der angeordneten Leistungen und deren Qualität sowie evtl. notwendig werdende Umstellungen der Therapie.

Der Begriff »Ärztliche Leistung« in der Physikalischen Medizin schließt eine haftungsrechtliche Zuordnung ein.

In Krankenhäusern gibt es Abteilungen für Physikalische Therapie/Medizin – auch als Institute bezeichnet –, deren Leitung nicht immer in ärztlicher Hand liegt. Nach den bisherigen Ausführungen wird aber einsichtig, daß im Krankenhaus – analog Radiologie und Labor – die Physikalischmedizinische Abteilung von einem hierfür eindeutig zuständigen Chefarzt geleitet werden sollte. Dies hat auch grundlegende Bedeutung für die Ermächtigung zur Weiterbildung im Bereich der Zusatzbezeichnung »Physikalische Therapie« entsprechend der ärztlichen Weiterbildungsordnung. Unter diesem Gesichtspunkt ist auch eine fachkundige ärztliche Mitwirkung bei der Planung und Gestaltung von zentralen physikalisch-medizinischen Abteilungen im Krankenhaus angezeigt.

Die Darstellung der Bedeutung physikalisch-medizinischer Leistungen für die ambulante und stationäre Versorgung läßt erkennen, wie eng verzahnt beide Bereiche in der Zusammenschau ärztlicher Tätigkeiten in Klinik und Praxis sind. Daraus folgt für die niedergelassenen Ärzte und Krankenhausärzte
▶ die Notwendigkeit gegenseitiger Abstimmung und Unterrichtung im Behandlungsablauf bei ihren Patienten;
▶ die Erfordernis gemeinsamer Fortbildung mit therapeutischen Fragestellungen aus dem Bereich der Physikalischen Medizin;
▶ die Kooperation in der Nachsorge mit den sozialen Diensten in der ambulanten Versorgung;
▶ die Intensivierung der ärztlichen Zusammenarbeit zwischen Krankenhaus und niedergelassener Praxis in den berufsständischen Fragen dieses Bereiches.

Sachverzeichnis

A-Delta-Faser 41
Abrechnung 167
Abschirmung, Hochfrequenz 164
Absorption, Ultraschall 81
Abszeß 147
Acethylcholin 20
Adaptation 44, 54
–, sensibel 120
Akkomodabilität 103
Akkomodation 44, 54
– Quotient 103
Akne 151
Aktionspotential 17ff, 53, 63
Akupunktur 43
Amphotere Verbindung 59
Amplitude, Stromstärke 61
Amplitudenmodulation 66
Angioneuropathie 96
Ankopplung, Ultraschall 81, 143
Anstiegssteilheit 61
Anstiegszeit, Impuls 62
Applikatoren, Hochfrequenz 137
Areflexie 24
Atrophieprophylaxe 123
Aufsicht nach GOÄ 169
Axonotmesis 36

Belästigung, sensibel 120
Bergoniesche Maske 90
Bestrahlung, Hochfrequenz 137
Bidirektionale Impulse 51, 71, 99
Bipolare Impulse 51
Blaulicht 148

C-Faser 41
Chromotherapie 148
Chronaxie 103
Circuplode 134
constant current (CC) 57
constant voltage (CV) 56, 89

Dauerkontraktion 63
Dauerschall 143
Degeneration, axonal 29, 32
Dendrit 17
Denervationsatrophie 28
Denervierung 23
– Frühphase 36
Depolarisation, reaktiv 119
Depolarisationsblock 18
Depolarisierung, Zellmembran 53
Diadynamischer Strom 98, 100

Diathermie 72
Diffusion 58
Diplode 133
Distanzstrahler 78
Distorsion 94
Dolimetrie 46
Drehstrom 120
Dreieckimpuls 98
Dreiphasenstrom 120
Dupuytren'sche Kontraktur 146
Durchblutungsverbesserung 102

Eindringtiefe, Laser 86
Elektrischer Leiter 48, 70
– – 1. Art 48, 70
– – 2. Art 48, 70
Elektro-Osteostimulation 114
Elektroakupunktur 109
Elektroden, EMG 31
– Galvanisation 89
– Iontophorese 93
Elektroden-Haut-Abstand 125
Elektrodenschwamm 71
Elektrogymnastik 107
Elektrokauter 55
Elektrolyse 60, 62
Elektrolyt 48
Elektromagnetische Wellen 78, 83, 137
Elektromyographie 31
Elektroneurographie 31
Elektroschlag 162
Elektrostimulation 104
–, funktionell 107
EMG 31
Endorphin 43
Endplattenpotential 20
Endplattenrauschen 32
Endplattenspikes 32
Engpaß-Syndrom 37
Entladung 34
Epikondylitis 146
Erdmagnetfeld 111
Erregung 15, 54
–, nicht reizimpulssynchrone 55
–, polare 57
–, reizimpulssynchrone 54, 119
Erregungsleitung, saltatorisch 20
Erwärmungsmuster, Hochfrequenz 76
Erythemschwellendosis 150

F-Welle 38
Faradische Erregbarkeit 102

Sachverzeichnis

Faszikulation 23, 34
Fazialisparese 96, 104
Feld, elektrisch 49
Felddichte, elektrisch 132
Fibrilationspotential 32
Fokussierung, Laser 85
Frequenz, elektromagnetische Wellen 83
− Impulsstrom 63
Furunkel 147

Galvanonarkose 88
Galvanotetanus 88
Galvanotherapie 88
Galvanotropismus 88
Gate-control-Theorie 45
Gerbsäure 93
Gewebeperfusion 120
Gildemeister-Effekt 54, 66
Glasbläserstar 140
Guillain-Barré-Syndrom 29

H-Reflex 38
Habituation 44
Hämatom 94
Haftung, deliktrechtlich 165
Halbwertstiefe, Laser 86
Hautleitwert 95
Hautwiderstand 56
Heizleistung 75
Heliotherapie 152
Herzschrittmacher, Hochfrequenz 136, 164
Hirudin 94
Histamin 94
Hitzekollaps 153
hot spot 71
Hyperthermie 135

I/t-Kurve 53, 102, 105
Icterus neonatorum 149
Impuls, bidirektional 51
−, bipolar 51
− Dauer 61
−, elektrisch 62
−, monopolar 51
− Strom 60
−, unidirektional 51
Inaktivitätsatrophie 107
Induktion 77
−, magnetisch 111
Induktive Ankopplung 77
Infrarot-Katarakt 147
Infrarottherapie 147
Insertionsaktivität 32
Insertionstendopathie 94
Interferenz, stereodynamisch 127

Interferenzfeld, dynamisch 123
−, statisch 123
Interferenzmuster 35
Interferenzstrom 68, 121
Ionen 48
Ionenbeweglichkeit 58
Ionengeschwindigkeit 58
Iontophorese 93
Joule'sche Wärme 52, 70

Kapazitive Ankopplung 77
Kautschukfolien 123
Kavitation, Ultraschall 142
Keloid 146
Kleiezusatz 93
Knochenwachstumszonen 136
Kohärenz, räumlich 85
−, zeitlich 85
Kondensatorfeld 72, 76, 131
Kontraktion, tetanisch 22
Kopflichtkasten 148
Kopplung, elektromechanisch 20
Kraus-Lechner-Verfahren 114
Kreatinkinase 25

Längsdurchflutung 50
Laser 84ff
−, athermisch 86
−, chirurgisch 84
−, gepulst 86
Leistungsdichte, Laser 86
Licht, Dosis 152
− Empfindlichkeit 150
−, kohärent 85
−, monochromatisch 85
− Schwiele 150
− Treppe 150
local response 119
Lokale Überwärmung 71

Magnetfeld der Erde 111
−, dynamisch 111
−, hochfrequent 77
−, niederfrequent 111
−, statisch 111
− Therapie, invasiv 114
− −, konservativ 113
Magnetophosphene 112
Medizingeräteverordnung, MedGV 162
Membranpotentialverschiebung 52
Metallimplantate 70, 95
− Hochfrequenz 136
Metallischer Leiter 50
mid-laser 86
Mikrowellenkatarakt 140

Sachverzeichnis

Minode 133
Modulationsfrequenz 120, 121
Monochromasie, Laser 85
Monode 133
Monopolare Impulse 51
Motorische Einheit 21, 25
Muskelatrophie 23
–, neurogen 26
Muskeldystrophie, progressiv 34
Muskelschwäche 23
Muskelwogen, mittelfrequent 66
Myalgie 96, 147
Myasthenia gravis 20
Myofeedback 155

Na/K-Pumpe 16
Nekrosen durch Elektrolyseprodukte 69
Neofaradischer Strom 98
Nervenleitgeschwindigkeit 37
Nervenverletzung 37
Neuralgie 96
Neurapraxie 36
Neurit 17, 20
Neurodermitis 151
Neuropathie 35
–, demyelinisierend 29
–, vaskulär 30
Nulliniensymmetrische Stromform 71

Orientierung, Erdmagnetfeld 112

Pausendauer 61
Permittivitätszahl 75
Peronäus-Lähmung, Myofeedback 159
Phantomschmerz 42
Phasenverschiebung 68
–, periodisch 123
Photoallergische Reaktion 54
Photon 83
Photoophthalmie 151
Photosensibilisierung 151
Phototoxische Reaktion 153
pH-Wert, Hornschicht 59
Piezoelektrischer Effekt 81
Pigmentierung 149
Planck'sches Wirkungsquantum 84
Plattenelektroden 125
Polymyositis, akut 23
Polyneuritis, akut 23
Polyneuropathie 24, 37
Polyphasie 34
Positive Welle 32
Potential, elektrotonisch 17
–, synaptisch 17
Potentialdifferenz 49

Procain 94
Prothesenlockerung 130
Pruritus 151
Psoriasis 151, 153

Qualitätssicherung 168
Quantelung, elektromagnetische Wellen 83
Querdurchflutung 50

Rachitis 151
Radikulopathie 24
RC-Glied 17
Rechteckimpuls 98
Referenzpotential 156
Refraktärphase 18
Refraktärzeit 63
Reinnervation 28, 38
Reiz, adäquater 19
– Beantwortung 15
– Dosis 151
– Strom 60
Rekonvaleszenz 151
Resorptionsförderung 102
Rezeptorpotential 17, 19
Rheobase 103
Ruhemembranpotential 16ff

Salicylat 94
Sarkolemm 28
Saugelektroden 125
Schallwellen 81
Schallwiderstand 81
Schliephake-Dosierung 80
Schmerz, Behandlung 101
–, epikritisch 41
–, protopathisch 41
– Punktapplikation 90
– Rezeptor 40
– Wahrnehmung 44
Schreibkrampf, Myofeedback 157ff
Schutzbrille, Mikrowellen 141
Schutzklassen, Geräte 162
Schwebung, Interferenz 68, 121
Schwellstrom 64, 99
Sensible Belästigung 62, 69
Sicherheit, Geräte 162
Sinus-Strom 66
Soft-Laser 86, 153
Sonnenbrand 153
Sonnenstich 153
Spannung, elektrisch 51
Spezifischer Widerstand 75
Spitzeneffekt 95
Spontanaktivität, EMG 32
Sprossung, kollateral 28

Sachverzeichnis

Spulenfeld 72, 77, 131
Stangerbad 93
Stochastische Stromform 64, 100
Stofftransport, Diffusion 58
–, elektrischer 58
Strahlenfeld 72, 78
Streustrahlung, Hochfrequenz 164
Strom, elektrisch 48
– Allergie 69
– Dichte 49, 70
– Dosis 90
– Form, bidirektional 51, 61, 71, 99
– –, nullinienasymmetrisch 61
– –, nulliniensymmetrisch 61
– –, unidirektional 51, 61, 98
– Stärke, Amplitude 61
– Verteilung im Körper 50
– – Interferenzstrom 122
Strom/Zeit-Kurve 53
Substantia gelatinosa 42
Summenpotential 156
Synapse 17, 20
Syringomyelie 23

Tannin 93
Tastverhältnis 61
Tendopathie 146
TENS 45, 64, 108
Tetrapolare Elektrode 125
Thrombophlebitis 94
Torticollis spasticus 157f
Trägerfrequenz 121
Transkutane Nervenstimulation 45, 64, 108
Trigger point 94, 108

Überlagerung, Interferenz 121
Überweisung 166
Ultrareizstrom 99
Ultraschall, Dosierung 144
–, dynamisch 143

–, gepulst 82, 143
–, statisch 143
Ultrasonophorese 144
Ultraviolettes Licht 149
Ultraschall, Kombination mit Reizstrom 145
Umpolung 90
Unidirektionale Impulse 51, 61, 98
UV-Erythem 149
UV-Keratitis 151

Vakuumelektroden 125
Vegetative Dystonie 150
Verätzung(en) 69, 95
Verbrennungen 69
Verdeckung 45
Verkantung, Elektroden 132
Verordnung 166
Vertragshaftung 165
Virtuelle Elektrode 57
Viskoseschwamm 71

Wärmedosisrate 80
Wärmetherapie 75
Wechselstrom 66
Weisung nach GOÄ 169
Wellenlänge, elektromagnetische Welle 83
– im Gewebe 139
– Hochfrequenz 137
– in Luft 139
– im Vakuum 137
Widerstand 49
–, kapazitiv 56
–, spezifisch 75
Wirbelfeld, elektrisch 77
Wirbelstromelektrode 133
Wood-Licht 151
Wurzelreizsyndrom 96

Zellenbad 93
Zusatzbezeichnung 167

Hippokrates

Taschenatlanten

zur Zeit liegen die nachstehenden 12 Bände vor

Die Reihe ist wegen ihrer praxisnahen Darstellung der »ZFA-Zeitschrift für Allgemeinmedizin« zugeordnet und führt deren Signet.
Sie enthält optische Informationen über die verschiedensten Krankheitsbilder und wendet sich an Kliniker, niedergelassene Ärzte und Studenten. Alle Bände sind aus dem Englischen übersetzt.

D. K. Banerjee
Mikrobiologie der Infektionskrankheiten
1986. 108 S., 149 meist farb. Abb., 10×19 cm, geb. DM 24,80
ISBN 3-7773-0786-6

J. S. Bingham
Geschlechtskrankheiten
1984. VII, 105 S., 183 meist farb. Abb., 10×19 cm, geb. DM 34,–
ISBN 3-7773-0653-3

I. W. Booth / E. R. Wozniak
Erkrankungen im Kindesalter
1984. IX, 119 S., 224 meist farb. Abb., 10×19 cm, geb. DM 34,–
ISBN 3-7773-0655-X

Y. Clayton / G. Midgley
Mykologie
1986, V, 92 S., 187 meist farb. Abb., 10×19 cm, DM 24,80
ISBN 3-7773-0794-7

W. E. Farrar / H. P. Lambert
Infektionskrankheiten
1984. VIII, 88 S., 164 meist farb. Abb., 10×19 cm, DM 29,80
ISBN 3-7773-0651-7

P. E. Hewitt
Hämatologie
1986. IV, 82 S., 141 meist farb. Abb., 10×19 cm, DM 24,80
ISBN 3-7773-0795-5

C. M. Kirkness
Augenkrankheiten
1986, V, 91 S., 155 meist farb. Abb., 10×19 cm, geb. DM 24,80
ISBN 3-7773-0787-4

B. Knight
Forensische Medizin
1986. IV, 84 S., 136 meist farb. Abb., 10×19 cm, DM 24,80
ISBN 3-7773-0796-3

S. J. Rose
Erkennen von Kindesmißhandlungen
1986. IV, 104 S., 98 meist farb. Abb., 10×19 cm, geb. DM 24,80
ISBN 3-7773-0788-2

D. E. Sharvill
Hautkrankheiten
1984. IX, 95 S., 172 meist farb. Abb., 10×19 cm, geb. DM 29,80
ISBN 3-7773-0654-1

M. Shipley
Rheumatische Erkrankungen
1984. IX, 103 S., 159 meist farb. Abb., 10×19 cm, geb. DM 29,80
ISBN 3-7773-0652-5

A. T. Timmis
Kardiologie
1986. III, 129 S., 211 meist farb. Abb., 10×19 cm, geb. DM 24,80
ISBN 3-7773-0797-1

Praxis-Bücher

Herausgegeben von
W. Hardinghaus und
H. Schneider

Diese Reihe besticht durch ihre Praxisnähe und trägt deshalb auch das Signet der »ZFA-Zeitschrift für Allgemeinmedizin«

20 % ermäßigter Subskriptionspreis für Bezieher der Reihe (ca. 20 Bde.).
Jährlich kommen ca. 2–3 Bände. Die Fortsetzung kann jeweils zum 1. Dezember auf das Ende des Kalenderjahres gekündigt werden. Jeder Band ist einzeln zum Ladenpreis erhältlich.

H. W. Asbach / U. Ikinger
Der Nieren- und Harnwegskranke
1985. 284 S., 102 Abb. und 2 Tab., 15,5×23 cm, geb. DM 54,–
ISBN 3-7773-0662-2

J. Finke
Neurologie für die Praxis
1985. 200 S., 23 Abb., 4 Tab., 15,5×23 cm, geb. DM 48,–
ISBN 3-7773-0718-1

M. J. Hüdepohl
Stoffwechselerkrankungen in der Praxis
1987. 218 S., 4 Abb., 53 Tab., 15,5×23 cm, geb. DM 48,–
ISBN 3-7773-0668-1

W. Rösch
Der Magen-Darm-Kranke
1985. 172 S., 71 z.T. farb Abb., 6 Tab., 15,5×23 cm, geb. DM 49,–
ISBN 3-7773-0699-1

K.-H. Rudorff
Der Schilddrüsenkranke
1985. 204 S., 15 Abb. u. 14 Tab., 15,5×23 cm, geb. DM 48,–
ISBN 3-7773-0663-0

P. Salzmann
Der Gefäßkranke
1984. 156 S., 37 Abb., 15,5×23 cm, geb. DM 36,80
ISBN 3-7773-0645-2

In Vorbereitung:

P. Drings / V. Schulz / I. Vogt-Moykopf
Atemwegs- und Lungenerkrankungen in der Praxis
1988. Ca. 230 S., ca. 80 Abb., ca. 5 Tab., 15,5×23 cm, geb. DM 46,–
ISBN 3-7773-0747-5

A. E. Schindler/ E.-M. Schindler-Donath
Gynäkologie u. Geburtshilfe für die Praxis
1988. Ca. 200 S., 15,5 × 23 cm, geb., ca. DM 48,–
ISBN 3-7773-0744-0

Preisänderungen vorbehalten

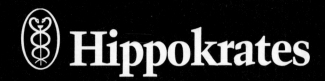

M. Eder/H. Tilscher

Schmerzsyndrome der Wirbelsäule

Grundlagen, Diagnostik, Therapie

4., neubearbeitete Auflage
1988. 148 Seiten, 66 Abbildungen, 17,8 × 26,5 cm, gebunden
DM 89,–
ISBN 3-7773-0887-0
Band 81 der Reihe »Die Wirbelsäule in Forschung und Praxis«

Schmerzsyndrome der Wirbelsäule beschäftigen nicht nur Orthopäden und Chiropraktiker, sondern auch Allgemeinmediziner, Internisten, Neurologen, Unfallärzte, Werksärzte und Ärzte für physikalische Therapie. Dieser Band behandelt praxisnah die Schmerzsyndrome der einzelnen Wirbelsäulenregionen systematisch in Pathogenese, Diagnostik und Therapie. Dabei wird der manuellen Medizin ein bevorzugter, jedoch keineswegs einseitiger Stellenwert eingeräumt. Besondere Kapitel sind dem Fokalgeschehen sowie den Grundlagen der manual-medizinischen Untersuchung und Therapie gewidmet. Eine krankengymnastische Propädeutik und kurze Hinweise auf den Fragenkomplex Achsenorgan und Sport schließen das Buch ab.

M. Eder/H. Tilscher

Chirotherapie

Vom Befund zur Behandlung

1988. 240 Seiten, 167 Abbildungen, 19,5 × 27,5 cm, gebunden
DM 98,–
ISBN 3-7773-0838-2

Die Monographie stellt das Gebiet der Chirotherapie so dar, daß es auf die täglichen Erfordernisse bei der Untersuchung und Behandlung von Patienten ausgerichtet bleibt. Hauptaugenmerk wird dabei darauf gerichtet, Untersuchungsausgang und sich daraus ergebende therapeutische Konsequenzen ineinanderfließen zu lassen. Zusammenfassend ausgedrückt, stellt die Monographie die Materie so vor, wie sie von den Autoren bei der Abwicklung des manualmedizinischen Ausbildungsprogrammes in ihren Kursen vorgetragen wird.

H. Tilscher/M. Eder

Lehrbuch der Reflextherapie

Zur Behandlung schmerzhafter Störungen des Bewegungsapparates

1986. 168 Seiten, 107 Abbildungen, 3 Tabellen, 17 × 24 cm, gebunden DM 79,–
ISBN 3-7773-0759-9

Der Sammelbegriff »Reflextherapie« vereint differente Behandlungsmethoden wie Massagen, Thermotherapie, therapeutische Lokalanästhesie, Manuelle Medizin und Akupunktur, um nur die wichtigsten zu nennen. Aufbau und Themenführung sind so gewählt, daß unter Einbeziehung von Grundlagenforschung und Ergebnissen klinischer Studien das Hauptaugenmerk auf die Anwendbarkeit in der ärztlichen Praxis gelegt wurde.

Preisänderungen vorbehalten